地域医療のかがやく未来へ

公益社団法人地域医療振興協会 編

メディカルサイエンス社

序文

公益社団法人地域医療振興協会　会長　髙久史麿

地域医療振興協会の三五周年を記念する単行本「地域医療のかがやく未来へ」の序文を依頼され、二五周年、三十周年を祝う単行本に執筆した私の序文を読み直し、改めて年月の過ぎゆくことの速さを実感している次第である。

今回、第一章の〝地域医療を見に行こう〟では、三つの診療所の活動がレポートされている。一つ目の屋久島町永田へき地出張診療所には、二年交代で自治医科大学から医師が派遣されている。「この島は人と人とのつながりがあり、それが楽しい」と語る診療所長の四元太一先生は、自治医大卒業生のご子息とのことで、建学の精神が受け継がれていることが感慨深い。

二つ目の東通地域医療センターでは、自治医大卒業生の川原田恒先生が設立当初からさまざまなアイデアを出され、医療だけではなく健康づくり、地域づくりまで見据えた幅広い活動を行っている。

最後の古里診療所の診療所長である上柴このみ先生は、協会の総合診療専門研修プログラムを受けられた先生で、上柴先生をはじめ職員たちが患者さんに頼りにされている様子が紹介されている。

私は協会施設の看板を書いたことが二回あり、一回目は東京北医療センターで二回目がこの古里診療所である。東京北医療センターには時折訪れるので看板を見ているが、古里診療所の方はまだ写真でしか目にしたことがない。いつか、実際に伺って見てみたいものである。いずれも各地域に適した医療の展開が紹介されており、自治医大や協会の理念のもとでなければこのような独特な医療はできなかったのではないか。卒業生と協会が協力しながら展開していることをとても心強く思っている。

第二章の〃地域医療の現場から〃では、十六名の自治医大卒業生の現場での活動が記載されている。十六年間自治医大の学長を務めさせていただいた私にとっては、卒業生の現場での活躍を拝見することは大きな喜びであり、また誇りでもある。

第三章〃地域医療とＪＡＤＥＣＯＭのものがたり〃は、吉新通康理事長の自治医大入学からＪＡＤＥＣＯＭ創成期を主とした非常に詳細な記録となっている。今更ながら協会の創設ならびにその発展に、吉新理事長や自治医大卒業生がいかに貢献されたかを詳しく知り感動を憶えた。

中尾喜久先生や細田瑳一先生についても詳細に書かれており、当時を懐かしく思い出した。離島ワークショップや教務委員長として関与した夏期実習など、自治医大でなければ行えなかったことが沢山あった。また、私は一期生の卒業式で校歌が流れた時、涙が止まらなかった。生まれて初めての経験であった。あの涙は、自治医大の卒業生のその後の活躍、ひいては地域医療振興協会の発展を予期した涙であったのであろう。

第四章の〝自治医科大学　第1期卒業生が語る！　目的別医大として創設された自治医大の成果とその要因〟には私も参加し、初代学長になられた中尾先生のもとで自治医大を開学した際の思い出などを紹介しているので、読者の方々にお読みいただきたいと願っている。

なお、三十周年記念の本「今こそ、地域医療！」でも紹介しているが、私が平成八年に自治医大学長として戻ってきた際、五年生の時に一週間の臨床実習が行われており、その実習の報告を毎年必ず読了していた。皆様ご存じの通り、学生が出身県に戻り実際の診療所で実習を行うのであるが、その報告書を読むと、自治医大の卒業生が如何に住民の皆さんから信頼され、頼りにされているかが如実に示されており、私は読むたびに自治医大の創設の意義を痛感したことを覚えている。

私は自治医大の学長の時、六年生に最後の講義をしていた。その際、世の中の人は「九年間の義務年限」という言葉を使っているが、私は「九年間、給料を貰いながら地域医療を学ぶ機会」と考えるべきだと毎年言ってきた。現在も、私はそのように考えている。

私が学長として自治医大に戻った時には、各地の自治医大卒業生が「総合医学会」として勉強会を開催していた。この名称に関してだが、私が厚生労働省の専門医に関する検討会の座長を務めた際、プライマリ・ケア医を「総合医」と呼ぶか「総合診療医」と呼ぶか議論になった。分科会会長だった故　金澤一郎氏が「総合診療医」という案を出され、私は総合という名前がつけばどちらでもよいと思い「総合診療医」として了承した。しかし、その後よく考えてみると、疾患は食生活を含む日常行動と密接に関与しており、医師はその点にも留意しなければならないので、本当は総合医にすべきであったと後悔しているが時すでに遅しの感が深い。

三五周年記念の本書は「地域医療のかがやく未来へ」となっているが、わが国では患者さんはまず総合医を訪れ、それから専門医のところを受診する。長寿社会を迎え、わが国の医療はまさしく総合医が行っている地域医療を基本として成り立っていると言って過言ではない。また、今後にわたってこの状態が続くことを考えると、この「地域医療のかがやく未来へ」という題は誠にふさわしい題名であることを述べて、簡単ではあるが本書の序文の締めくくりとしたい。

令和三年四月十二日

目次

序文　髙久史麿　2

第一章　地域医療を見に行こう

世界遺産の島　屋久島の地域医療　10

協会らしさ〝三位一体の活動〟を目指す東通村『文殊の森』　20

都心にいちばん近いへき地診療所の地域医療　33

第二章　地域医療の現場から

生き方を選ぶこと、死に方を選ぶこと　谷口正浩　42

「田舎」の地域医療を志して　松岡保史　49
地域医療を先人から後輩へ紡ぐ
　―一人の患者から広がる未来への波紋―　平野貴大　59
支えあうこと　―汗をかいてきた軌跡―　金子　稔　69
小さな漁師町での地域医療　鈴木崇仁　79
地域の現場より　関　匡史　89
白川村での地域医療を振り返って　大西権亮　100
朽木診療所の二年間を振り返って　増田翔吾　109
大都市圏の小児地域医療の現場から　丸山朋子　120
「無理をしない、させない」地域医療
　―エコーとＩＣＴによる工夫―　多田明良　130
これまでの医師生活を振り返って　片山寛之　141
どのような人にとって、どのような存在でありたいか　西村謙祐　150
地域医療を楽しむ　橋元幸星　162

地域医療はサンタクロースの袋　水橋由美子　172
へき地診療所での在宅看取りを経験して　日下寛惟　180
鹿島の地域医療　松元良宏　189

第三章　地域医療とＪＡＤＥＣＯＭのものがたり　吉新通康　200

第四章　自治医科大学　第１期卒業生（１９７８年卒）が語る！
—目的別医大として創設された自治医大の成果とその要因—　294

第一章

地域医療を見に行こう

世界遺産の島　屋久島の地域医療

少しだけかじった鹿児島の地域医療

　鹿児島県は長崎県に次いで離島が多く六〇五あり、そのうち二六が有人離島である。人が住んでいれば医療は必要だ。自分が生まれた徳之島に病院をつくって全国にその事業を展開した徳田氏の話はつとに有名だが、小さな島の小さな診療所には、へき地医療を担う目的で創設された自治医科大学の卒業生が赴任している。

　そんな小さな離島で働く医師の仕事を見てみたい！と思い、二〇余年前、当時鹿児島県庁に勤務されていた自治医大一期生の宇田英典先生にお願いし、本土からトカラ列島の硫黄島へ巡回診療に行く医師に同行させてもらったことがある。一週間に数便しか出ないという船に揺られて五時間、医師のいない島では、診療所の建物だけがあって、島民たちが行列をつくって医師の到着を待っていた。自分の住んでいる近くに医者がい

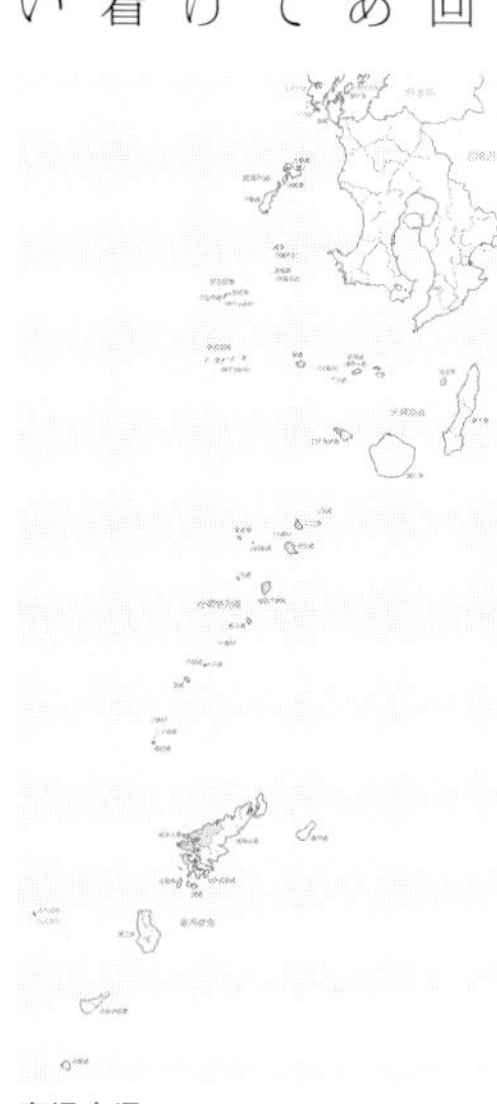
鹿児島県

ないというのはどれほど不安だろう…と思った覚えがある。また台風などで翌日の復路の船が出なければ医師はそのまま数日間、島に留まらなければならない。なんて大変な仕事なのだろうとも思った。

それから地域医療というものに興味を持って、いろいろな地域を見てきた。鹿児島県にも何度か足を運んだ。鹿児島は離島が多いだけでなく、本土も南北に距離がある。大隅半島の突端の診療所にも行った。そこは鹿児島市内から車で四時間もかかり、人口は過疎化。大きな小学校に生徒は全学年を通じて十人以下しかいなかった。離島でなくても人口が少なければ医療過疎になりがちだ。離島の医療だけでなくへき地医療に従事する医者も大変だな…とその時実感した。

数年前には奄美大島の診療所も訪ねた。そこを起点に船で加計呂麻島という無医島へ渡り、巡回診療車で診療して回る医師に同行させてもらったこともある。

そして、また二〇年前と同じ宇田先生の紹介で、今回は屋久島を訪問することになった。

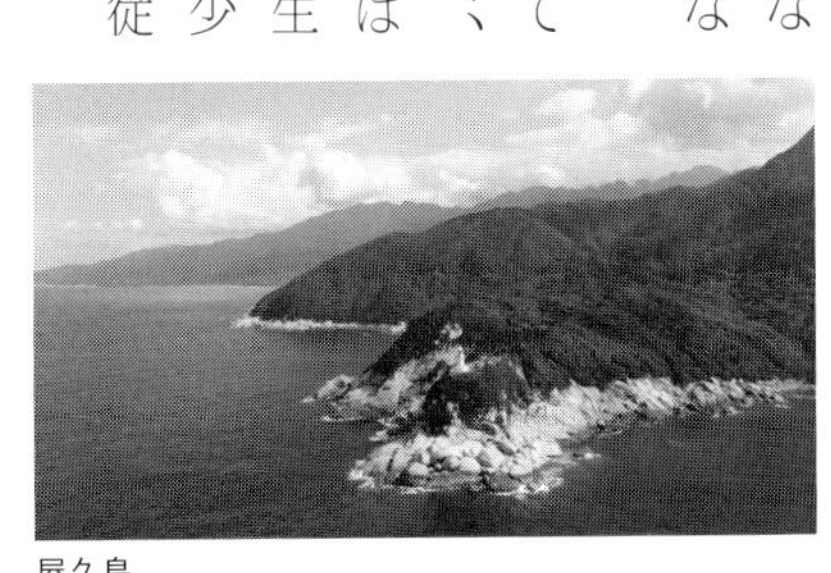
屋久島

初めて屋久島を訪ねる

さて、前置きが長くなってしまったが、屋久島は言わずと知れた日本で初めてユネスコの世界自然遺産に登録された島である。数千年も生きる巨大杉が数多くあり、多くの観光客が訪れる。

鹿児島港からトッピーという高速船が出ているが、今回は飛行機で行くことにした。羽田空港から鹿児島空港へ行き、そこから屋久島空港まで乗り継いで三〇分。飛行機から一緒に降り立った人たちを見ると、トレッキングシューズを履いてリュックサックを背負った人たちばかりだ。多くの人は縄文杉を見る目的で訪れるのだろう。

私が目指すのは、島の北西部の永田地区にある、屋久島町永田へき地出張診療所。空港がある小瀬田地区から車で一時間くらいらしい。途中、宮之浦地区を通り過ぎる。高速船やフェリーが発着する宮之浦港があり、銀行やスーパーの他に、宿泊施設や飲食店も多く、島で一番大きい町である。

さらに車を走らせる。右手を見ると、白い砂浜が広がっていた。長さ一キロメートルにも及び、毎年ウミガメが産卵のために上陸

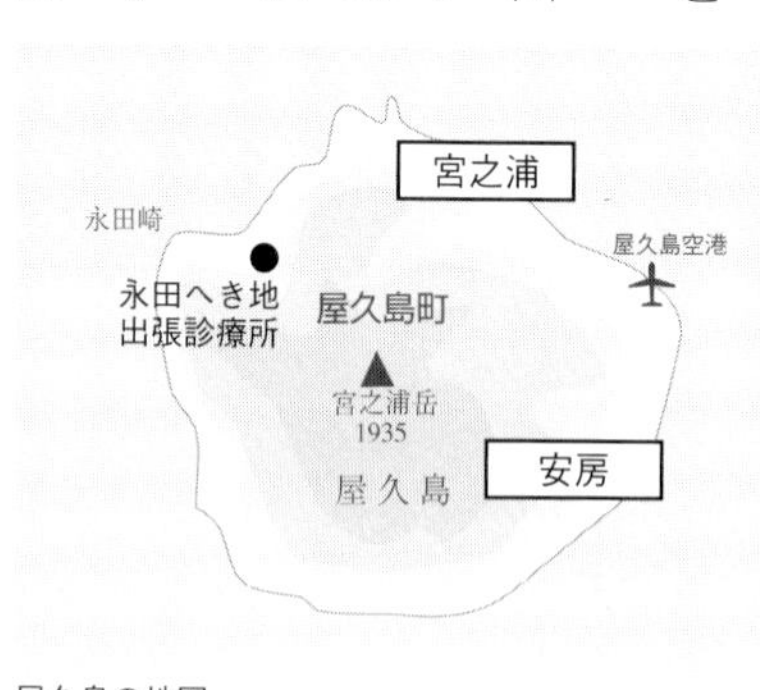

屋久島の地図

するという永田いなか浜だ。この浜は重要な湿地に関する国際条約、ラムサール条約に登録されている。

この周辺は南の島らしい風景が広がっているが、右に白浜を見ながらふと左手を見ると眼前に山が迫っている。屋久島の九〇パーセントが森林だというのがうなずける。

永田地区

さらにしばらく走ると、自然の中にポツンと建物が見えた。永田へき地出張診療所に到着だ。

診療所を訪ねる前に、地域についてちょっとおさらいしておこう。

屋久島には三つの町立診療所（永田、口永良部、栗生）と四つの個人開業診療所、そして宮之浦に屋久島徳洲会病院がある。離島であっても拠点となる総合病院があるのは、くだんの徳洲会創始者が鹿児島の離島出身である恩恵で、ありがたいことだと思う。

診療所は各地区に点在しているので、永田へき地出張診療所が担うのは永田地区のプライマリ・ケア。診療所は一九九〇年に開設され、当初は鹿児島大学の医師が出張診療で来ていたが、一九九一年からは自治医大卒業生が常駐で派遣されるようになった。

永田地区の住民は四〇〇人を切り、高齢化率は五五パーセント近い。独居も増えているが、

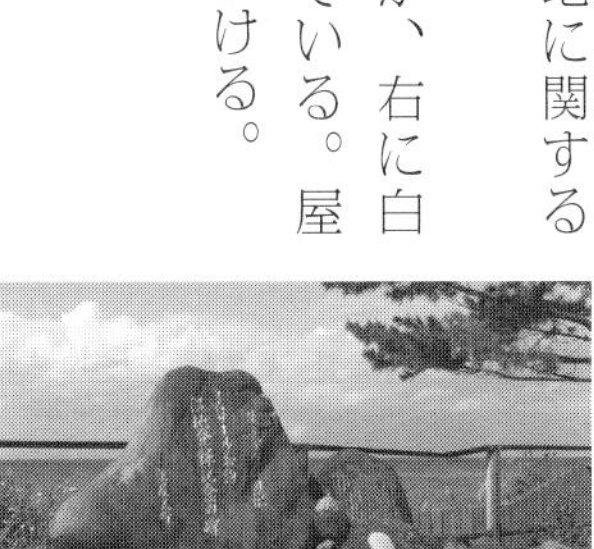
ラムサール条約記念碑

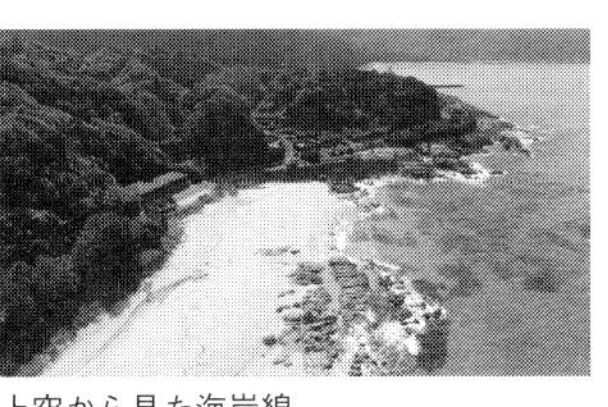
上空から見た海岸線

みんな結構元気で、タンカン、ポンカン農家を続けている人も多い。屋久島の自然を求めて移住してくる若い人もいて、数年に一人くらい赤ちゃんが誕生している。とはいえ永田地区の小学校は全校生徒十六人、中学校は廃校となった。

何でも診られる自治医大卒業生の大事な仕事

診療所に到着したのがちょうど午前の診療が終わったところで、診療所長の四元太一先生が出迎えてくれた。先生は医師五年目。卒業後、鹿児島県立大島病院、鹿児島県立北薩病院で研修・勤務後、春からここに赴任している。

この日は、午後から町役場で乳児健診とＢＣＧ接種だという。診療所の様子は翌日見せてもらうことにして、先生と看護師の日高さんに同行して町役場へ向かった。町役場はかつて宮之浦にあったが、今は空港近くの小瀬田に新築移転したそうだ。建物が立派でびっくりした！　木のぬくもりの建物は中に入ると杉の良い香りに包まれる。さすが屋久杉の島だ、と妙に納得したりした。

健診の部屋には、十組くらいの赤ちゃんとお母さんが待っていた。まず保健師さんが予診

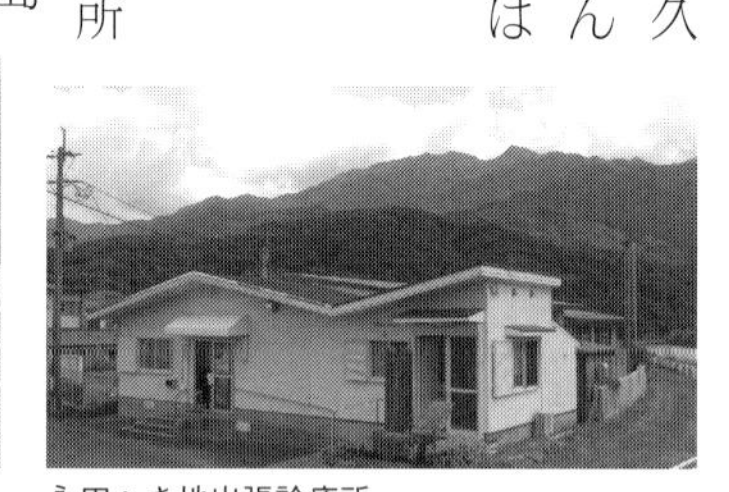

永田へき地出張診療所

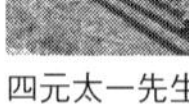

四元太一先生

票を見ながら聴き取りをし、気になったことを先生に伝える。家で猫を飼っているのでネコアレルギーが心配、まだお座りをしない、身長が低い、体重が軽い、乾燥肌…等々、自分も経験があるが母親の悩みは尽きないものだ。

中で、ちょっと気になったのは育児ストレスのお母さん。先生は笑顔でお母さんの話を聴く。島に常勤の小児科医がいないため、月一度の乳幼児健診や予防接種は大事な仕事である。ところが実は先生、研修医時代は小児科診療が苦手で、子どもが来ると「イヤだなぁ」と思ったそうだ。今は自分に子どもが生まれて随分と子どものことが分かるようになったし、小児科医ではないからこそ、できない分をじっくり診て、話を聴くのだという。乳幼児健診は、もちろん子どもの成長を確認する場だが、お母さんたちにとっては自分の心の中を出せる大事な場だと思う。

永田へき地出張診療所

翌日、診療所では朝のミーティングの後、九時から外来開始。先生の診察室の隣の診察室では皮膚科の外来が行われていた。皮膚科は週に一回、眼科は月に三回、鹿児島大学から専門科の医師が診療に来てくれるそうだ。

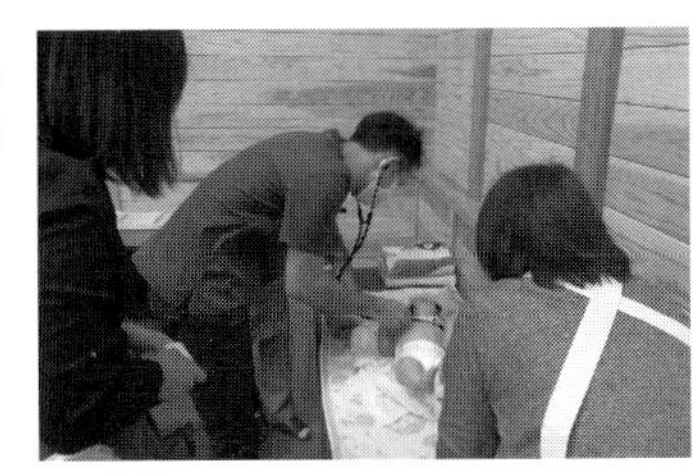
乳児検診

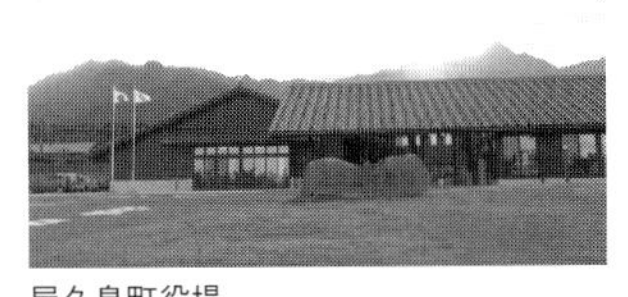
屋久島町役場

診療所の医療機器は、心電図、レントゲン、エコー、内視鏡（かなり古いので、近々新しくする予定）くらいしかなく、血液検査は外注で、午前中に採血できれば夕方には検査センターから結果が届くが、午後の採血だと丸一日遅れることになるので、最初から宮之浦の病院に紹介する。ＣＴはないので、難しい診断はできない。今は発熱で受診した人に新型コロナウイルスの抗原検査も行っている。

先生の診療を手助けするスタッフは看護師の日高さん、鹿島さん、渡辺さん、事務長の小倉さん、事務の柴さんの五人。看護師は交代で二人が勤務だが、医師一人、看護師一人というへき地診療所も多い中、恵まれた体制と言えるかもしれない。

外来患者は一日二〇人くらい。ほとんどが慢性疾患の定期受診だ。血圧の薬、眠剤等は高齢化している地域では一般的だが、ここは観光客が受診することもあり、蜂に刺された、ムカデに噛まれたという訴えもある。内科を受診して、そのあと皮膚科診療に回る人もいる。

午後から、先生は宮之浦の保健センターで地域の連携会議に出席した。この会議には初めて呼ばれたが、さまざまな地域の事例に医師としての意見を求められた。高齢化した地域では医療、福祉、保健の連携がますます重要になるだろう。

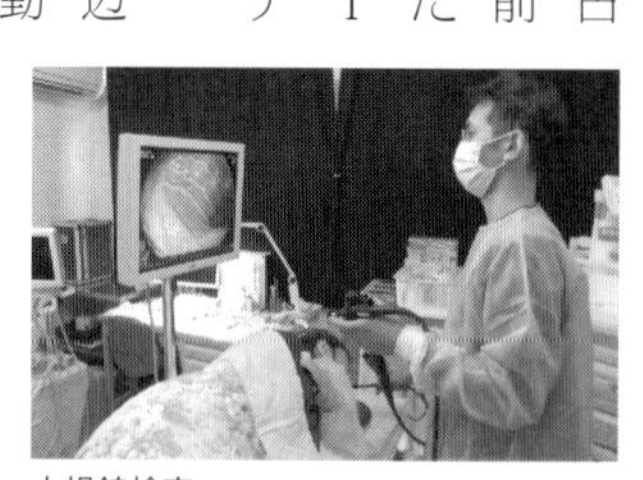

内視鏡検査

診療所のスタッフ

スタッフの皆さんを紹介しよう。

一番若手の渡辺明美さん。以前は保健師だったそうだ。看護師として入職してみて、自治医大の先生は何でもできるのですごいと感じている、という。昨日乳児健診に同行した日髙明美さんは、ここに勤務してもう二六年になる。自治医大からの派遣医師は二年で交代なので、ベテランのスタッフが先生と患者さんをつなぐ。患者さんにも頼りにされていて、つい数日前にも、夜中に近所の人から自宅に「お父さんが熱がある！」と電話が掛かってきたそうだ。頼ってもらえればやはりできるだけ応えたい。

鹿島たみえさんは、以前は大きな病院にいたので、ここに来た当初は何でも自分でしなくてはならないのが少し大変だったが、環境も良く患者さんは良い人ばかりで楽しく働けている。

「地域のつながりが強いので、顔を見かけないと、あの人はどうしたんだろう？と気になります」と言うのは受付の柴孝子さん。この日も来るはずで来ない患者さんに電話をかけていた。定期受診を忘れないようにと、薬袋に次回の受診日のシールを貼って渡すが…忘れられがちだとか。柴さんももう二六年勤務し

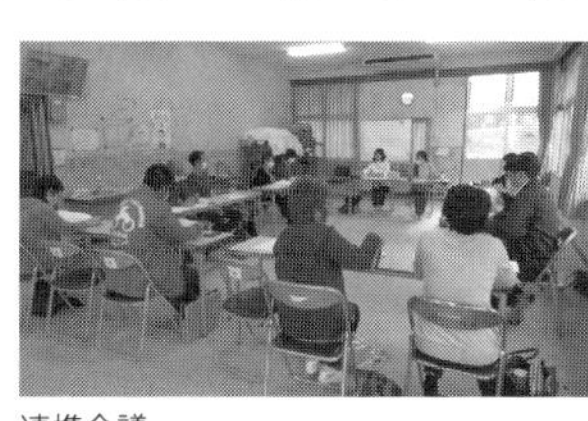
連携会議

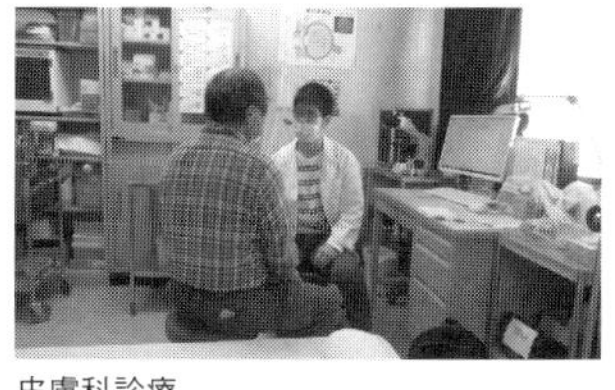
皮膚科診療

ていて、生まれは宮之浦。「子どもの頃は山ばかりで何もなく怖かったけど、世界遺産に登録されてから、宮之浦は開けてお店もたくさんできて、観光客が多くなり、賑やかになりました」と話してくれた。

急増した観光客の残すゴミやトイレの問題など、山岳環境の悪化が深刻だと何かで読んだことがある。登山者が踏みつけるため縄文杉の根の傷みが危機的になったこともあるそうだ。今後どうしたらこの神秘的な森を守っていけるのだろう？　日本人みんなが考えていかなければいけないと思う。

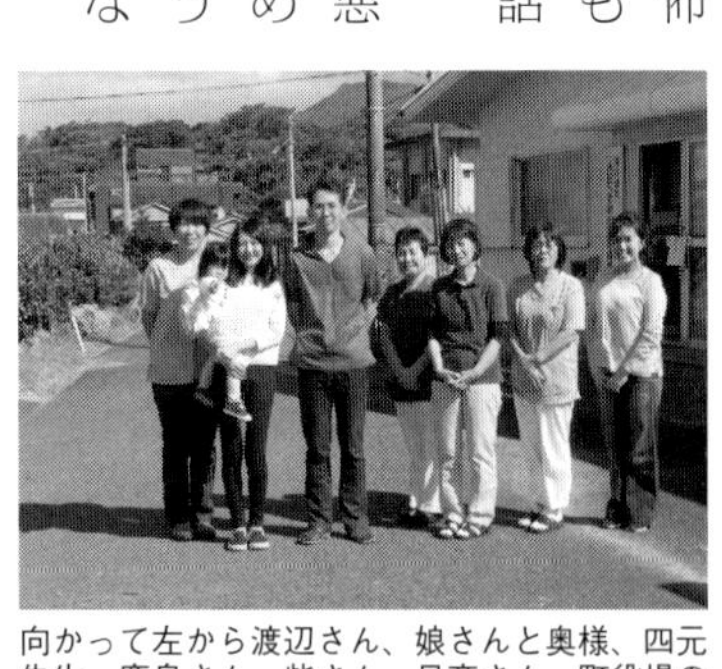

向かって左から渡辺さん、娘さんと奥様、四元先生、鹿島さん、柴さん、日高さん、町役場のスタッフ

地域医療は楽しい！

診療所の建物の横には永田川が流れ、後方には永田岳がそびえる。赴任して半年経った頃、大型台風が来て永田川が氾濫水位を超えて少し焦ったが、その様子をビデオで撮影してテレビ局に送ったら放映されたそうだ。

そんな話を先生から聞いていると、お母さんと手をつないだ小さな女の子が走ってきて、「これ、パパ！」と教えてくれた。

「私は田舎が好きだし、ここに来て子どもと一緒に過ごす時間も増え、とても気に入っています」と、先生もちょっと嬉しそう。父親も自治医大の出身で、子供の頃から地域医療を見て育ち、医師になった自分が地域医療に従事するのは当たり前のことと思っていたという。

「今年はコロナ禍の影響で地域のイベントができません。本来なら地区の運動会やお祭、学校のイベントに参加できるのに残念です。この島は人と人とのつながりがあり、それが楽しい。コロナが終息して地域のイベントに参加できるのが楽しみです。今は地域に根ざし、地域のニーズに応えられるように診療に当たっています。鹿児島の義務年限は九～十年で、私は今五年目です。公衆衛生にも興味があるので、義務が明けたら保健所など公衆衛生的な仕事をしたいと思っています」

もちろん苦労もあるけれど、やっぱり地域医療って、楽しい！

（取材：メディカルサイエンス社　座間メグミ）

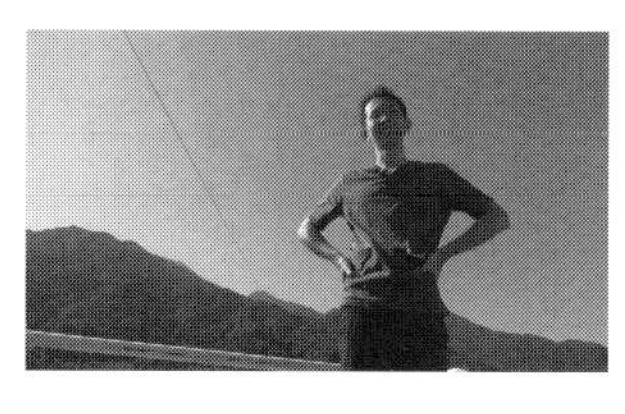

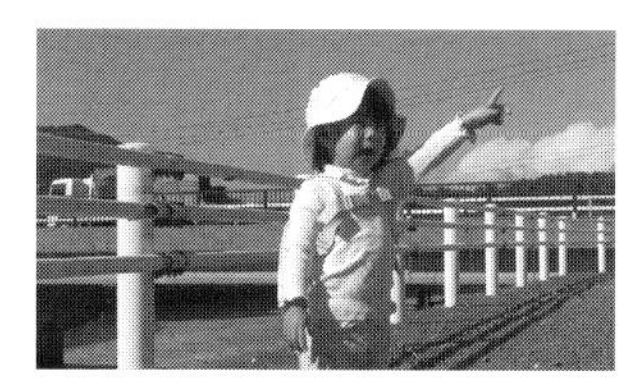

協会らしさ"三位一体の活動"を目指す東通村『文殊の森』

保健医療福祉と人材育成の拠点づくり

東通地域医療センターを訪問するのは、数えてみたら今回で十回目だ。初めて訪れたのは二〇〇〇年。当時、私は医学専門の出版社にいて内科専門誌の編集を担当していた。その雑誌の編集委員長が高久史麿先生で、編集会議の雑談の中で「東通村へ行って面白い施設を見てきた」というお話を伺い、ぜひ行ってみようと考えた。

今は原発立地の地域としてニュースで聞くことも多いが、当時は東通村なんて聞いたこともない地名。最寄駅は「下北駅」ということだ。ネットの路線検索は多分まだなかったのか、時刻表を調べたところ、東京から新幹線で八戸へ出てそこから野辺地へ、そして大湊線に乗り換えて下北駅へという行き方が分かった。片道六時間以上かかる。その時は雪の時季。少し物憂い気持ちで出発したのを覚えている。

東通村の中心部は下北駅から車で二五分くらいの砂子又地区にある。到着するといきなり目に飛び込んできたのは三角形とドーム型の奇抜な

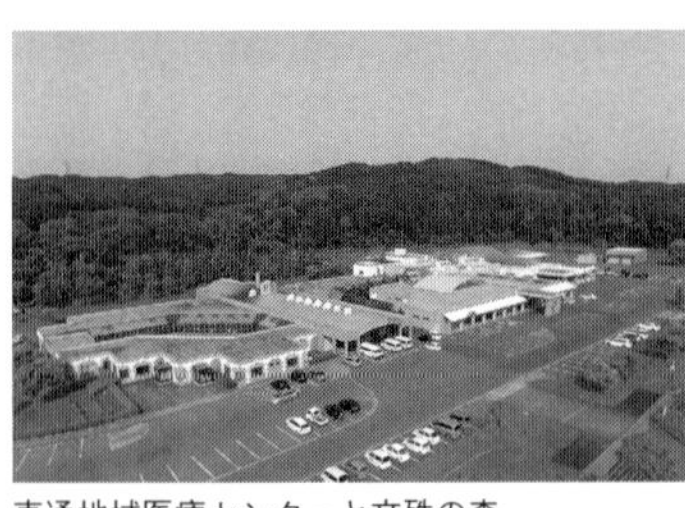

東通地域医療センターと文殊の森

建物。村庁舎と交流センターの建物だ。東通村は誕生してから随分長い間、庁舎が村内ではなくむつ市に置かれていたそうで、村政一〇〇周年を機に村内に移転、前述の庁舎ができたのだという。その後、原発誘致の交付金を利用して、この地区に新しい地域づくりが進んでいく。そして真っ先に着手されたのが、有床診療所を核とする保健と医療、介護の複合施設であった。

村が施設の構想を考えた際、「これからの地域医療を考えたら、あの人しかいない」と当時の助役（前村長）が名前を挙げたのが、川原田恒先生。川原田先生は東通村の隣のむつ市出身で、自治医科大学の卒業生。声が掛かった時には、医師十五年目で青森県のへき地医療に従事していた。それを受けて川原田先生は地域医療振興協会に応援を要請。そして村から協会が管理委託を受けて二〇二〇年に複合施設の運営がスタートした。その現地運営組織を「東通地域医療センター」と名付けた。

東通地域医療センターでは、当初から三位一体の活動を目指してきたという。三位一体とは?と川原田先生に尋ねたところ、「地域医療振興協会が発足した際に採用した地域医療の定義にある『医療人・行政・住民が一体となって…』が原点」とのこと。さらに、協会の活動・決算の会議で、

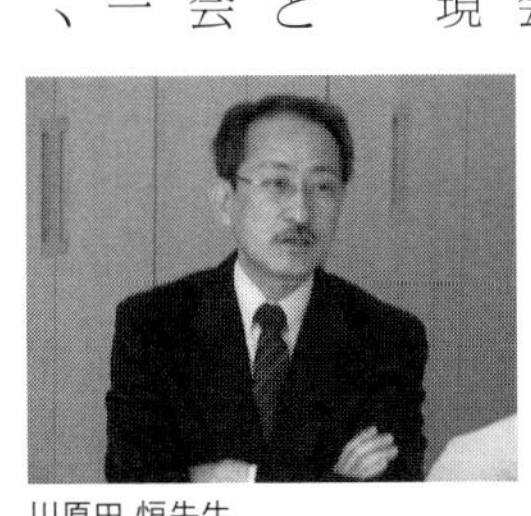
川原田 恒先生

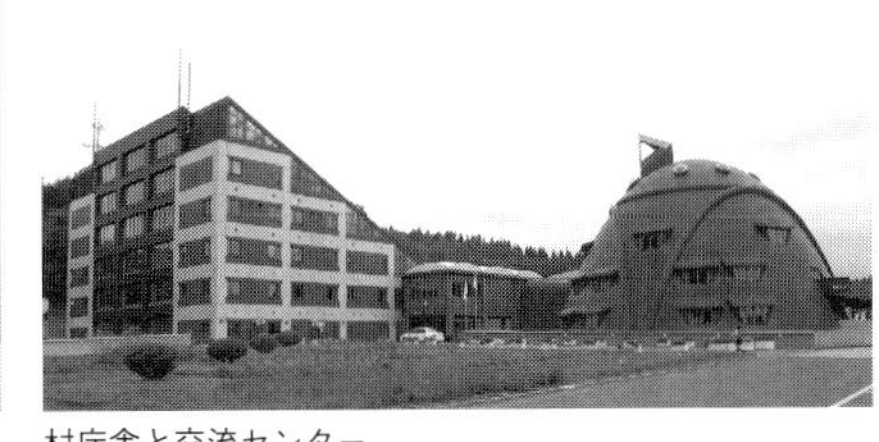
村庁舎と交流センター

監査の中村正和先生がしばしば「協会らしさの活動」を強調していたことから、単なる保健医療福祉施設ではなく、行政や住民と一緒に歩む三位一体の活動を考えるようになったのだそうだ。

もう一つ、川原田先生には思いがあった。ここで地域医療教育を行いたい！その決意を込めた名称が「東通地域医療センター」だった。

医師教育についてはまた後述することにして、まずは三位一体の活動について見ていきたい。

人口減少の中で三位一体のフレイル予防活動、ひめまりもサロン

この二〇年で東通村の人口は減少して、二〇二〇年三月現在六二五四人、高齢化率は三五・五パーセント、高齢独居、老老介護の世帯も多い。

二〇〇八年の介護保険の改定から、支援の方向はいつまでも元気に暮らすための予防重視、自立支援となった。そのためにはここに足を運んでもらおう！

村内からこの施設まで週三回出ているバスは、以前は診療所入口前に停車していたが、今は診療所に用のない人にも来てもらえるように、行政の協力で保健福祉センターの入口前で止まってもらうようにした。

東通地域医療センターが村から委託を受ける包括支援センターでは認知症予防の健康カフェ「ひめまりもサロン」を週一回実施している。まず血圧を測ってから「いきいき百歳体操」に参加してもらう。重りのベルトを手首や足首に巻きつけて、イスに座ってビデオにあわせ、三〇分くらいゆっくりと手足を動かしていく。できる限り要介護状態にならないように筋力・バランス能力を高めようという目的だ。担当の保健師である松下さんによると「筋力が向上する方も多くフレイル予防に役立っています」とのこと。私も参加してみたが、かなりいい運動になったし、体と一緒に気持ちも軽くなった気がする。体操が終わる頃にはみんなから自然と笑い声が起こっていた。

体操の後は食堂へ移動して、参加者が自主的にトランプ、花札、クロスワードパズル等々を楽しんでいる。話をするだけでもよい。月一回ランチ会もある。当初は週七、八人の参加者だったが、「楽しい」と評判になり、徐々に増えて今では一週間で延べ五〇人以上が集うようになった。まさに行政、住民、協会の三位一体の活動だと川原田先生は考えている。

健康サロンでは週二回サークルを実施し、縫い物をしたり、料理をしたり、好きなことをし

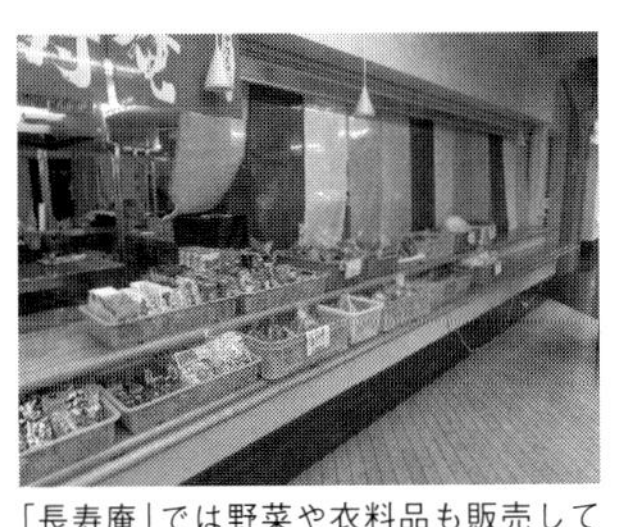

「長寿庵」では野菜や衣料品も販売している

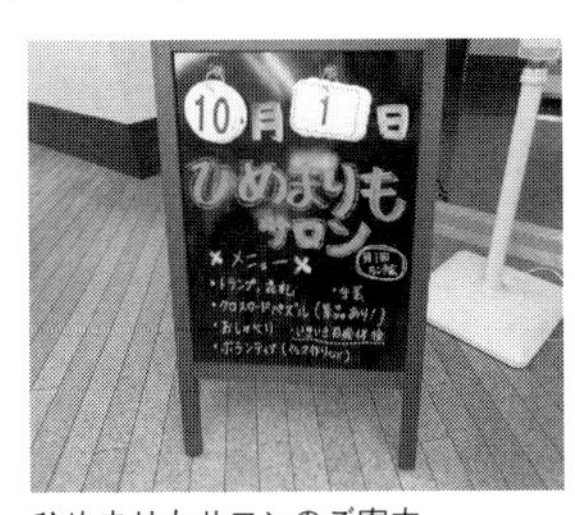

ひめまりもサロンのご案内

てもらう。世の中にマスクが不足していた時には、マスクづくりもしたそうだ。そして午後からお風呂に入って、十五時のバスで帰る。

高齢になるほど家に閉じこもって、外に出なくなりがちだ。自宅を訪問してわかったのは、家では寒くてヒートショックも心配だからと週に一度もお風呂に入らないという人がいたこと。それなら週三回とは言わないまでもせめて週一回、近所で誘い合ってここに来てお風呂に入って、みんなとおしゃべりして過ごしてもらう。顔を見られれば、生存確認もできるのだ。

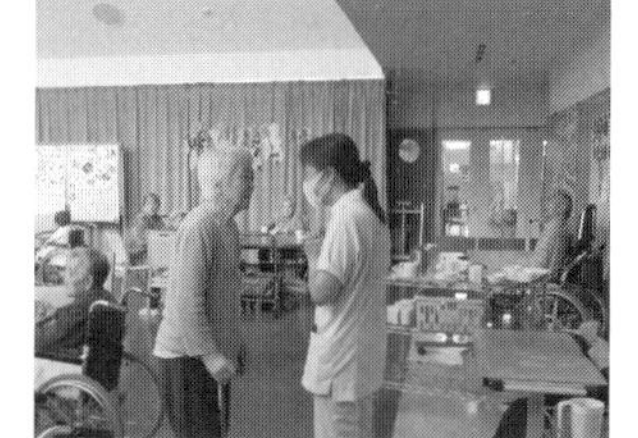
老健のはなしょうぶ

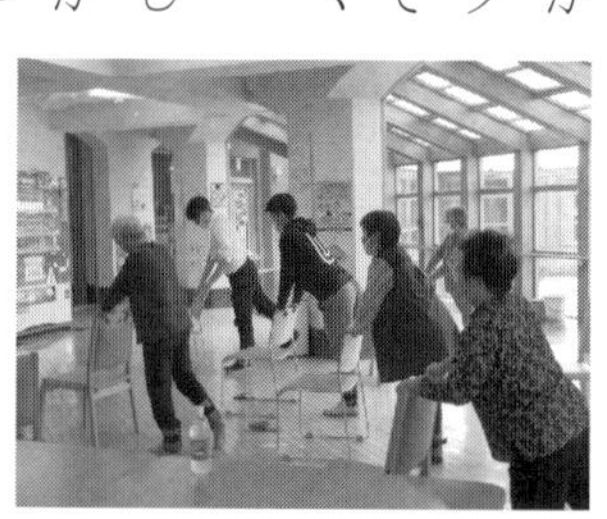
いきいき百歳体操

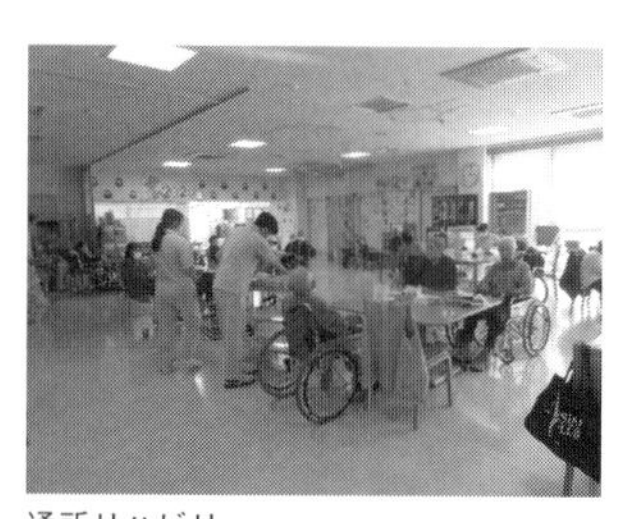
通所リハビリ

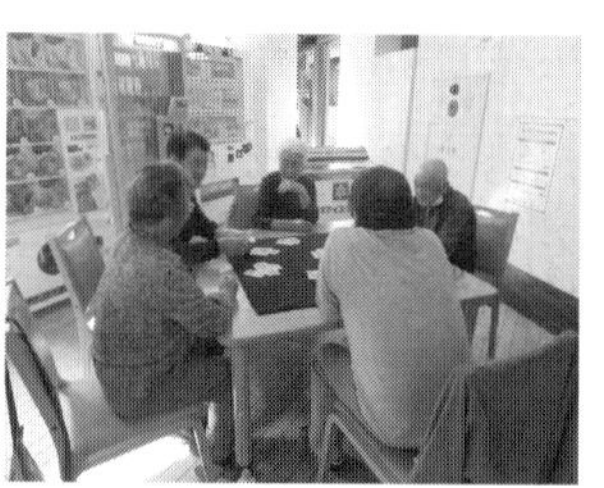
トランプで盛り上がり中

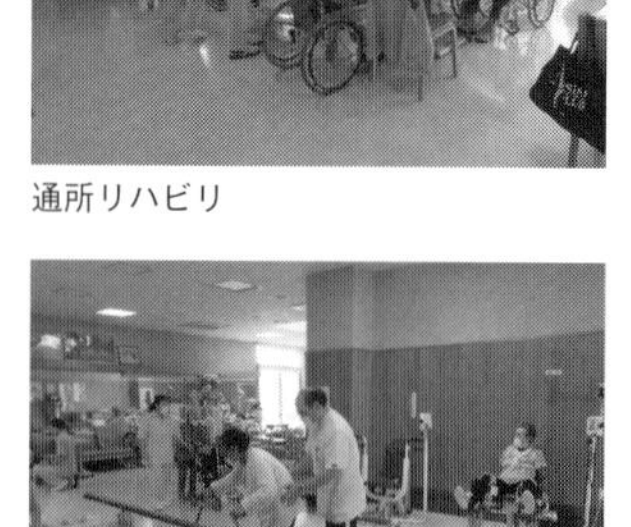
機能訓練室でのリハビリ

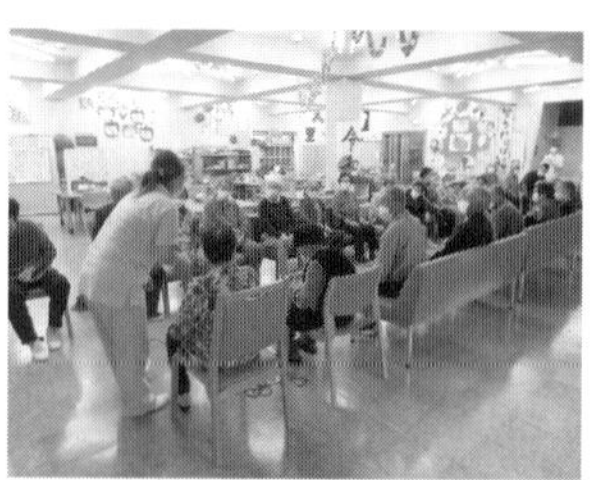
デイサービスのレクリエーション

地域を元気に！

地域医療振興協会ヘルスプロモーション研究センターとコラボした新ヘルプロ事業「まるごと元気！東通村」では、健康課題の改善だけでなく、村民の生きがいや魅力ある村づくりにつながるような活動を目指している。例えば郷土芸能である「能舞」に着目した踊りと運動、特産の東通そばの栄養価に注目し、食文化とそば打ちの伝統を守ろうという取り組みなど。時々開催しているというそば打ち教室を、私も体験させてもらう予定だったが、コロナ禍の中で残念ながら断念した。

「コロナに負けない！」を合言葉に行った「村民健康チャレンジ」。コロナ撃退クイズと、健康づくりのためにどんな行動を取るかという行動宣言を募集。約三〇〇名が参加し、「浜風にあたりながら歩く」「毎日一曲ダンスを踊る」「ちょっとだけビールを減らす」など個性的な行動宣言もたくさん寄せられた。参加することによって健康づくりに向けた行動そのものへの意識が高まることを期待して、今後も実施予定だ。

「人が減っていく中でサービスのニーズは高まるので、青森型地域共生社会という考え方で、一人ひとりの対象者に制度の垣根を取り払って連携し、今後も元気な村にしていきたいと考えています」（いきいき健康推進課　三國正人課長）。

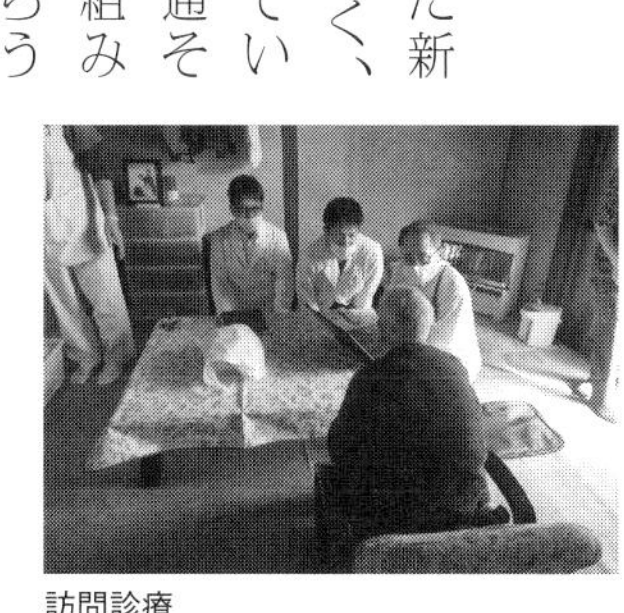

訪問診療

三位一体と文殊の森

この施設の周囲には四季の美しい森が広がっている。この森を十年前から「文殊の森」と呼ぶようになった。先述の「三位一体」と同様「文殊の森」も意味が分からず、川原田先生に尋ねると、「下北半島で最も有名な恐山を開いた慈覚大師円仁が、唐で巡礼した五台山の本尊が〝三人寄れば文殊の知恵〟の文殊菩薩であることにちなんでいます」。そして「当初は神頼みです！」という意外な答え。一体何の神頼みですか？

「地域医療では継続性がとても重要です。ここに来た時から後継者をどうするか考えていました。施設は村の振興計画の一環でできましたが、計画書を読むと医療の人材育成までが書いてありました。これは素晴らしいと思い、赴任して間もなく担当部署へ相談にいったところ、『何ですか、それ？』という感じで肩透かしだったのですね。それで仕方なく神頼みとなりました（笑）。また、開設当初は当直が多く、医局で村の伝統文化である〝能舞〟を知ろうと調べているうちに、修験

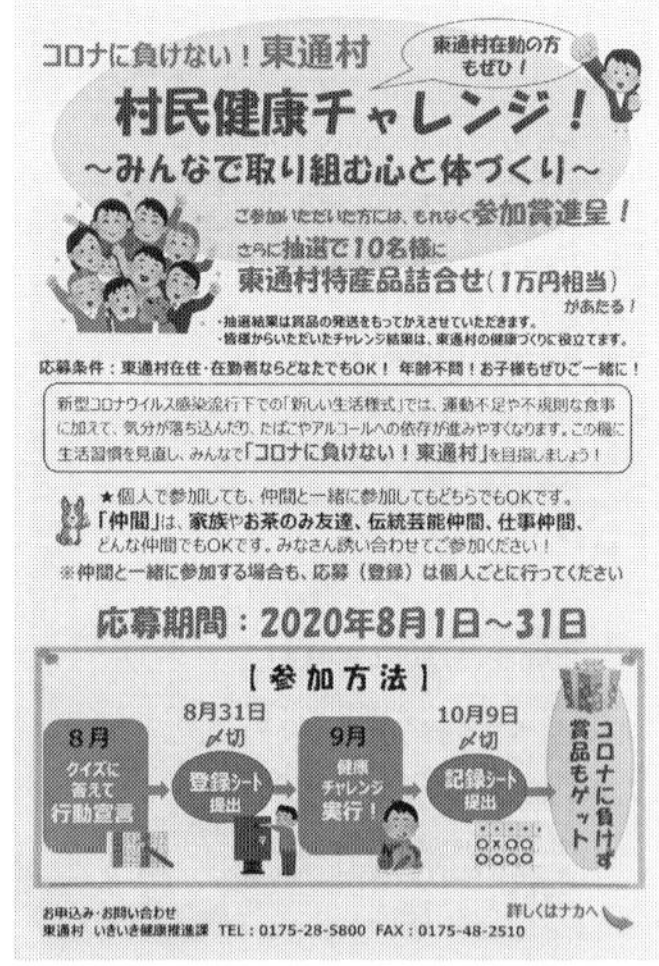

村民健康チャレンジのパンフレット

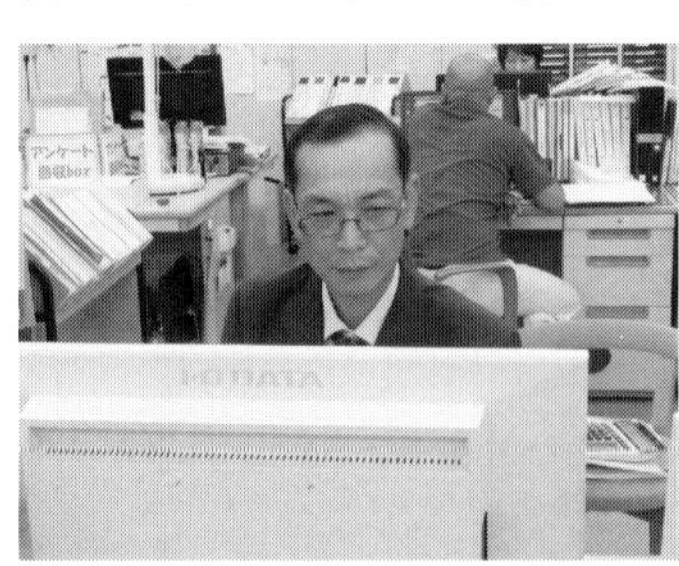

いきいき健康推進課 三國正人課長

道の修業で恐山にやって来た山伏が能舞を伝えたことを知りました。その恐山から『文殊菩薩、これだ！三位一体ではないか！教育＝後継者育成にもつながる！』とひらめき、文殊菩薩をキーワードに何かできないかと考えました」（川原田先生）。

そして十年前、この森に医師住宅と研修医棟群をつくった際に、「文殊の森」と名付け、研修医棟を「文殊の森レジデントハウス」という愛称にした。それ以来センターからの発信のキーワードを「文殊の森」としているそうだ。

診療所が月一回発行する「文殊の森通信」では、健康情報やお知らせを掲載。健康情報は毎回川原田先生が行政担当者やコメディカル、時には村民や患者さんと対談し健康情報を伝える。高血圧、糖尿病、禁煙、熱中症、フレイル、今なら新型コロナウイルスといったテーマだけでなく、先述の能舞や蕎麦の栄養価、下北ジオパーク、最近先生が好んでいるガレットについてなど、視点は

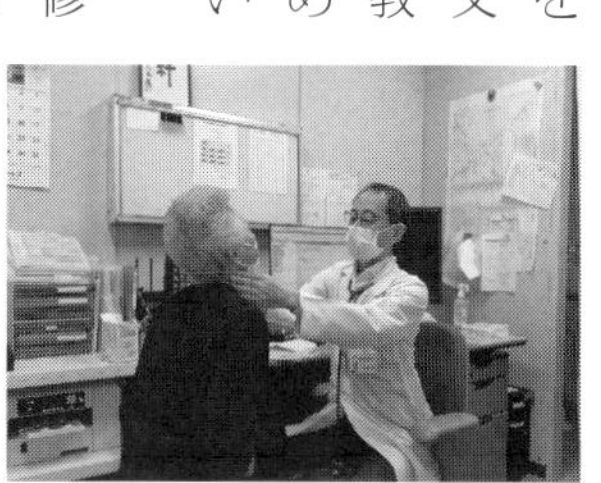
川原田先生診察の様子

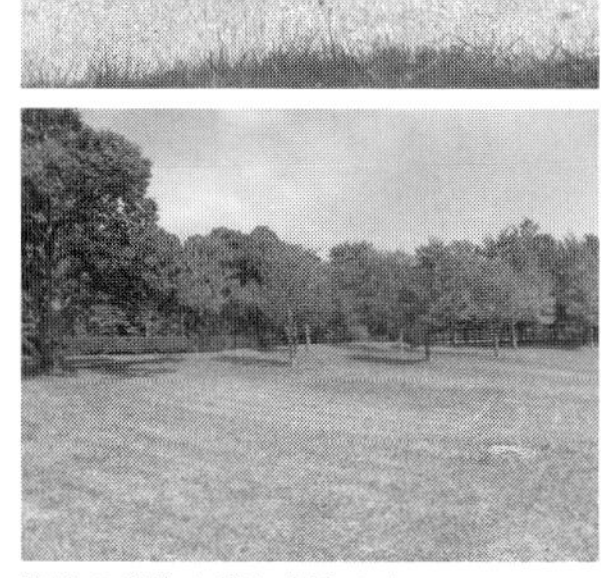
野生の動物も棲む文殊の森

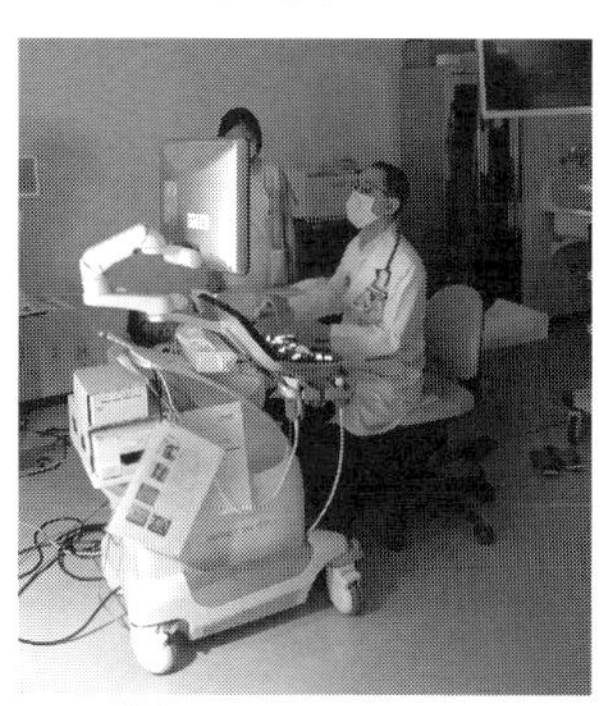
エコー検査

さまざまだ。

センタースタッフが弘前城リレーマラソンに参加したことをきっかけに、東通村でもやろう！ということになった「文殊の森リレーマラソン」。産業医の活動から地域を診断すると、村内に多い転勤者は車通勤で運動の機会が少ない。しかもメタボが多い。そこで、村内の企業にチームを組んで参加してもらおうと考えた。これまで二回開催し、もちろん先生も医局チームで参加した。最初に計画した二〇一七年は台風のせいで幻のリレーマラソンとなり、また今はコロナで中止しているが、終息したら復活させる予定だ。

センターの二〇周年記念には、自治医大の管弦楽団メンバーを招いて「文殊の森音楽会」を開催した（二〇一九年八月）。東通中学校ブラスバンド部の演奏もあり、診療所の待合室が一気にコンサートホールのような素敵な空間に！ 住民だけでなく演奏に来てくれた学生さんにもとても喜んでもらえた。

コロナの影響で休日を自宅で過ごすことも多くなっていることから、美味しいコーヒーの淹れ方を学ぶ「文殊の森presentsコーヒーの淹れ方教室」も企画した。

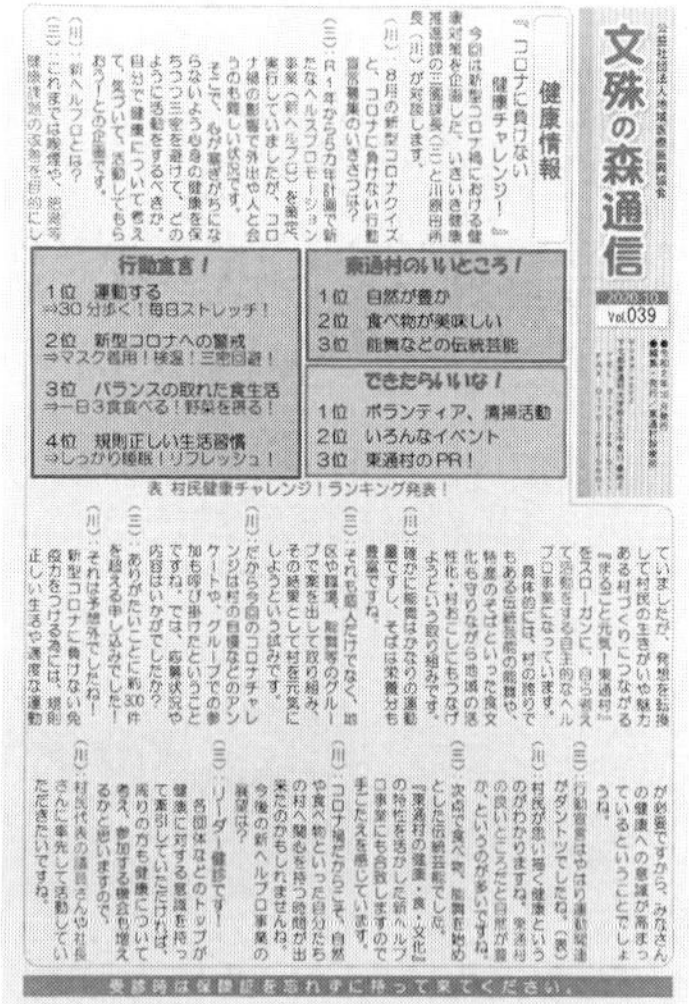

文殊の森通信

今では村民に、「文殊の森○○」と言えば東通地域医療センターの活動だと理解されるようになったそうで、「診療所主催というと敷居が高いイメージですが、文殊の森はそれを払拭でき、まさに三位一体の活動の架け橋という感じです」（川原田先生）と、今後も文殊の森をキーワードに発信を続けていきたいという。

医師を育てる

さて、ここまでは村としての活動を見てきたが、ここからは医師を育てようという話。

地域実習は今でこそ医師の卒後研修プログラムの中に入ったが、施設が開設した二〇年前はまだ卒後の臨床研修制度さえなかった。ここは複合施設なので、入院、在宅、通所という流れを見ることができ、地域医療を学ぶには格好の場に思えた。当初から研

野花菖蒲の里20周年記念
自治医科大学管弦楽団メンバーによる
「文殊の森音楽会」

令和元年 8月10日(土)・会場／東通小学校／16:00〜17:00
8月11日(日)・会場／東通村診療所／10:00〜11:00
8月11日(日)・会場／むつ市立図書館／18:00〜19:00
(入場無料)

【主催】公益社団法人地域医療振興協会 東通地域医療センター
【後援】東通村、東通村教育委員会、自治医科大学、自治医科大学青森県人会
東通ライオンズクラブ、国際ソロプチミストむつ、むつ下北医師会

文殊の森音楽会

第2回！
文殊の森 リレーマラソン大会
日　時：令和元年6月23日（日）9：30〜11：30
集　合：東通村介護老人保健施設のはなしょうぶ　正面
コース：東通地域医療センター「野花菖蒲の里」遊歩道
800m×13周　の　たすきリレー
主　催：東通地域医療センター
お子さま方のご参加もお待ちしております！！
申込用紙提出先
東通村診療所　事務部
TEL 0175-28-5111
FAX 0175-28-5601
MAIL
asamikak@jadecom.jp
締め切り
令和元年5月24日(金)
12：00まで
"文殊の森"とは？
文殊の森は診療所周囲の四季の変化が美しい森のことで、由来は「三人寄れば文殊の知恵」の文殊菩薩です。
・地域医療振興協会の理念である「行政、住民、医療人の三位一体」にちなんで。
・地域医療教育施設として研修医に勉強に励んで欲しいとの願い（研修医棟の愛称"文殊の森レジデントハウス"）
・恐山を開基した慈覚大師円仁が、中国の唐で巡礼した五台山が文殊菩薩の聖地であること。
・砂子又白雲山園流寺の本尊である釈迦如来の脇侍に文殊菩薩が安置されているため、村の子ども達の学力が向上することを願って。
以上のことから文殊の森が生まれました。
文殊の森リレーマラソン

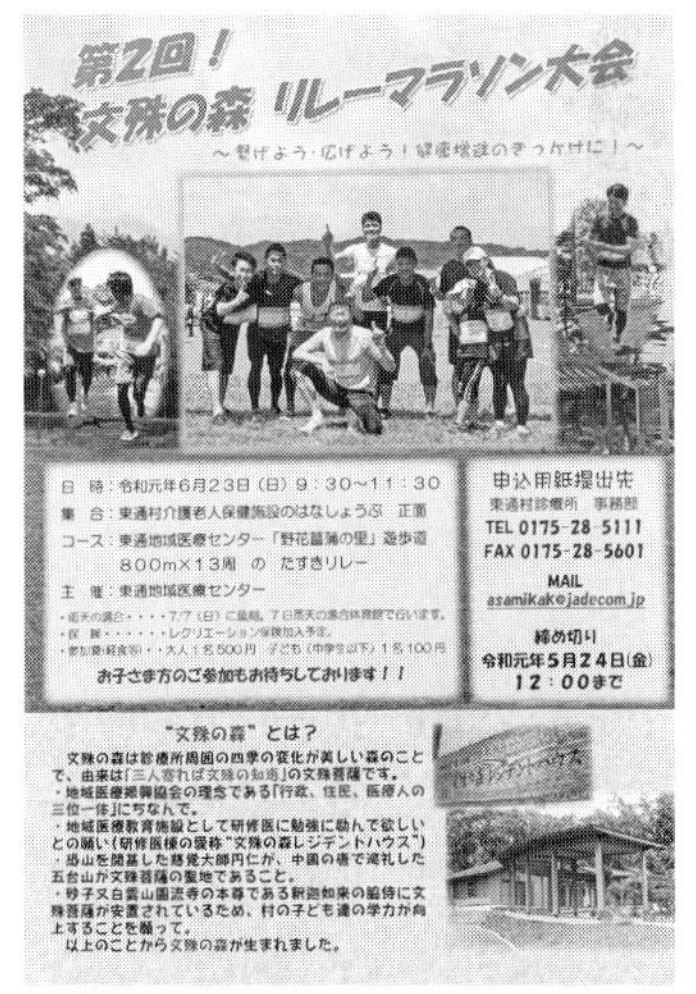

修に取り組んできたことで徐々に来てくれる研修医が増え、今では初期研修医、後期研修医が常時数名は来ている。

取材時も三人の初期研修医が来ていた。そのうち二人は前の日に到着したところで、川原田先生の外来を見学し、「外来面接」などの講義を受けた。

翌日二人の研修医は、ひめまりもサロンといきいき百歳体操に参加。体操の後、村の人が文殊の森で拾ってきてここで茹でたという栗を広げた。栗を剥きながらみんなで話が弾む。A先生は東京ではどういうことを勉強しているのかを紹介。B先生は「足が痛い」というおばあさんの側に屈みこんで足を触り、「歩いてみて痛かったら冷やした方がいいですよ」などと話しかける。前日の講義を一緒に受けた私は、「こういうことがラポールの形成につながるのかな？」と感じたりした。大学や病院では多分コミュニケーションを重視する教育は受けてきていないだろう。一カ月の研修が終わる頃には、ここだからこそ学べるさまざまなことを身に付けて帰っていくに違いない。

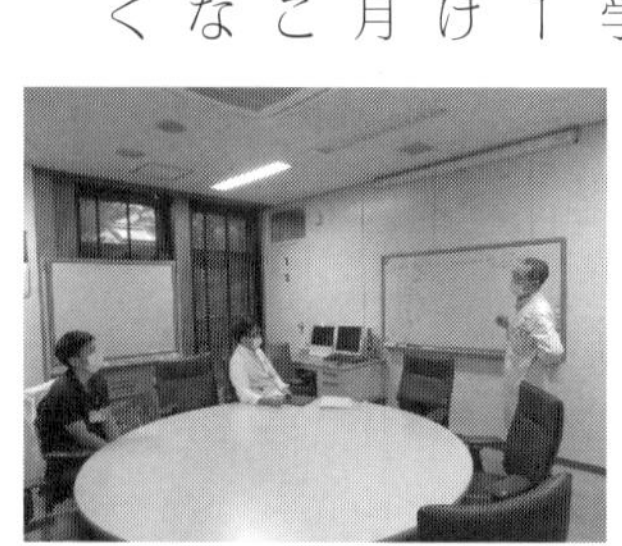
「ラポールの形成とは…」

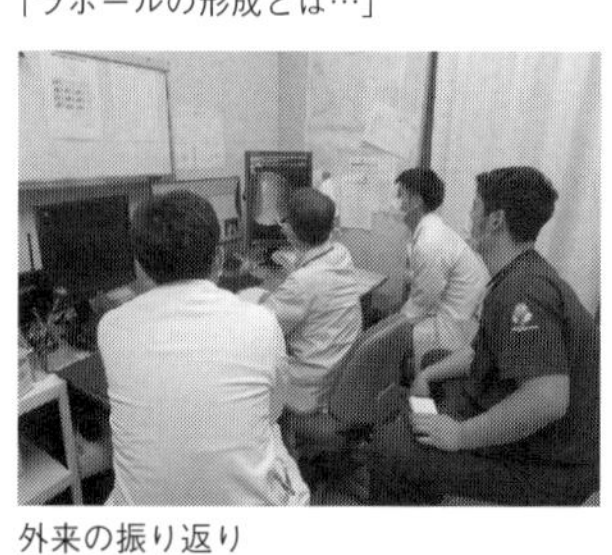
外来の振り返り

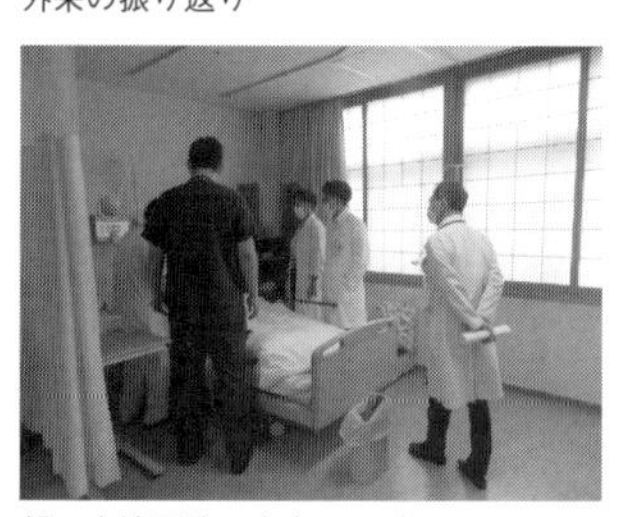
朝の病棟回診。病床は19床

医師になりたての頃にここで研修し、またここに戻ってきてもう八年になる先生がいる。佐々木航先生だ。佐々木先生は週二回、白糠漁港の近くにある白糠診療所の外来診療も行っている。立派な後継者が育っていることを知って嬉しくなった。

思うこと、そして最後に笑い話

現実には東日本大震災の後、東通原発はストップしたままで、いまだに先行きは見えない。交付金で道路やハコモノの地域整備は進んだが、住民の暮らしは決して豊かになったわけではない。交付金の仕組みが人の生活を保障するものには当てられないからだ。

東通村の本来の産業は漁業や農業で、高齢化して働けなくなると暮らしは先細るし、若い人が入ってこなければやがては人が減っていく。それはこの村に限ったことではなく、日本全国へき地と言われているところは同じ問題を抱えている。それ

佐々木先生が研修医のポートフォリオを確認

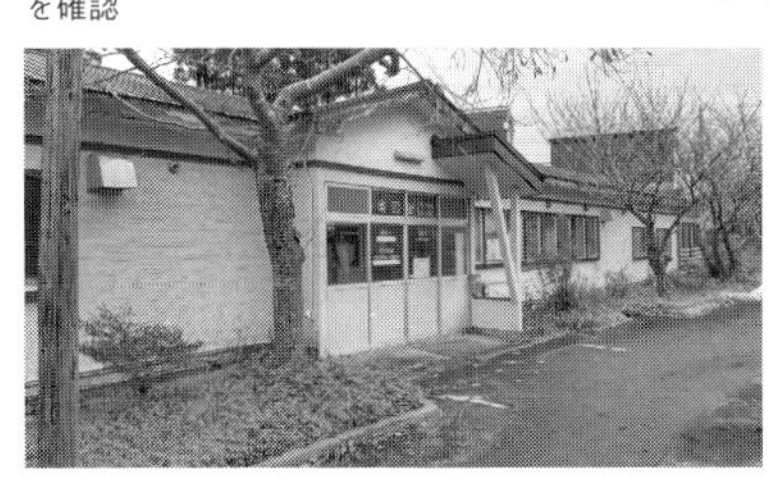

白糠診療所

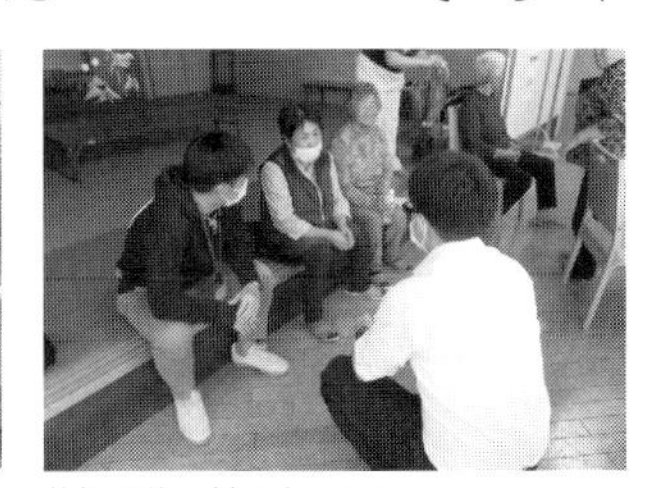

体操の後、村の人たちと

でも医療は必要で、だから川原田先生の最近のテーマは「人口減少における地域医療」だという。

そんな先生と話していて思うのは、もちろん応援医師や戦力となる研修医の助けはあったものの、この二〇年、外来も訪問診療も病棟管理も当直も毎日一人で担っていた先生だから、研修医が途絶えず学びに来るのだなぁ、ということ。それが当初の村の構想の一つ、医療の人材の育成につながったのだから、決して神頼みではなかったわけだ。

今回、センターに到着して久しぶりに川原田先生に会った途端、先生が「私、定年なんですよ」とおっしゃった。びっくりして、前出の三國課長に内緒で聞いたところ、自分たちもそう言われて、すわ送別会！ということになったが、実は普通の会社なら定年の歳ということだったそうだ。……笑！

先生に「あとどのくらい頑張りますか？」と伺ったら、「最低十年。できれば二〇年は頑張りたいですね」とのこと。私もあと五回、もしかしたら十回くらい、またここを訪れることになりそうだ。

（取材：メディカルサイエンス社　座間メグミ）

都心にいちばん近いへき地診療所の地域医療

広い面積に集落が点在する奥多摩町

朝、古里診療所の横に一台のワゴン車が止まっている。患者さんの送迎バスだ。時間になると出発して町内を回り、患者さんを乗せて三〇～四〇分で戻ってくる。バスから降り立った人たちはぞろぞろと診療所へ入っていく。しばらくすると診療を終えた人たちがバスに乗って、またそれぞれの地区へ帰っていく。

診療所の送迎バスはへき地ではよく見られるが、このバスは「送迎」だけでなく、住民にとってのコミュニティバスの役割をしている。古里診療所は奥多摩駅の三駅隣りの古里駅にあり奥多摩文化会館の建物に入っている。周囲には町役場の出張所や子ども家庭支援センター、郵便局、農協、コンビニなどが集約されている。奥多摩町は東京都の市区町村で最も広い面積を持つが、路線バスは少なくタクシーもない。だから住民は送迎バスに乗って診療所に来て、そのついでに年金の手続きをしたり、お金を下ろしたり買い物をしたり、用事を済ませるという。バス

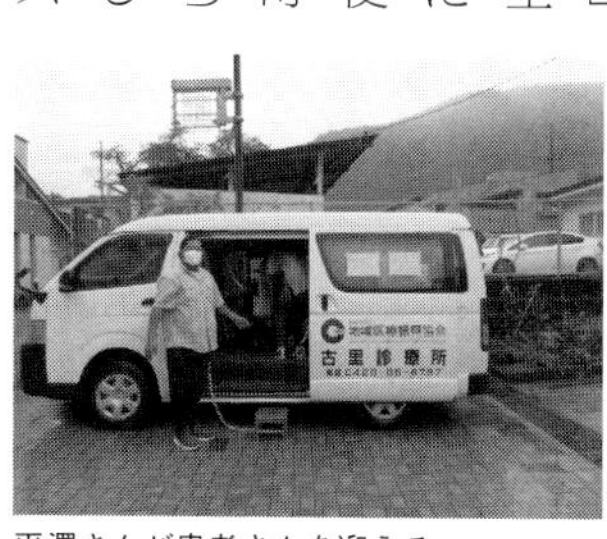

平澤さんが患者さんを迎える

のルートはいくつかあってかなり広い範囲を巡回する。停留所的な停車ポイントを一応決めているものの、ここで降りたいと言えば止めてくれるし、時には患者さんの家の前まで行くこともある。患者さんにとってはまさに便利な足の代わりだ。

ところが、当時の医師が退職したことにより診療所は二〇一八年十一月で閉院。送迎バスを十四年運転してきた平澤英紀さんは、診療所だけでなく高齢者にとっては足となるバスをなんとか復活させたいと奔走し奥多摩町に相談した。その結果、奥多摩町の理解も得られ診療所の再開が決定した。

そして、前診療所閉院の十一カ月後、地域医療振興協会が指定管理者となり、かつてのスタッフである平澤さん、リハビリテーション助手の船田伸子さん、受付・薬剤事務の丹生芳江さん、米倉容子さんも戻ってきて新しい古里診療所がスタート、送迎バスも復活した。

古里診療所の再スタート

古里診療所が再スタートしてから約一年半。離れてしまっていた患者さんも少しずつ戻って

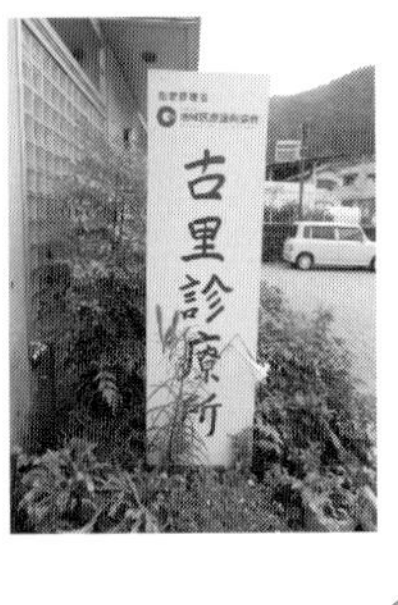

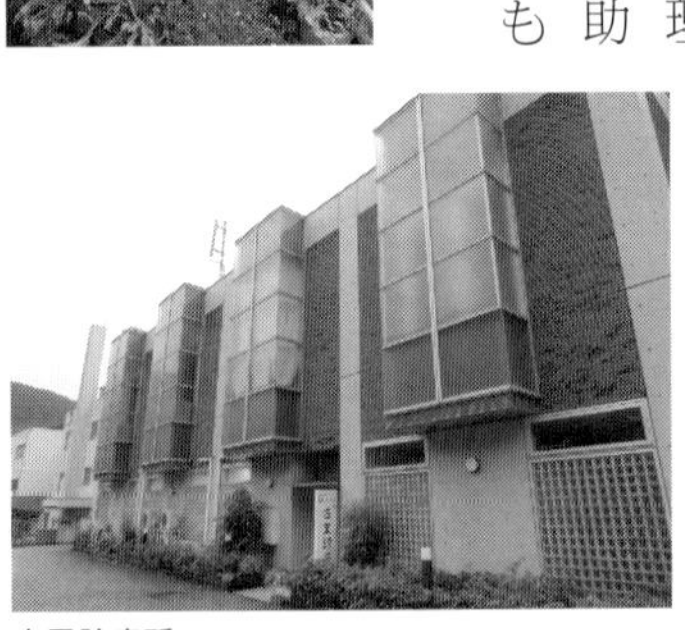
古里診療所

きている。前診療所の医師は整形外科医で物理療法に力を入れていた。同じ治療をできるようにとリハビリ機器を充実させたこともあって、受付からすぐにリハビリテーション室へ向かう患者さんもいる。

リハビリを担当する舩田さんはここで働いて十四年。患者さんはみんな顔見知りだ。診察だけでリハビリに来ない人にも、待合室に顔を出して必ず一声掛けるようにしているという。「一人暮らしの人も多いから舩田さんと話すのが心のリハビリにもなるんだよ」と前出の平澤さん。

待合室やリハビリ室で患者さん同士の交流も盛んだ。苗木を交換したり自分で漬けた漬物を持参したり、患者さんにとってコミュニティサークルのようなものだという。

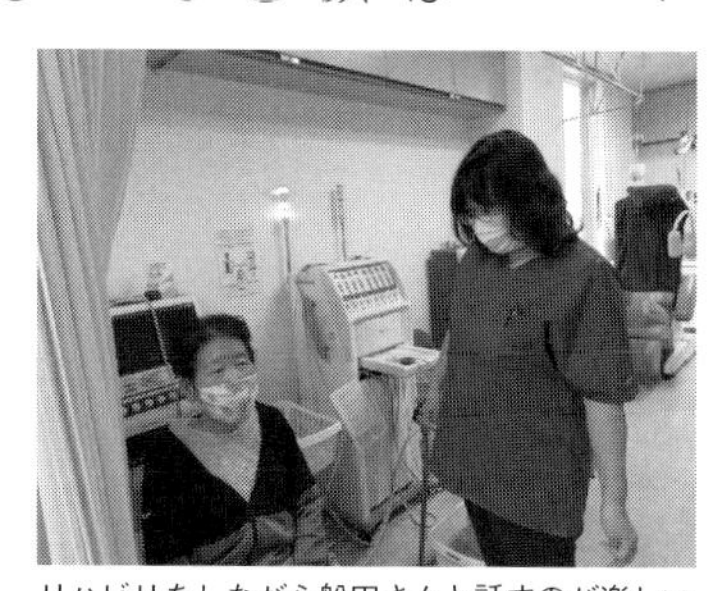
リハビリをしながら舩田さんと話すのが楽しい

総合診療医の医療

待合室では受付を済ませた患者さんに、看護師の渡辺佳代子さんが「何か変わったことはありませんか?」と声を掛ける。患者さんは体調で心配なこと、薬は飲めているか、食事は食べられているか、などを話す。渡辺さんは事前問診の内容をカルテと一緒に先生に伝える。

診療所長の上柴このみ先生は、総合診療専門研修プログラム「地域医療のススメ」を修了した。総合診療医というのは特定の専門分野を持つわけではなく、あらゆる問題に対応できる能力をもった医師のことだ。赴任した当初は物理療法のみの人が多かったが、最近は慢性疾患を一緒に診察してほしいという人が増えてきた。

その日も、さまざまな訴えの患者さんが受診した。「背中が痛い、以前と同じ症状ではないか?」と心配する人。「巻き爪の手術をした跡が痛い」という人。「眠れない」という人。「たばこは体に悪いと思っているけどやめられない」という人。それぞれの患者さんの訴えをゆっくり聴き、安心してもらえるように話をする。下水に落ちて足を切ったという人の処置にも対応した。午後になっても午前の診察が終わ

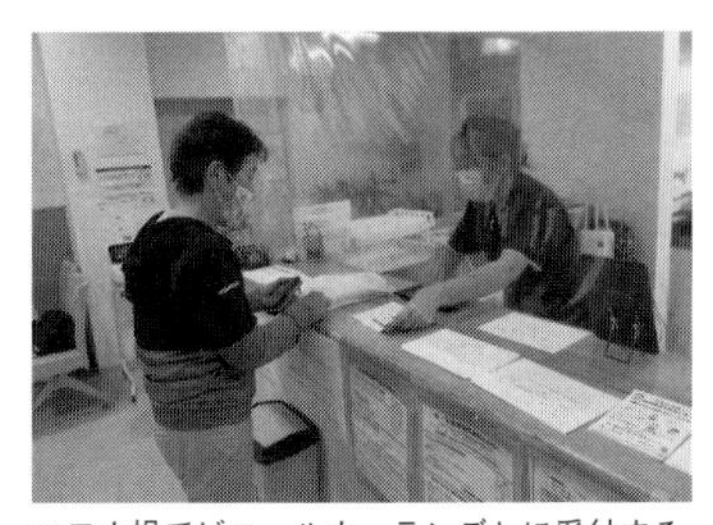
コロナ禍でビニールカーテンごしに受付する米倉さん

事前問診する渡辺さん

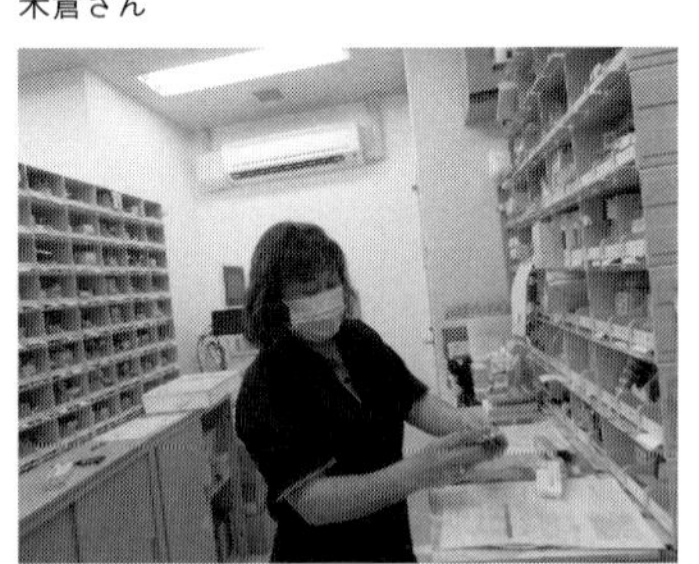
丹生さんが調剤事務を担当

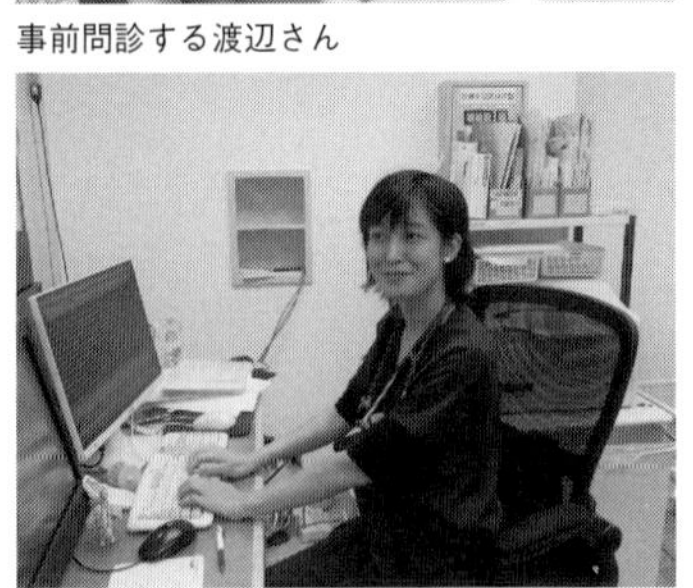
上柴このみ先生

らない先生の様子に、「もうお昼は食べた？　忙しいなら採血は次回でもいいよ」と孫のような歳の先生を気遣う患者さんもいる。

患者さんに聞いてみた。「新しい診療所になっていかがですか？」

「キレイで優しい先生が来てくれて話しやすい」

「今は看護師さんがいろいろ話を聞いてくれるのが嬉しい」

「若い女性の先生なので、子どものことも相談しやすい」

そんな声が返ってきて、少しずつ関係性ができていることを感じた。

新たなニーズ、新たな機能

人口減少が進む奥多摩町は〝空き家バンク〟や〝子育て支援〟の施策を打ち出すことで、少しずつ町外から若い人が入ってくるようになった。必要な医療も変容してきており、小児、特に乳児の患者が増えてきた。これまでも輪番制の乳児健診に参加していたが、二〇二一年度からは学校医も引き受けることになった。

新しい診療所ができる時、リハビリに通っていた患者さんからは「整形外科」の復活が望まれたそうだが、今は従来の求めに対応しつつも、確実に新しい機能を有した診療所になっている。「古里に来る前は沖縄の離島の医療に従事していました。今、島とは全く違う環境で適

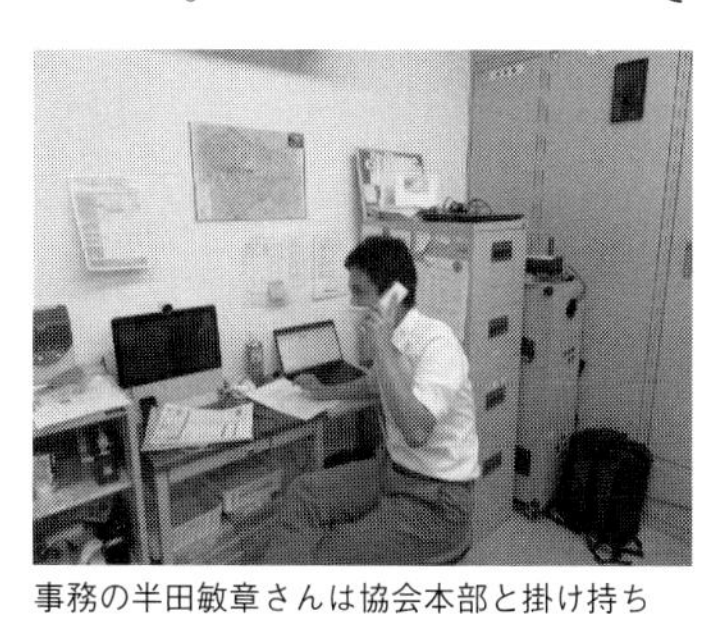

事務の半田敏章さんは協会本部と掛け持ち

切な医療の形態を探りながら診療しています。ただここでも地域包括支援センターや母子保健担当の保健師さんのフットワークがとても軽く、頻繁に電話で相談させていただいています。必要と思うことがあればすぐに一緒に動いてくださるので助けられています。地域としては、ご高齢でも元気で健康意識の高い方が多いので、地域主体のヘルスプロモーションもやっていけるのではないかと思っています」(上柴先生)。

新たな取り組みとして、半年前からオンラインも活用した栄養指導を開始した。外来診察時に先生が必要性を感じた患者さんに対し、同意を得た上で、協会本部にいる管理栄養士が対面もしくはテレビ会議システムで栄養指導を行おうというもの。十二名に実施し八名(取材時点)がその後も栄養指導を継続しているそうだ。

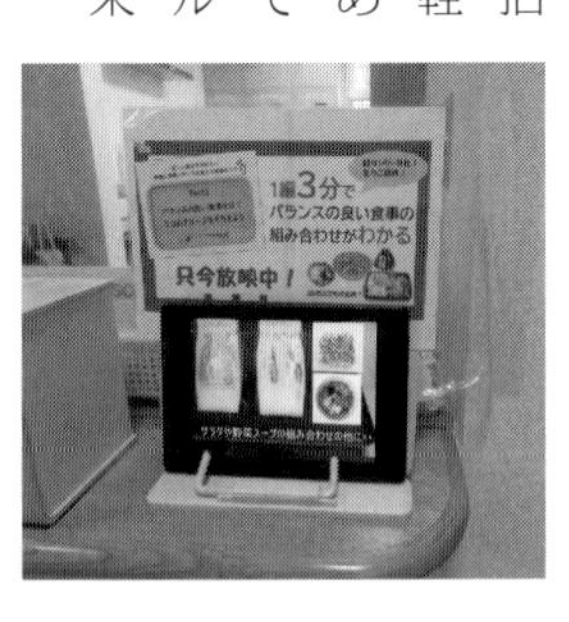

地域医療の継続性

古里診療所では町内の奥多摩病院と連携ができているだけでなく、指定管理者である協会が運営する他の診療所の医師たちとグループ診療ができている。上柴先生が研修や学会、休暇でここを離れる際にはグループの医師がサポートに入る。診断や治療に悩んだ時にすぐに相談できるのも心強い。

　事務も同様に他の診療所とネットワークを結んでいる。常にオンラインでつないでいて、モニターを通して確認や相談ができるようになっている。

　地域医療にはその昔「あの先生でなくては」「あの先生だからこそ」と慕われる赤ひげ的な医師がいたし、今も頑張っていらっしゃる先生も多分いると思う。それはとても素晴らしいけれど、もしその先生が続けられなくなってしまったらどうなるのだろう？ あるいは、一人で二四時間三六五日対応しなくてはならないと言われれば、医師の方もかなりハードルが高いのではないかと思う。

　地域医療は継続できることが重要だ。そして地域に住む人は年齢が変わったり持っている問題が変わったり、また人自体、地域自体が変わったりするので、その場所、その時々のニーズに合わせられることも必要だ。その医師像は、上柴先生が志している総合診療医だと思う。そういう医師た

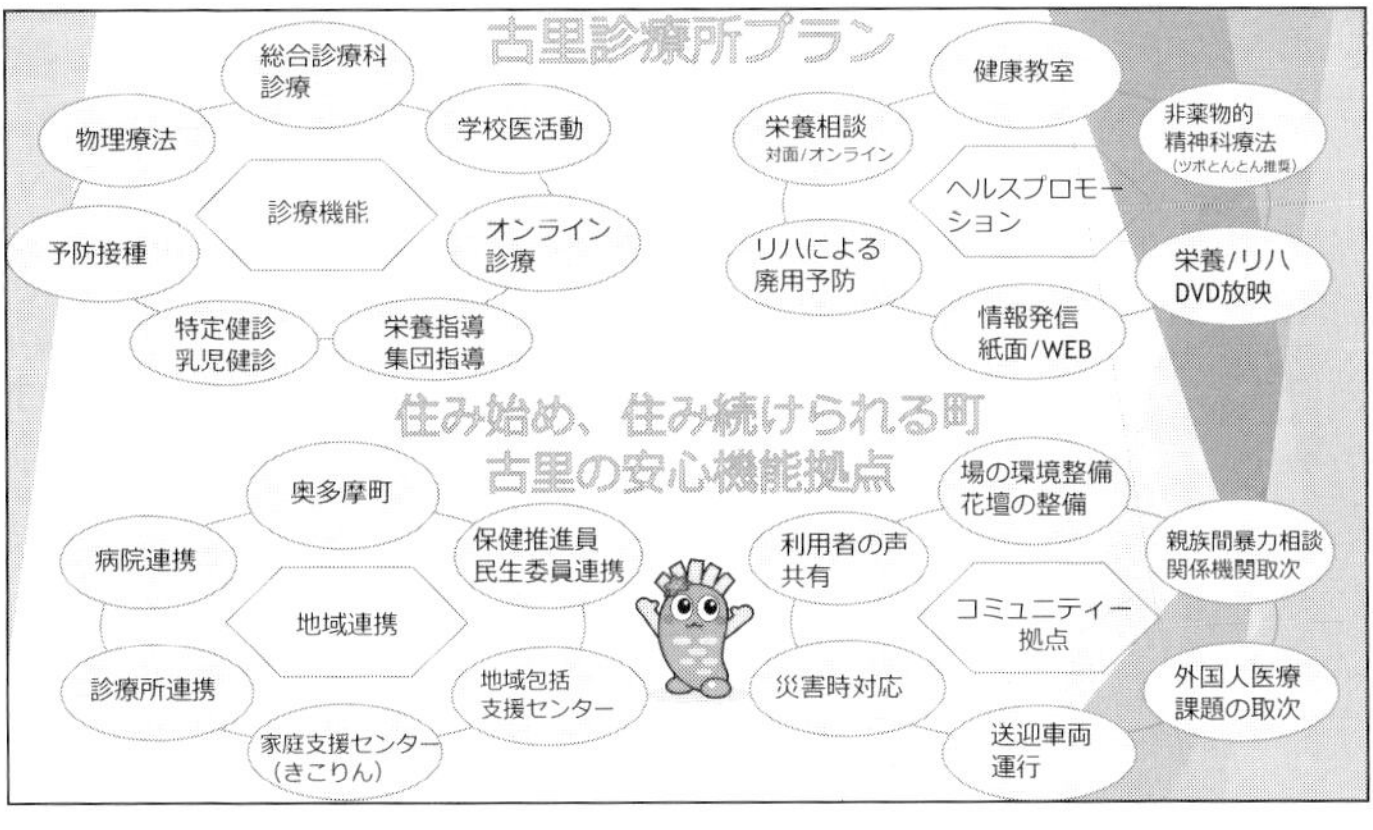

古里診療所プラン
総合診療科診療
物理療法
学校医活動
診療機能
予防接種
オンライン診療
特定健診 乳児健診
栄養指導 集団指導
健康教室
栄養相談 対面/オンライン
非薬物的精神科療法 (ツボとんとん推奨)
ヘルスプロモーション
リハによる廃用予防
栄養/リハ DVD放映
情報発信 紙面/WEB
住み始め、住み続けられる町
古里の安心機能拠点
奥多摩町
病院連携
保健推進員 民生委員連携
地域連携
診療所連携
地域包括支援センター
家庭支援センター (きこりん)
場の環境整備 花壇の整備
利用者の声 共有
親族間暴力相談 関係機関取次
コミュニティー拠点
災害時対応
外国人医療 課題の取次
送迎車両 運行

傾聴していると「家のリフォームが途中だったな」「（テレビを見ながら）あの野菜を植えようと思ってたんだ」と話してくれるようになりました。次第に「もうこうなってしまったことは仕方ない。何を恨んでも前に進まない。どう生きていくかだな。これは諦めじゃない。死ぬのはみんな決まってんだ。精いっぱい生きてここで死にたい。先生が看取ってくれよな」と笑顔で語ってくれるようになりました。今まで拒否していたリハビリを精力的に頑張り、呼吸器の装着も自分から練習し二週間足らずで退院の目処を立てることができました。自宅では訪問看護・介護サービスを利用しながら元気に通院されています。日に日に筋力が衰え、今では車椅子が手放せなくなりました。呼吸器も付ける時間が長くなってきましたが、外来で「今できること」を楽しそうに語ってくれるカツジさんの顔は日に日に若返っているように感じます。「どう生きるか」という諦念を乗り越えた生き方を学ばされました。とりわけ治療方法のない病に苦しむのは患者さんであることを決して忘れず、寄り添う中で患者さんの生活へ関わっていくことは結果的にＱＯＬを大きく向上させうるのだと考えさせられました。

満足できる「死に方」を選んだ人

死に方と向き合った人もいました。函館市内の病院で膵臓がんのステージⅣと診断され抗がん剤治療をしていたヨウスケさん（七十歳・仮名）は、すでに抗がん剤の効果がないと告知され余生を地元で過ごす希望で当院に紹介になりました。受診時には癌の浸潤で黄疸が出現し、悪性と思われる腹水もたまり、すでに日常生活を送ることも難しくなったため入院の方針になりました。ヨウスケさんははじめ「もう治療はないと言われ、昨日子供たちにはお別れを言いました。もう死ぬだけです」と言っていました。体調が良ければ外出も提案していましたが、本人は必要ないと断っていました。しかし、何度か会話を続けるうちに八月のある日、「もうすぐお盆なんだ。去年は親戚だけじゃなくて会社の人も集まって……そういえば自分の机に仕事を残してきたのを思い出した」と話しました。続けて「やっぱり家に帰りたいなぁ」とポツリ。家に帰ったら何がしたいですかと私が問うと、「なんでもないことですよ。家に帰って、ソファに横になってテレビを見たいですね。私はそのまま昼寝しちゃうんです。そしたらいつも風邪ひくからって家族に怒られるんですよね」と苦笑しながら語っていました。「もう死ぬのは分かっています。今までは誰かに迷惑をかけてしまうんじゃないかと考えていましたが、最後のわがままを聞いてもらえるならどう死ぬかを決めたいです。少しの間だけでもいい、家で過ごしたい。だけどもうその時になったら、この病院で死にたいです」しかし、すでに全身状態は悪く、自力での歩行はできませんでした。腹水も多量に貯留しており、定期的に穿刺をしなければ食事もとれないほどでした。しかしそれでもできることがないかと看護や介護スタッフとの協議を繰り返し、家族に看護師がいるため自宅での点滴や全身状態の把握ができること、家での介助を家族に指導することでお盆の親族との交流を外泊の形で叶えることができました。同時にご本人も気持ちが上向きになったためか積極的に離床するようになり、外の空気を吸いに行きたい、手すりで歩きたいなど能動的な姿勢も見られました。外泊の出発日には家族そろって迎えに来て、恥ずかしそうに笑うヨウスケさんを我々も病棟スタッフ全員で見送りました。すでに食事はほとんど取れなくなっていたため自宅で点滴をしながら過ごし、外泊三日目にヨウスケさんは笑顔で病院に戻ってきました。いつもは会えなかった孫に会えたこと、その孫にひ孫が生まれ来週には会えるかもしれないことを嬉しそうに語っていました。「次は来週帰れたら少し自分の部屋を掃除しなきゃ。赤ちゃんもいるからね」それがヨウスケさんと私が交わした最後の会話でした。翌日から状態は急激に悪化し、肝不全による意識状態の悪化が進行しました。目は何かを訴えるように動いても言葉は紡がない様子を見て付き添う家族も憔悴してきたある日の朝、ヨウスケさんは家族と目を合わせながらゆっくりと「ありがとう、迷惑かけたね。今日はもう帰りなさい」と語りかけました。それから一時間ほどして眠るように息を引き取りました。我々に当たり前にあるはずの「次は」を私たちは叶えられませんでした。しかし、最期のご本人の安らかな顔と見守る家族の笑顔は、私たちに間違っていなかったと伝えてくれました。

限られた医療資源で戦った一年間

二〇二〇年は新型コロナウイルス感染症が猛威を振るった記録的な年になりました。当院は感染症指定医療機関であるため、九月ごろから二〇床の専用病棟の確保および病棟再編を行いました。私はコロナ対策医師および病棟専従医師として立場が変わり、一方で今までの内科業務は縮小することとなりました。今まで院内の会議というものに主体的に参加する立場ではなかった私は、重役に戸惑いを隠せませんでした。今の自分に求められていること、今できることを、できるだけやるという気持ちで臨み、普段は読まないような行政関連資料や、海外論文を集め会議で発信しました。すると会議の中であまり発言をしていなかったコメディカルのスタッフからも活発に各々の立場としての意見が出るようになり、北海道での新型コロナウイルス感染症の流行までに検査体制の確立、病棟の受け入れなどもスムーズに行い、さらに意見交換を行うことで、誰かが役割を押し付けられるような体制にならないようそれらをブラッシュアップすることができました。「リーダーを待っていてはいけない。一人からやりなさい。人から人へ。」というマザー・テレサの言葉を思い出し、改めて医師としてリーダーではなくリーダーシップを執るこ

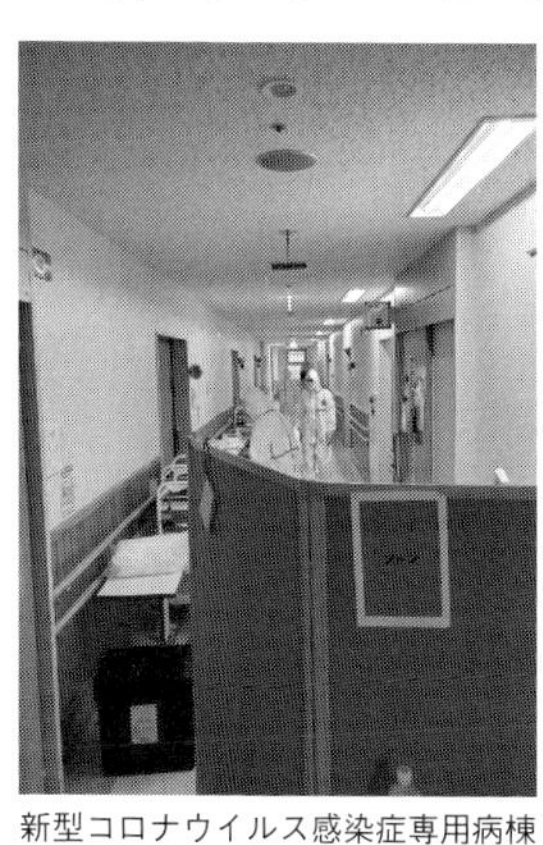

新型コロナウイルス感染症専用病棟

とで周囲からも働きかけてくれるのだと実感することができました。

おわりに

この原稿作成に取り組んでいる今の季節は冬です。外は日本海の厳しい冬景色が広がっています。ふと思えば医師になってからの三年間は「医師らしくあろう」とした日々だったと感じます。まだ若輩の医師として教育される自分と、患者さんから不安に思われないようにふるまう自分のアンバランスがありました。今は一人の人間としても患者さんやさまざまなスタッフとの交流から、自分も支えられ育てられていることを実感することができます。医師としては一人かもしれませんが決して孤独ではありません。この地域医療の経験が医師として、人間として整合性をもつための素晴らしい経験になっているのだと感じます。

この短い一年間でも患者さん一人ひとりのさまざまな生き方、死に方を見てきました。病気を病気として治療していた時には気づけなかったかもしれません。「良き医師は病気を治療し、最良の医師は病気を持つ患者を治療する。」地域医療の経験を踏まえてオスラーの言うような善き医師として患者へ寄り添う医療ができるよう今後も精進していきたいと思います。

（北海道　北海道立江差病院）

「田舎」の地域医療を志して

松岡保史

はじめに

医師になってから十一年が経ちました。その大半を「へき地」と呼ばれる場所で過ごしました。あまり聞き慣れない「へき地」という言葉を知ったのは、自治医科大学に入学した後だと記憶しています。「へき地」とは「都会から遠い、へんぴな土地」のことを言います。医療資源の乏しいような不便な土地という意味であり、なんとなく暗いイメージの言葉です。「へき地」と同じような意味の言葉で「田舎」という言葉があります。「田舎」とは、「都会から離れた土地、へんぴな所」のことで、ほとんど同じ意味です。しかし「田舎」には「生まれ故郷、出身地」という意味も含まれており、少し温かいイメージを感じることができます。「へき地」で医療を行うことをへき地医療や地域医療などと呼んでいますが、その言葉を聞いてどのようなイメージを受けますか。やはり、暗いイメージになってしまうのでしょうか。

現在、地域医療を担っている医師として、どのような思いで、どのようなことをやっているのか、自分の半生を思い出しながら、ここに心のままに書いていこうと思います。まずは地域医療の現場を想像しやすいように、現在赴任している青森県の三戸町と三戸中央病院についてお話ししたいと思います。

自然豊かな三戸町

三戸町は、本州最北端の青森県の中で南側の内陸に位置します。岩手県と秋田県に隣接し、四方を山々に囲まれた自然豊かな町です。町の中心部にある城山公園は、戦国時代に南部晴政公が築城した三戸城という城山で、三戸城下は日本で最古級の城下町として現在も歴史の面影を残しています。町の基幹産業は農業です。盆地に位置するため日中と夜間の寒暖差が大きく、果樹の糖度が増すことから、甘くおいしいりんごを食べることができます。また、三戸町は、漫画家である故 馬場のぼる氏の故郷でもあり、代表作である「十一ぴきのねこ」が観光資源のひとつとなっています。

三戸町の人口は一万人弱で高齢化率は四〇パーセント前後と全国平均(二〇一八年で二八・一パーセント)を大きく上回っています。面積は一五〇平方キロメートルで山手線内側の面積の二・四倍ほどで、人口密度は六三・八人／平方キロメートルであり全国平均の五分の一ほ

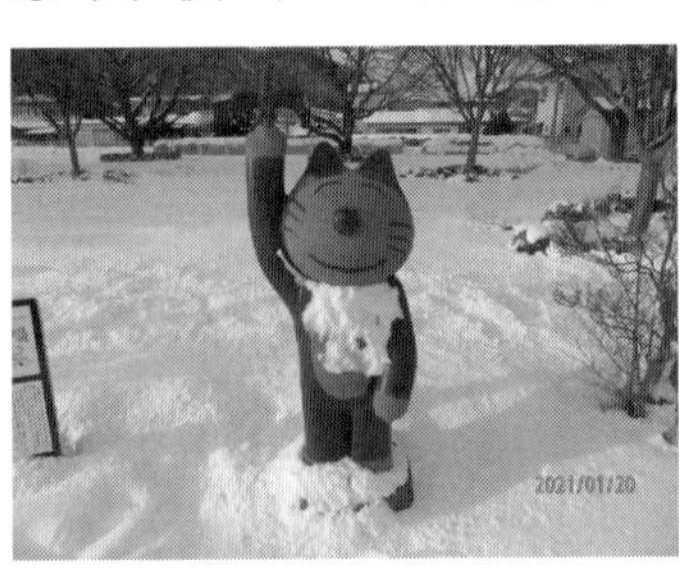

「十一ぴきのねこ」オブジェ

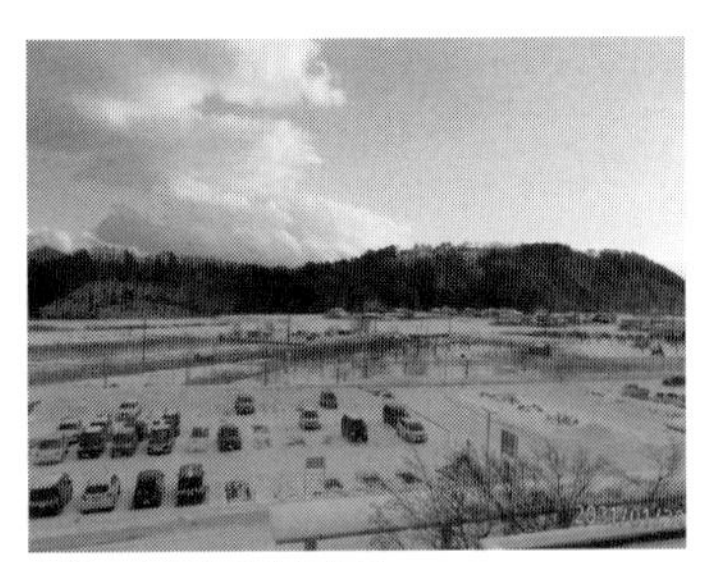

病院から見える城山公園

どになります。少子高齢化、過疎化が現在進行形で進んでいる地域です。集落が点在しており、町の中心から離れた集落までは車で三〇分ほどかかり、冬季に積雪がある際は、それ以上にかかることになります。

三戸中央病院は三戸町とその周りに位置する南部町、田子町の三つの町の医療を担っています。病床は一般病床、療養病床、地域包括病床を合わせた九〇床ほどで、常勤医は内科六名、整形外科一名の七名です。内科と整形外科に関しては毎日外来診療を行っていますが、その他に毎日ではないものの、非常勤科として小児科、泌尿器科、眼科、皮膚科、耳鼻咽喉科、婦人科、精神科、脳外科、神経内科とさまざまな専門科外来を行っています。専門科外来以外では、救急車の受け入れ、透析、訪問診療、地域巡回診療など、地域に必要な医療を提供しているつもりですが、手術など専門性の高い医療に関しては提供することはできていません。また、医療スタッフの数も充足しているわけではなく、医療資源に乏しいまさに「へき地」と言われる場所です。そのような場所での医療者人生は、当然のごとく山あり谷ありでした。

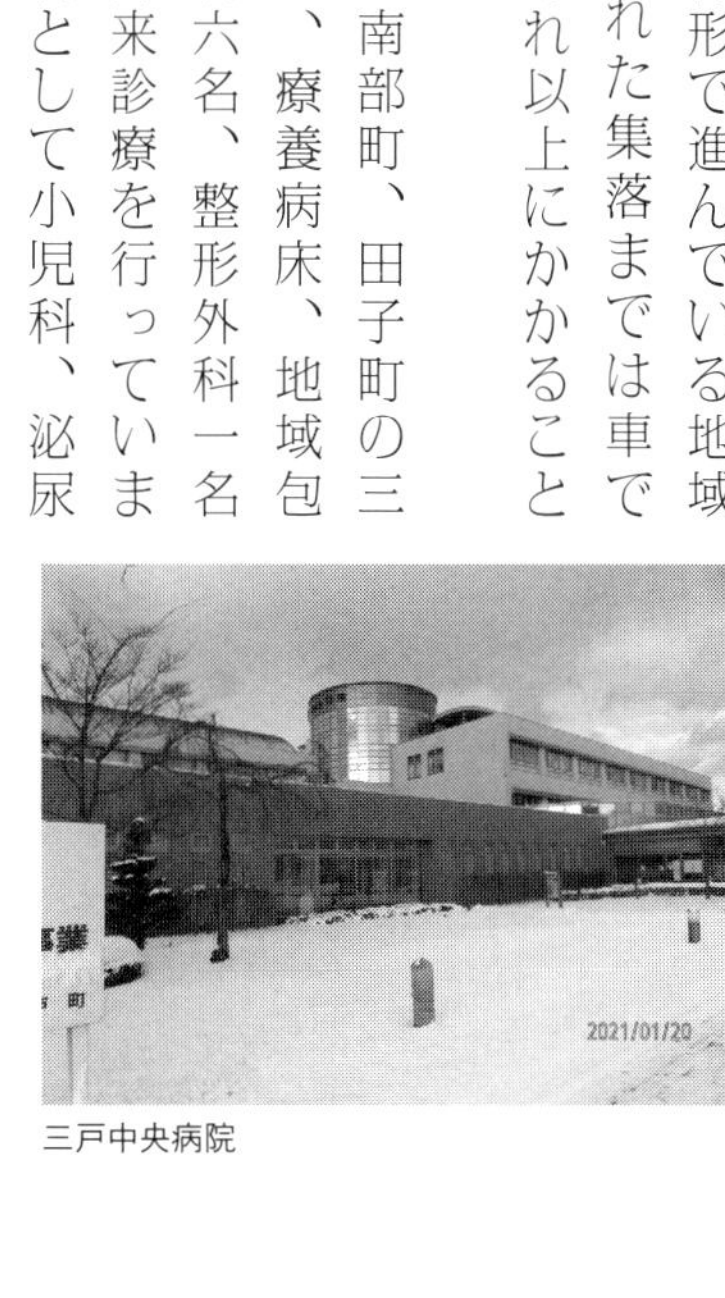

三戸中央病院

地域医療との出会い

私は青森県の弘前市というところで生まれました。町の中心部にある弘前公園は、津軽藩が築城した弘前城があり、歴史の面影を残した城下町です。りんごが有名であり三戸町と似ている点がいくつもあります。三戸町との違いは、「へき地」ではなく都会であることです（あくまで青森県内ではという話ですが）。大学入学まで弘前から離れることはありませんでしたので「へき地」で過ごしたことはありません。しかし、物心がつく頃には、すでに地域医療に対してイメージを持っていました。何故かというと、祖父が地域医療を担っていたからです。祖父は自分が生まれた時にはすでに亡くなっていましたが、祖母から沢山の話を聞きました。祖父は青森県の日本海側にある深浦町という「へき地」で外科医として医療を行っていました。外科医ではありましたが、手術だけでなく、小児から高齢者まで、疾患分野にかかわらず医療を行ったそうです。深浦町は祖父の医院があった場所であり、小さいころから何度も遊びに行きました。美しい海と自然に囲まれて、都会生まれの自分から見ると、喧騒から離れた、美しい「田舎」を感じていました。そのような「田舎」でどんな病気でも診ることができ、頼りにされている祖父の話を聞き、地域医療とは素晴らしいものなのだなと感じていました。

地域医療への第一歩

将来のことを考え始めた高校生の頃、地域医療に憧れ医師を志しました。医師になるためには医学部に入学しなければなりません。どこの大学でも地域医療を担うことはできたと思いますが、私は自治医科大学に入学しました。自治医大は医療に恵まれない「へき地」に医療の確保と向上・地域住民の福祉の増進を図るために全国の都道府県が協同して設立した大学です。まさに地域医療のための大学と言えます。しかし、初めから自治医大を知っていたわけではありません。実は私の叔父が自治医大の出身で現在も地域医療を担っている医師です。叔父から地域医療について話を聞き、ますます「田舎」の医療に魅力を感じるようになり、自治医大に入学しました。

地域医療の始まり

無事に自治医大を卒業し医師となった私は青森県へ戻りました。自治医大の卒業生は出身地に戻り県職員となり、知事の指示により赴任先が決まります。二年間の初期研修を終え、医師三年目からいよいよ地域医療の始まりです。地域医療への憧れは人一倍持っていたと思いますが、医師としての力は無いに等しいものでした。医師とは名ばかりで右も左も分からない状態だったと思います。日々、さまざまな疾患で受診する患者さんに必死になって対応しました。そのような中、半人前の医師に対して、職場の先輩医師・看護師・他のメディカルスタッフ・事務の方・行政の方など、多職種の方から助けていただき、少しずつではありますが成長をしていきました。また、地域住民の方々の若手医師に対する受け入れ体制もできていました。若い医師に対して当然厳しい言葉を投げかけられることもありましたが、多くはやさしく温かく見守っていただきました。大変ではありましたが「田舎」での医療がさらに好きになりました。「患者さんが・地域が医者を育てる」という言葉を耳にすることがありましたが、まさにその通りだなと実感しています。

地域医療での挫折

医師三・四年目の二年間を終え、医師五年目となった私は、現在働いている三戸中央病院に赴任しました。地域の医師として力が付いたと勘違いしていた自分は、ここで大きな挫折を味わうことになります。以前勤務していた病院では自分が思い描いていたような地域医療がありました。住民の方が困っていることに関して、限られた医療資源の中から多職種が協同して解決に導く努力をしていました。その結果、感謝されることもたくさんありました。住民や病院がより良く変化できると思うことを提案すれば、たとえ若手医師の意見であっても、皆で意見交換をし、実行に結び付けることもできていました。三戸中央病院でも同じようにできるものと思っていました。

しかし、実際には自分がやりたいことは全くと言っていいほどできませんでした。地域の住民が求めているのは、へき地医療よりも専門医療に傾いていていました。冒頭にも書いていますが、三戸中央病院は常勤ではないにせよ、多くの診療科があり、多くの専門医の先生方が診療にあたっておられました。「田舎」での地域医療を目指していた私は何をするにも上手くいかず、今思うと他職種の方に、愚痴を言っては当たり散らし、非常にご迷惑をおかけしていたなと反省しています。一年間の勤務で何も成果を残すことができず、転勤となりました。

地域医療の再発見

六年目は自治医大の総合診療科で研鑽を積み、七年目から再び青森県の地域医療に携わることになりました。マグロで有名な本州最北端の大間町にある大間病院へ赴任しました。大間病院は大間町とその周りに位置する風間浦村、佐井村の三つの町村の医療を担っていました。病床数は一般病床が五〇弱で、常勤医は内科の六名でした。人口は五千人程度で高齢化率は三〇パーセントを超えていました。人口規模や産業は違いますが、三戸町と似たような状況にありました。ここでは「田舎」での地域医療が展開されていました。同じ青森県内で、同じような医療資源の中、なぜこのような違いが生まれるのだろうと疑問に思っていました。地理的な違いはあれど、専門医の診療を希望するのは当然のことと思いますが、大間の住民の方々は専門医療に関してそれほど強くは求めませんでした。理由ははっきりしないまま、再び地域医療が始まりました。

大間病院ではこれまでで最長の四年間勤務をし、後半の二年間は院長として勤務しました。この四年間は私にとって非常に大きな意味を持ちました。特に院長という役職につき、さまざまなことを学ぶことができました。今までは目の前の患者さんが困っていることに対して真摯に向き合って来ましたが、院長職となるとそれだけでは十分と言えませんでした。病院自体のマネジメントも必要ですし、他の医療機関、行政、住民の代表やコミュニティなどさまざまなものとの連携・調整が必要でした。すでに上手く連携・調整されているところもあれば、全く上手くいっていないところもありました。上手くいかない理由が分かるにつれ、自分が抱いていた疑問の答えの一つに近づくことができました。それは「地域の歴史的な背景」でした。大間病院はもともと三町村の医療機関が合併するところから始まっています。合併前には地域医療の崩壊が叫ばれ、医師確保も難しい状況にありました。そのような中、合併の際に尽力した医師の方々は、住民の方に対して丁寧に説明を繰り返し、地域医療の在り方について議論を行いました。その結果、徐々に地域医療に対する理解が得られ、地域医療の歴史が紡がれていったのです。

では、三戸中央病院はどうでしょう。三戸中央病院はもともと総合病院として作られ、専門的な医療を提供することが目的でした。医師不足の煽りを受けて、常勤でいた専門科の医師が次々に引き上げるという憂き目に遭いました。その結果、各科の外来は非常勤科として残り、現在に至ったわけです。そのような歴史がある中、五年目医師の私は「田舎」の地域医療を展開しようと奔走し、周囲からの理解を得られないまま挫折を味わったのです。

地域医療のこれから

現在、私は苦い経験をした三戸中央病院で勤務をしています。知事の指示により赴任先が決まったわけですが、自らこの地を希望しました。大間病院で学んだこと・気づいたことを活用し、リベンジしに来たわけです。自分が理想とする「田舎」の地域医療を押し付けるのではなく、三戸町に必要な地域医療を、さまざまな職種の人たちと協同して、双方向性の理解のもと、新たな地域医療の歴史を紡いでいくことが必要となります。いつの日かこの地が自分の中で「へき地」から「田舎」に変わることを願って。

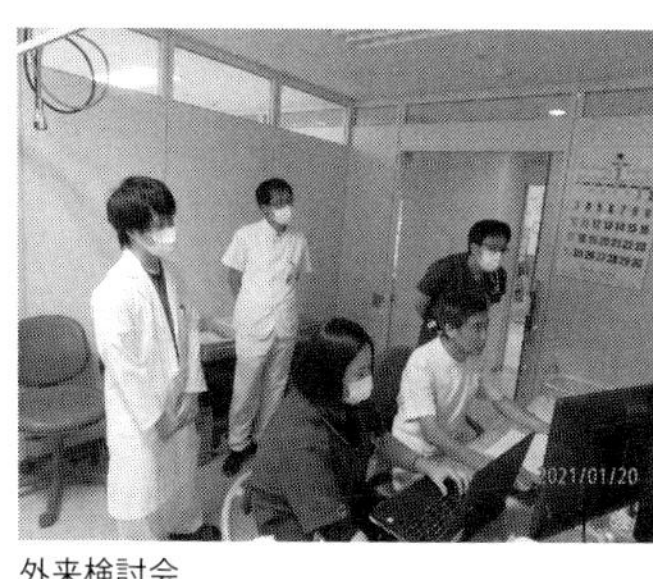

外来検討会

最後に

本来であれば、三戸町の「田舎」の地域医療のために行った、住民参加型のシンポジウムや住民公開講座などについて、具体的に書くことになっていたと思います。しかし、世界中で新型コロナウイルス感染症が流行している状況であり、残念ながら実行に移すことができませんでした。今後、世界中の人達が感染症対策を行い、感染爆発が落ち着くことを願っています。来るその日のために、そしてリベンジを果たすために、今日も自分ができることがないか模索し続けています。

この拙い文章で少しでも地域医療に興味を持っていただければ幸いです。

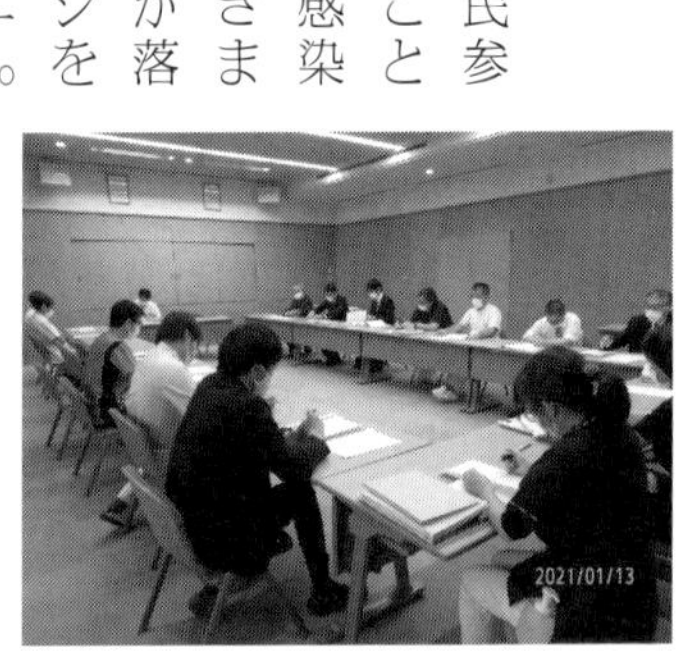

新型コロナウイルスワクチン会議

（青森県　三戸町国民健康保険三戸中央病院）

地域医療を先人から後輩へ紡ぐ
―一人の患者から広がる未来への波紋―

平野貴大

大間病院の概況

私の勤務する、青森県の北部に位置する国民健康保険大間病院（以下、当院）は、まぐろで有名な大間町と、両隣にある佐井村、風間浦村あわせて一町二カ村（この一町二カ村を〝北通り地区〟と呼ぶ）を医療圏にもつ病院です。医療圏の人口は約九千人、高齢化率は三六・五パーセントと今では珍しくもなくなった高齢化が進んだ地域の一つになります。北通り地区には、当院以外に救急対応を行う有床医療機関はありません。そのため当院から高次医療機関に救急搬送する場合は、救急車で少なくとも一時間弱（夏場）、大動脈解離やくも膜下出血など心臓血管外科や脳神経外科

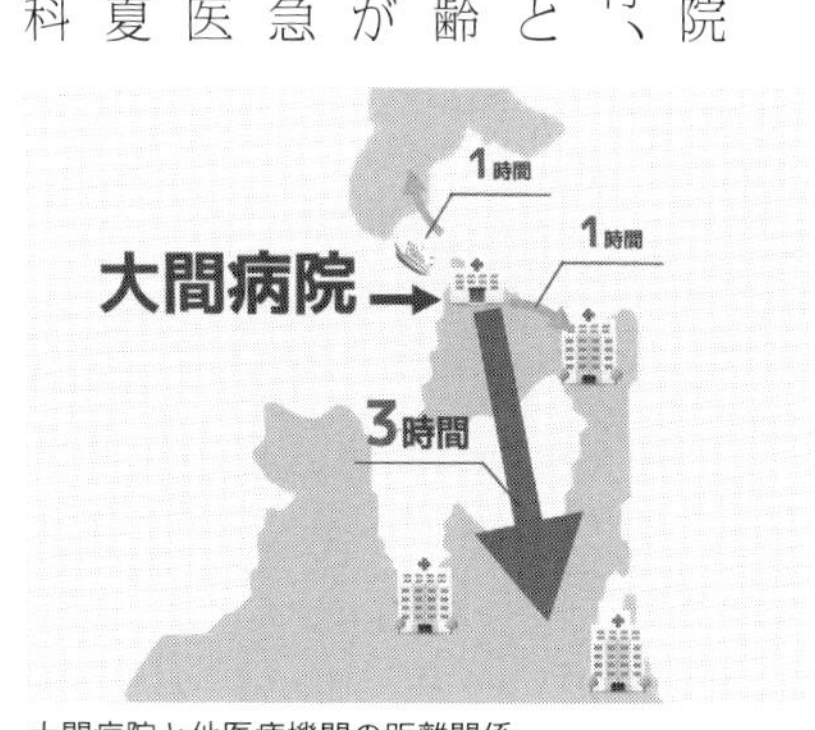

大間病院と他医療機関の距離関係

の手術適応も考慮されるような病気では三時間（夏場）の搬送になります。なお、冬場はさらに三〇分から一時間追加されます。

大間病院と自治医科大学

私は自治医大に入学したことがきっかけで、地域医療と関わることになりました。自治医科大学は学費を免除する代わりに出身県で九年間医師として働くことを求められます（その九年間は〝義務年限〟と呼ばれる）。勤務先は県によって異なり、青森県は二年の初期研修、一年の後期研修の他に、六年間の医師の少ない地域での勤務をすることになっています。

当院は、自治医大の派遣先の中でも少し変わっている病院です。何が変わっているかと言うと、当院の医師六人全員が自治医大卒業生の義務年限中の医師で構成されている点です。もちろん院長も義務年限中の医師です。そのため大間病院の医師の平均年齢は三二歳（ちなみに看護師は五〇歳くらい）で、令和二年度の院長は私です。他県の同級生に聞いても義務年限中に院長を経験することは、珍しいとのことで、貴重な経験をさせていただいています。

当院に自治医大卒業生が赴任するようになったのは、三〇年以上も前からのことで、そのころの当院は木造二階建てでエレベーターもなく、一階で手術をして、二階の病室へ患者を運ぶために事務職員が担架を使って運んでいたとのことです。その当時の事務職員が今の事務長であり、当時の話だけでなく、自治医大卒業生がどのような診療を当院で担ってきたか、どの先生が、何が得意で、余暇に何をしていたかなどの話を聞くこともあります。

外来でも患者さんたちから、過去の自治医大卒業生の話や、自治医大卒業生が来る前の医療のお話を伺うことがあります。そういったお話を聞くことは「この地域で行われてきた医療活動の積み重ねという歴史が、この地域の医療を形成してきた」と私に思い起こさせます。

地域で紡がれる医療① リハビリからカンファ

大学生の頃から地域医療という言葉を耳にしてきました。地域医療と言っても、専門医のように得意な分野があるわけでもないし、地域医療に対する考えも人それぞれの考えがあり、当時の私は、うまく言葉にすることができませんでした。当院だけでなく、いくつかの地域で勤務してきた今、心に強く感じるのは「地域医療とは自分ひとりだけの医療行為ではなく、この地域で働いてきた医師をはじめとする医療スタッフの患者さんとの関わり、そして患者さんがそれをどう受け取ったか、それだけでなく医療と介護が、医療と行政がしてきた関わり、それらの積み重ねで成り立っているもの」という〝重み〟と〝責任感〟でした。

例えば、当院では毎週木曜日に入院中の患者さんのリハビリテーション状況を多職種に共有するカンファランス（以下、リハビリカンファ）を行っています。高齢化のために、病気が治癒してもすぐに自分の家に帰れない患者さんが増えています。入院中に寝たきり状態が続き四肢の筋力が落ちたり、認知症の進行により独居が困難になったり、誤嚥性肺炎の加療のために食事を長期間摂取できず嚥下能力が落ちたりと退院のためにリハビリテーションが必要になるためです。リハビリカンファでは、リハビリの進み具合、退院先について情報共有・検討を医師、看護師、訪問看護師、理学療法士、作業療法士、地域のケアマネージャーなど多職種で行います。リハビリカンファが終わったあとは各々が患者さんのところに話を聞きに行くこともあるし、専門職同士で立ちながら患者さんのことを相談している光景がみられます。今となっては自然な光景ですが、このリハビリカンファは六代前の院長と、大間町の社会福祉士が一緒になって作ったものです。作っただけでなく毎週続くように多くの試行錯誤があったと聞いています。このような取り組みは、作っただけでなく、その取り組みが持続するように毎回のリハビリカンファを少しずつ工夫したり、意義のあるものにしたり、と多くの労力が継続して必要です。こういった以前から積み重ねられているものを知った時、この地域における地域医療を感じてきました。

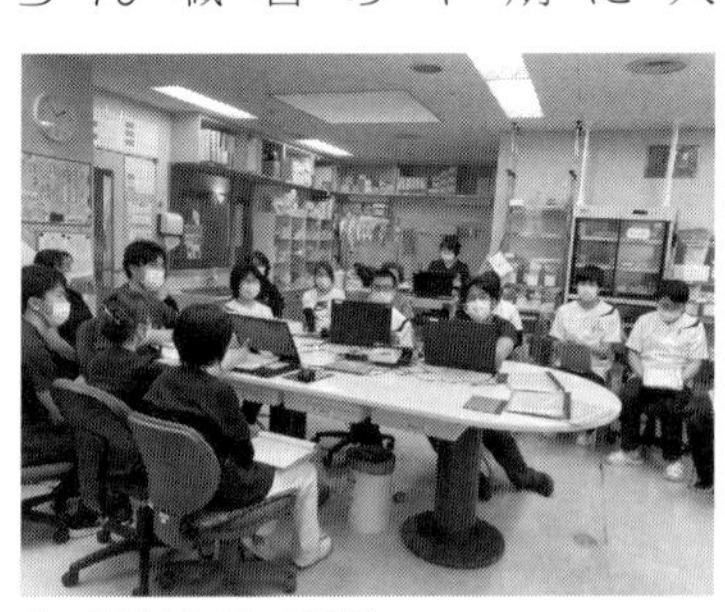

リハビリカンファの様子

地域で紡がれる医療② 在宅看取り

地域医療においては、なにか新しい取り組みを始めることも大事ですが、そういった取り組みを継続することや、熱心に一人ひとりの患者さんに向き合い、そして取り組むこともまた、結果として地域に何らかの形として貢献できるのではないかと考えています。

私は二〇一五年、当時の院長の提案で在宅看取りを、当院全体として取り組めるようなマニュアルの作成、そして北通り地区の在宅看取りに関する活動に関わらせていただきました。当時少子高齢化によって看取りの場が足りなくなる可能性があることから、在宅看取りは日本中で推進されていました。当然のことながら、マニュアルを作成して「はい、明日から始めましょう」という掛け声だけではうまくいきません。患者さんに接する時間の長い、特に看護師の理解や、在宅での介護をサポートする介護士、ケアプランを作成するケアマネージャー、ショートステイを利用したときの施設関係者、もちろん患者家族など、多くの人が在宅看取りに関わります。こういった方々の理解を得ることがまず必要でした。また、住民に少しでも「在宅看取り」という言葉を知ってもらうために、大間町の地域包括支援センターの社会福祉士の方々の協力を仰ぎ、住民向けのワークショップやシンポジウムも実施してきました。しかしながら、住民が「在宅看取り」が一番身近になった時は講演会での言葉でも納棺体験でもなく、患者さんと、そのご家族にとって「在宅看取り」がポジティブな経験となった時だったと思います。そのような事例があったことで、その家族の中で、次に亡くなるかもしれない人に「在宅看取り」の話を自然としやすくなりました。さらに、在宅で看取ってよかった事例が口コミとして広まり、「どこどこの家族が良かったと言っていたから」と言って、住民の間で情報や体験が共有されていきました。このような口コミ効果は大きな影響がありました。このように一つの取り組みが地域で浸透する（いわゆる地域づくりのことだと思っています）には、誰かが言い出して始めるだけでなく始めた後も、一人ひとりの個別の患者さんへ向き合う姿勢を大事にし続け、信頼を積み重ねていくことが重要だと思います。

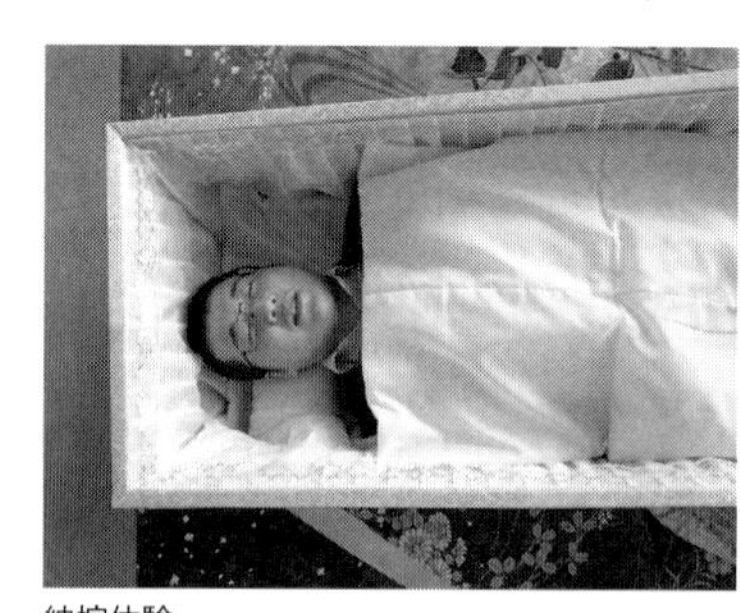
納棺体験

地域で紡がれる医療③　外来診療から地域の生活習慣をみる

こういった積み重ねは、外来診察の現場でも大事なことだと思っています。私は今まで地域医療において生活習慣病の予防のためには、講演会とか体験教室とか、そういったものが重要だと考えてきました。生活習慣病はその名前のとおり生活習慣が原因で起きると考えられている疾患です。改善のために投薬による治療も大事ですが、生活習慣をあらためることで原因の根本的な治療にもなりますし、予防にもなります。しかしながら、地域医療における積み重ねを意識できたことで、外来の現場で患者さんの一人ひとりの病気を悪くさせている生活習慣を特定することが、その地域の生活習慣病の予防につながるのではないかと考えています。

生活習慣病の中でも糖尿病は生活習慣と結びつきが強い疾患だと思っています。糖尿病では定期的に、HbA1cの検査をします。その値が急激に悪くなった場合、その一因としては、家族構造の変化、家庭のイベントなどの生活習慣の変化が挙がります。例えば、思い出深い例としては、次のようなことがありました。

仏壇のお供え物を間食として食べることが習慣だった人で、一緒にお供え物を食べていた孫が進学により家からいなくなってしまったため間食の量が無自覚に増えてしまっていた。

お茶飲み（数人でお菓子をもちよってお茶をする集まり）の主催者が介護のために開催できなくなり、会場が患者さんの家になったことで無意識にお菓子をすすめるため自分から食べていた。

外来診察の中で患者さんが無自覚だった生活習慣の変化に気づいたとき、皆さん大変いい表情をされて、「次回行動を変えてみます」と言ってくださいます。実際に外来診療中に、上記のような原因が判明できた方は、次の定期診察（多くは一～三カ月後）の時には、HbA1cが改善していることが多いように感じています。仏壇からお菓子を食べていた方は、仏壇のお菓子を作り物にしました。お茶飲みの主催者になった方は、お菓子を自分から食べないと相手に気を使わせるという考え方を変えていただきました。地域医療における積み重ねを意識するまではたった一例変わっただけで、地域全体は変化しないと思っていました。たった一例の変化かもしれませんが、子どもは家の大人の行動を見て自分の生活習慣を作るため次の世代から生活習慣が変わるかもしれません。また、医者の言うことを聞かない人も口コミで広まったものを参考にする人は多く、そういった人が生活習慣を変えていく可能性もあります。地域医療の積み重ねを意識すると、こうした一例一例も決して無駄でないように感じるようになりました。

このような外来診察は、やはり通常より時間がかかります。そのため外来の混み具合を見て、時間のあるときに少しずつ聞くようにしています。患者さんに聞けば聞くほど、「自分が、いかに患者さんの生活習慣や状況を思い込んでいたか」に気付かされる毎日です。診断において、『分からないことは患者さんに聞け』という格言があるのですが、まさか生活習慣でも同じだとは当時は思ってもみませんでした。

地域医療を先人から後輩へ紡ぐ

地域医療をよりよくするために、整形内科を学び、多職種にエコーを広め、県内の多職種を巻き込んで地域づくりの啓発活動を行い、遠隔医療の研究、病院の労働環境・人材不足への取り組み、事実質問・メタファシリテーションを学び、発展途上国の地域開発の技術を取り入れるなど、さまざまな取り組みをしてきました。これらの取り組みが果たしてどれだけ地域に貢献できたかは現状ではまだ分かりません。

地域医療の結果は、何かをしたからすぐ変化するようなものではなく、十年単位で振り返ったときに、「あの時代の、あの患者さんへの、あの人の取り組み方がキッカケだった」「あのシステムを導入していて、今さらながら助かった」というように、後から気が付くようなものなのだろうと思います。もちろん、将来を見据えて、当時の方々が意識的にやっていたのかもしれませんし、偶然行われてきたこともあるようにも感じます。林業を仕事にしている知人に聞くところによると、「林業という分野は百年単位で物事を考えて、木を植えたり切ったりする仕事だ」とのことでした。自分が死んだ後、二代、三代後の後輩等にとって、地域にとって、どのように役立つか、危険かを考えて仕事をしていく、そのスケール感に私はとても驚きました。〝地域医療〟も同様に時間が経たないと見えてこないものが少なくないのだと思います。目の前で直ぐに結果が出にくいために、「分かりにくい」「成功体験を得にくい」ことも多いかもしれません。結果として、魅力が伝わりづらいこともあるかもしれませんが、地域の未来を見据えて今の日々の仕事の中で何ができるのかと考えていくことに私は魅力を感じています。
私は今後も、先人らの積み重ねの中の一つとなって、次にくる後輩、そしてまだ生まれてもいないかもしれない遠い遠い後輩に、引き継いでいきたいと思っています。

（青森県　国民健康保険大間病院）

支えあうこと　―汗をかいてきた軌跡―

金子　稔

はじめに

まずは、私の紹介と長野原町の紹介をしたいと思います。私が働いている「長野原町へき地診療所」は群馬県吾妻郡長野原町にあります。長野原町は約五千人の人口で高齢化率も三五パーセントを超え四〇パーセントも近い状況です。診療所の周辺にはこども園、小学校、中学校もあるところです。キャンプ場やゴルフ場もありますが、主に一次産業（農業・酪農）が産業のメインになっています。長野原町としては、観光に力を入れています。八ッ場ダムや川原湯温泉があります。また、診療所の近隣にある北軽井沢は避暑地として古くから有名で別荘が多数ある地域です。そのような背景から、小児の受診者数も多く、別荘や移住してきた人たちも受診します。もちろん受診者数としては多疾患を抱えた高齢者の方が多いです。

そんな場所にある診療所に勤務している私の自己紹介もしていきます。二〇一一年に医師免許を取得し医師として十年目になります。当時は東

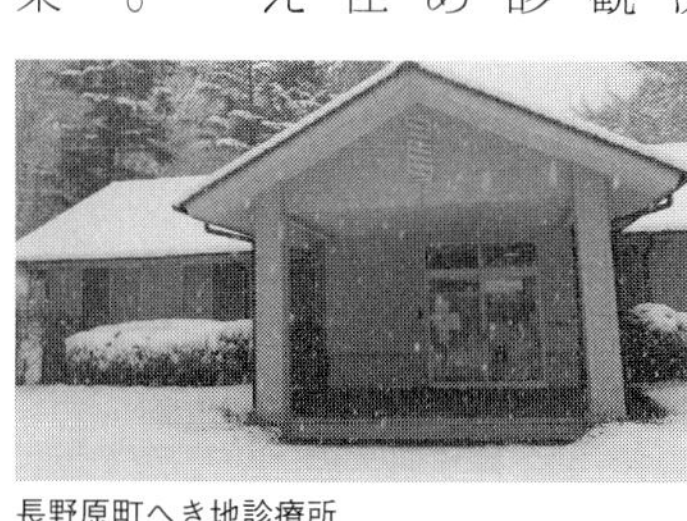

長野原町へき地診療所

日本大震災が起きた年でした。大学病院での初期研修を終え、もともと救急医に興味があり救急科へ進み二〇一五年から診療所へ赴任して早六年目になります。群馬県のへき地勤務に関しては座右の銘は「断らない医療、支え・寄り添う医療」をモットーに町民の皆さんが安心して生活できるように少しでも力になればと思っています。

さて、これからは私が赴任してからの診療所の取り組みや私の活動について紹介していきます。

在宅医療と看取り

「先生、癌になって治療をしていたんだけど、もうこれ以上治療がないんだって。家で最期までいたいんだ」と悲痛の中にも家族を大事にしていた方。

「ばあちゃんは家にずっといたいって言ってたんさ。入院はしたくないって。家で最期まで診てあげたいと思います」とまっすぐ私を見て話した認知症の母親を介護するお嫁さん。

「先生、俺が動けなくなったら家に往診にきてくれよ」そう話していた元気な方。

「ホント先生が来てくれるから助かるよ。私のこと嫌いにならないでまた来てね」そうやって笑う一人暮らしの方。

「先生に任せた」難病と闘いながら精いっぱいの力で私の手を握ってくれた方。

みんな、いろいろな思いを抱きながら家で生活しています。私はその思いに対して真摯に向き合ってきたつもりです。訪問診療は現在十五人ほどの方に行っています。在宅看取りについては年間三～四人ほどです。五年で十八人の旅立ちをお手伝いしてきました。在宅看取りについては、高齢化が進む中、やはり「最期は自宅で」と望む声も多いのが現状です。もちろん在宅で最期を迎えることだけが正しいとは思いません。本人・家族の想いがベースにあり、その上で選択肢の一つとして考えていくものだと思います。特に死が近くなればなるほど、想いは揺らぎます。この「揺らぎ」については私たち医療者も同じく感じる感情です。本当に家にいることができるのか。逆に、この状態では入院は難しいのではないか。揺らぎに対しては、そこで患者さんや家族ともう一度しっかり話し合いをします。そこで改めて方針が変わることもありますが、やはり一番大事なことは「本人の想い」であると肌で感じています。その想いに対して向き合っていくことが大事だと考えています。暗闇の中でこそほんのわずかな光（希望）を持ちながら最期までその人らしく生きてほしい。だから私はいつも口癖のように言います。

「なんでも良い。何かあったら相談してね。いつでも来ます」

でも、みんなこう言います。

「先生、忙しいんだから無理しないでね」

大きなことをしている実感はない。普通のことを普通にやっているだけなのかもしれない。

でも、私を支えにしてくれている人がいる。それが私の支えになっていると実感しています。

仲間とのつながり

診療所スタッフには恵まれている。三名の看護師、二名の事務職員。みんな本当に一生懸命診療所をより良くしようとしている。患者さんが通院しやすい環境を作ろうと頑張っている。日々感謝の言葉しかない。正直な話、今のように訪問診療の件数が増えることは予測していなかった。訪問診療や在宅看取りでも夜中でも早朝でも嫌な顔一つせずについてきてくれた。赴任して三カ月目に「診療所満足度アンケートを取ろう」といきなり言い出して、次の年からは第二・第四土曜日の午前診療を始めようと言っても快くついてきてくれた。本当にみんな頑張っていてくれて、それも私の支えとなっている。

改めて「ありがとう。これからもよろしく！」

前述の在宅医療とも重なるところもあるが「訪問看護」の役割はとても大事だと思う。幸い長野原町と隣の嬬恋村には二四時間三六五日対応の訪問看護ステーションが二カ所ある。とても心強

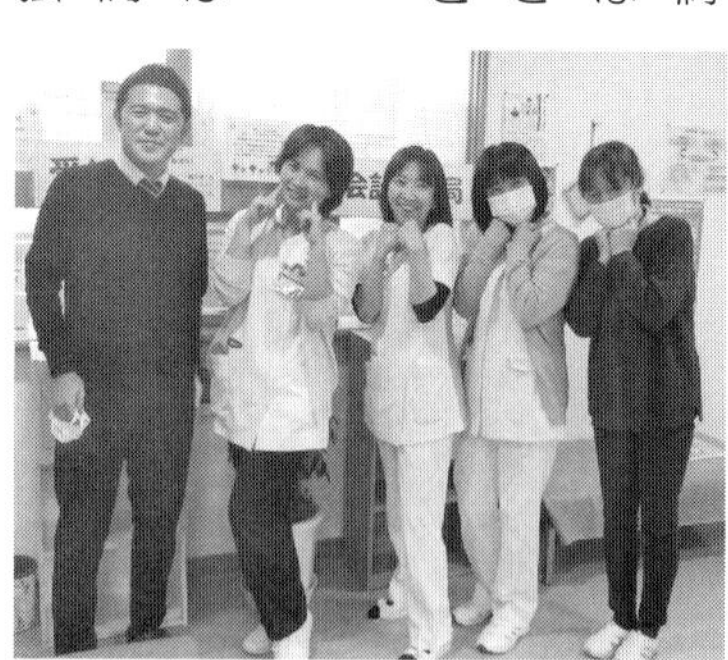

診療所のスタッフ。いつも笑顔ではりきってます。

い存在でいつも助けられている。また、介護・医療のコーディネートをしてくれる介護福祉専門員（ケアマネージャー）のみんなにもいつもお世話になっている。

ある日のサービス担当者会議では、ケアマネの方が「先生がいるから癌の終末期の方が家で過ごせるようになっています。本当にありがとうございます。お体にも気を付けてくださいね」と言われ涙が出そうになった時がある。嬉しかった。自分のしていることが誰かの支えになっていることを実感できたこと。患者さんや家族だけではなく多職種のみんなにも「気持ち」が通じているんだと確信した日でもあった。私の体を労わってくれる言葉も嬉しかった。（いや、決して病弱なわけではないのだが……）

少し話は変わってしまうが、医療や福祉の仲間だけではないことも。それは役場の職員。私の身分は長野原町役場職員である。役場での仕事というと「産業医」である。産業医活動としては大きな企業の産業医が頭に浮かぶ読者もいるとは思うがへき地診療所勤務となると所属する役場の産業医を兼任することも多々あると思う。主な仕事としては一般の産業医と同様に巡視、面談、ストレスチェック実施などなどである。赴任時は衛生委員会も何を話し合うか分からない状況だったが、ストレスチェック制度が始まって役場の管理職の皆さんも「メンタルヘルス」について興味を持って取り組んでくれました。私よりも知識のある担当者が多くなって本当に感謝しています。また、ストレスチェック後や長時間労働者への面談には保健師もとても協力的で助かっています。働きやすい職場になるように「メンタルヘルス研修会」も開催できた。

周囲とのつながり

仲間と言えば、働いている環境だけではなく、課外活動（かっこよく言っているが趣味のことである）でも多くの仲間がいる。私は小学校から大学まで野球をしていた。あまり上手とは言えないが。長野原町には五月から八月ごろにかけて野球のリーグ戦があり、そこに誘われてから同年代の仲間が増えた。また、町のソフトボールクラブにも仲間に入れてもらい、そちらにも参加している。野球好きが集まってたまに飲み会をしたり、コンビニなどで出会うと声をかけてくれたり、大事な財産だと思っている。

診療所周辺でも変化が起きた。診療所の駐車場は、以前は決して華やかとは言えない状態であった。草刈りや草むしりをして少しでもきれいにしようと思っていた矢先に周辺住民の有志の方々（みんな六〇歳以上）が駐車場や診療所周辺をきれいにしてくれて花も植えてくれた。この活動は三年に及ぶ。マリーゴールドやサルビア。夏はとても癒される風景ができた。一人で黙々と汗を流すことよりも、みんなでワイワイ汗を流すことが素晴らしいことなのだと実感できた。

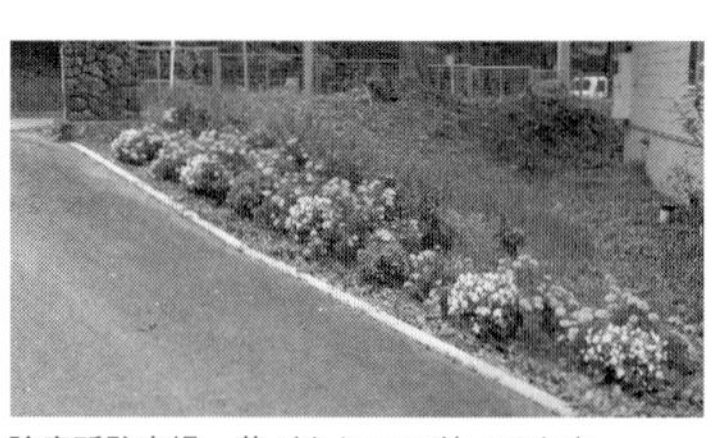

診療所駐車場。花がきれいに咲いてます。

自己研鑽

「先生は、専門は何ですか？」最近はこのような質問はあまりなくなったが、聞かれたら「長野原町が専門です」というようにしている。もちろん、これは群馬県の大先輩の折茂賢一郎先生の言葉を借りている。私としてはかかりつけ医を目指しています。患者さんの全体を知るには家族を感じて、地域を感じることが大事だと思っている。自己研鑽としては近隣の病院である「西吾妻福祉病院」で当直や胃カメラの研鑽をしている。それに加えて医師会の研修会などにも参加して、現状の自分の医療レベルが一般的な医療レベルとしっかり一致していることを確認することも含めて新たな治療方法などを勉強するようにしている。診療所勤務をしてから、プライマリ・ケア認定医、スポーツドクター、介護支援専門員の資格も取得できた。他研修会も参加できた。県内だけではなく全国の先生たちの取り組みを聞くことができた在宅医療の研修会はとても刺激になった。

知ってもらうこと

これは私のライフワークの一つとして大事なことと思っている。自治医科大学の同窓会で同級生と誓った言葉「一生懸命やっていることを発信していこう」。

県庁の医務課の方々の協力もあって、学外広報委員の活動として県内高校生にへき地医療の現場と自治医大について知ってもらう活動もできている。県人会の若手の協力もあり県内多数の高校生への周知活動もできている。また、運良く群馬テレビや地元広報誌、新聞社からの取材も受けた。へき地での活動を知ってもらえる良い機会となった。診療所実習を希望する医学生も増えてきている。自治医大の学生はもちろんだが、群馬大学の医学生も選択実習ということで来てくれる。みんな実習が終わるころには「個々の診療所で経験したことはとても貴重な経験になりました」と笑顔で帰って行ってくれる。まずは興味を持ってもらうこと。そしてへき地や医師不足のところで働いてみたいと思ってもらうようにしていこうと思っています。

医師会の活動

アドバンス・ケア・プランニング（ACP）普及活動で医師会の先生が中心となり私も委員の一人に加えてもらい長野原町老人クラブ

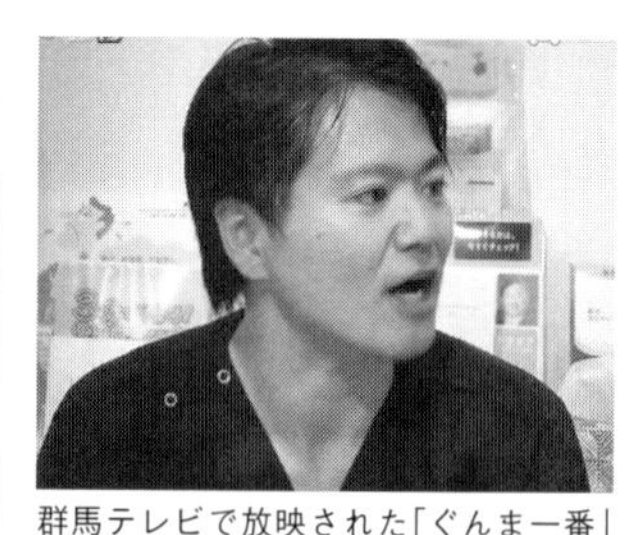

群馬テレビで放映された「ぐんま一番」に出演した時の様子。YouTubeでも見られます。

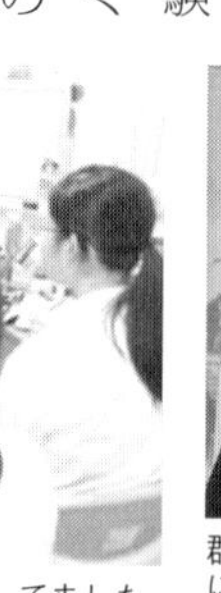

医学生実習の様子。みんな目がキラキラしてました。

の皆さんへの講演会も実施した。今は、ＡＣＰのカードゲームの普及活動を中心に行っている。こちらについても医師会の先生方とともに今後も継続していく活動となる。医師会の活動としては、介護認定審査会の委員もしており介護や福祉の現状を知るよい機会となっておりとても勉強になっている。

新型コロナウイルス感染症

この時期に執筆するものとしてはこの話題は取り入れるべきだと思い、今のへき地診療所の対応と現状について少し書こうと思う。新型コロナウイルス感染症拡大が騒がれる中、どのように対策を行っていくか、日々の診療の合間にスタッフとも何度も話し合った。中古のプレハブを購入してもらい小さな診察室を作った。そこで、発熱患者を診ることを始めた。へき地でそこまでする必要あるの？と思われる方もいるかと思うが、へき地であるからこそ私たち診療所が果たす役割は大きなものである。発熱患者をうちの診療所で診られなければ一時間近くかけてほかの医療機関へ行かなければならない。熱が出た、体調が悪いという理由で遠くまで行かなければならないことは避けたい。プレハブの中ではＰＣＲ検査（民間検査機関への委託）、抗原検査も実施可能であり、各

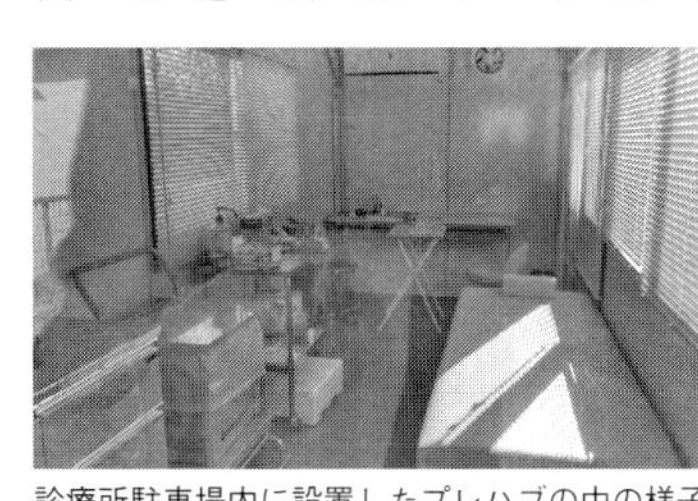
診療所駐車場内に設置したプレハブの中の様子

種迅速検査ができる体制も整えた。このようにすることで、空間的動線を分けて一般の患者さんも安心して受診できる体制を続けていこうと思う。

メッセージ

つらつらと今まで経験したことを書いてきたが、一番言いたいことは「支えあうことでみんなが幸せになれる。そして汗をかこう」。

この書籍を手にしている自治医大卒業生でこれから、もしくは今へき地で仕事をしている方々へ。継続性を考えるよりもまずやってみてください。思っていることや感じていることは周りにも声に出して相談してみてください。きっと協力者となる人はいます。もしそれが独り言で終わってしまったなら、準備が足りなかったのかもしれません。今回書いてきたことは私の実体験ですが、これが一年目からできていたわけではありません。時間が必要なことや実績が必要なことはいっぱいあります。しかし、挑んでください。待っているだけでは始まりません。一歩前へ踏み出してください。勇気が必要です。君たちならできる。そう信じています。

（群馬県　長野原町へき地診療所）

小さな漁師町での地域医療

鈴木崇仁

はじめに

二〇一八年四月、私は自治医科大学卒業生として美浜町丹生診療所に赴任しました。福井県美浜町は若狭湾に面しつつ、背後に山がそびえる町で、リアス式海岸の一部を成している町です。この入り組んだ地形を生かして福井県にはいくつか原子力発電所が設置され、美浜町にも三機の原子力発電所があります。また演歌歌手の五木ひろしさんの出身地でもあり、町には定刻になると名曲「ふるさと」がこだまします。五月には毎年恒例の五木マラソンが開催されたほか、この年、福井しあわせ元気国体のボート競技等が美浜町で開催され、美浜町全体が盛り上がる年となりました。

そして私の勤務した福井県美浜町丹生地区は敦賀半島の先端に位置する穏やかで小さな漁師町であり、人口二三〇人、高齢化率四一パーセントと人口減少と高齢化が進んでいる地域です。町の日常は正直、閑散としていますが、往診でドライブしていると海岸に魚や昆布が天日干しされていたり、漁で使用した湿った網がかかっていたりと住民の営みを感じることができます。また夜の民宿では越前ガニや沖で獲れた新鮮な魚、特産のへしこ、地酒などが振る舞われ、観光客の心とお腹を満たしています。夏の水晶浜は県外からの海水浴客で賑わい、海の家を開く住民は書き入れ時で大忙しです。

私が赴任した丹生診療所は三〇年ほど前から自治医大卒業生が交替で派遣され診療にあたっています。私は医師四年目にこの診療所での勤務につきました。

緊張と住民の歩み寄り

さて、私にとっては初めての一人診療所です。四月一日、新学期を迎えるような緊張と不安がありました。自宅から敦賀半島の沿岸、落石注意の看板を横切りながら、片側一車線を北上しました。診療所までの道中、浜辺で釣りを楽しむ人々や、水晶色の海に浮かんで大波を待つサーファーたちを横目に、やがて穏やかな湾の向こう岸にそびえ立つ三機の美浜原発が存在感を示し、その迫力ある異世界感に最初は圧倒されたのを覚えています。この大パノラマの向かいに小さな診療所が佇んでいます。

診療所では、内科疾患以外にちょっとした外科処置や健診業務も含めたプライマリ・ケアを行うため、さまざまな部位のレントゲン撮影や簡易的にできるエコー検査、高齢者に多い変形性膝関節症に対する関節注射も勉強しました。まだまだ若手であり、こうした診療上の不安はもちろんありますが、それよりも、地域住民は今年も新しく派遣されてきた医師をどういった思いで迎えるのか、またこれから彼らとどういった関係を築けるのかという不安もありました。この地で突き進む住民の人生にうまく合流できるか、周りのスタッフや歴代の先生方が残した一人ひとりの丁寧なカルテに、住民の軌跡や彼らの性格、人間関係を教わりながら診療所生活がスタートしました。一日の受診者数は一〇~二〇人と少なく、一人ひとりに余裕を持って診療ができます。多くの住民からすると、孫くらいの年齢の医者ですが、健康上の指導は真剣に聞いていただき、純粋な感謝の気持ちが伝わってきます。また、時には畑でとれた野菜の差し入れや、民宿を営む主人からは、大きな鯛の塩焼きを丸々一匹、それから素潜りで獲ってきた活アワビや活サザエを発泡スチロールいっぱいにいただきました。当初の私の緊張をよそに、地域住民の側から歩み寄ってきてくれる温かさを感じました。

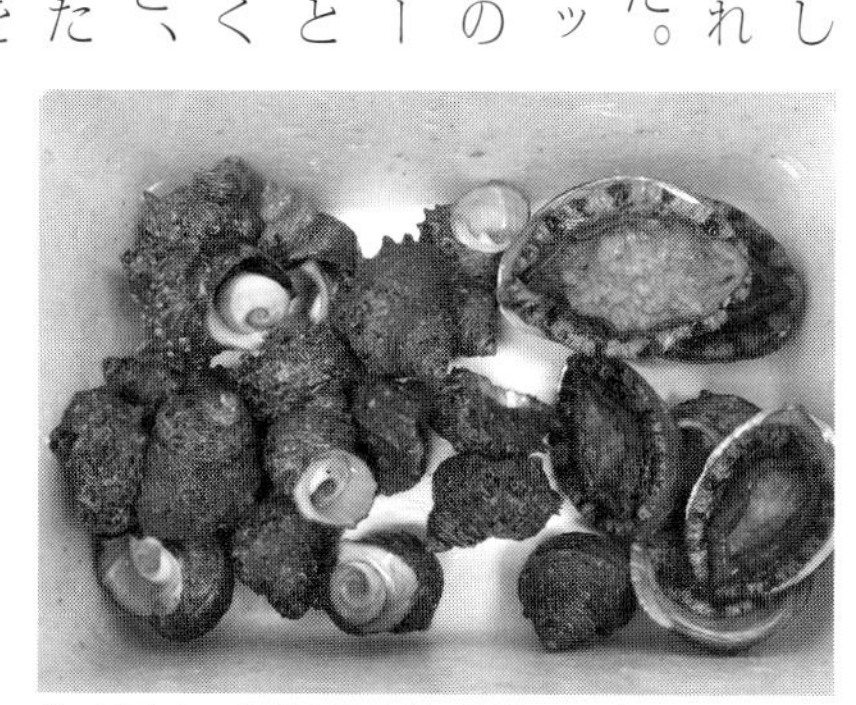
食べきれないほどの活サザエと活アワビ

妻の出産と父の自覚

こうした中、妻の出産を前に上の子を初めて保育園に行かせることになりました。今までめったに熱を出さず、あらゆる抗原曝露から守られてきた子どもは一瞬にしてさまざまな風邪ウイルスの応酬を受けることになったのです。ある日、妻の出産が予定より早まって入院となり、両親にも頼ることができない状況で、突如として子どもとの二人暮らしが始まりました。子どもは連日熱を出します。朝には解熱し、何とか保育園に。昼過ぎになると診療中の私のスマホが鳴ります。「熱が出てしまったので、また迎えに来てください」午後を急遽、休診にした日もありました。子どもは体調がしっかり回復しないまま、慣れない保育園に行かされ、鼻水で徐々に顔が肌荒れしていくのを見ると心が痛みました。それでも妻の作るご飯には到底及ばない私の作るご飯はちゃんと食べてくれました。それを励みに何とか乗り切りましたが、私的なことだけあって住民とスタッフには迷惑をかけ、孤独さを味わったことは否めません。不意に訪れた逆風により、自分の取り巻く環境を見つめ直すいい機会になりました。誰もが経験するであろう仕事と家庭の両立。これを当事者として経験できたこ

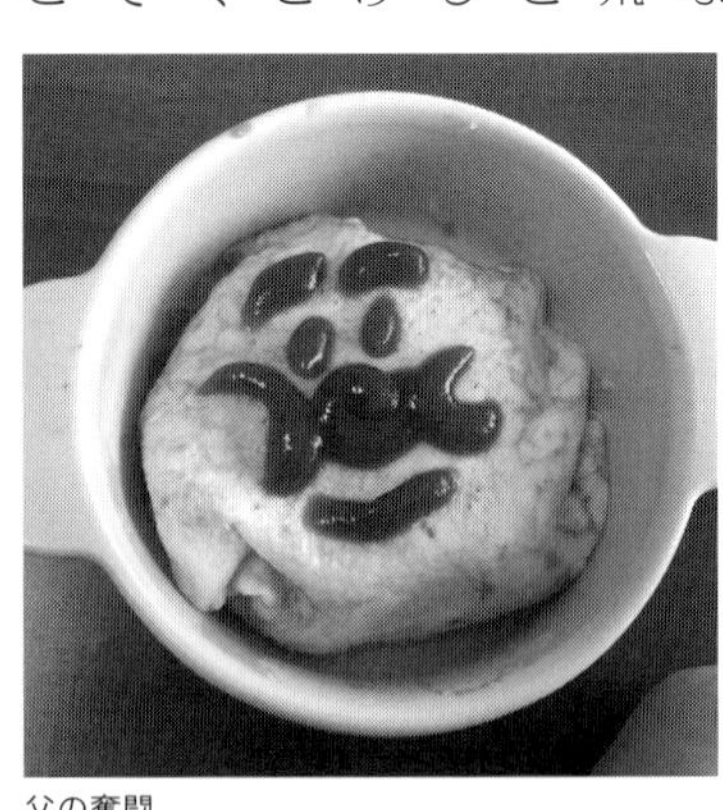

父の奮闘

とで、自分は医師であると同時に、子を養う親であることを強く自覚しました。このことはこの診療所だからこそ経験できたというものではないですが、日常業務に過度に追われることが少ないこの環境であったからこそ、貴重な経験として捉えることができたのかもしれません。

ベストよりもベター

だんだん診療所生活に慣れてくると、住民の各々のキャラクターや置かれた環境が見え、さまざまな健康意識を持っていることが分かります。美浜町の保健活動は積極的で、保健師による健診後の個別指導はもちろん、独自の健康運動(「げんげん運動」)のPR活動やパンフレット作成、そして我々医者や大学講師による住民向けの健康教室も定期的に企画して開催します。診療所に通院している人の中には「カーブスに通い始めたよ!」「たばこやめられました!」と、健康について良いことを実践している方々は生き生きとその話をしてくれます。少し愛想が悪く物静かで、いつも待合室の端で順番待ちしている住民も、毎月確実に受診され、血液検査の結果がよいことをお伝えすると少し笑顔になります。一方で、夏の書き入れ時に海の家で働く住民は不定期受診となり、毎日まかないのカレーを食べて脂質が悪化したり、県外から来て住み込みで働いている労働者の方々や民宿で働く住民は、毎日民宿のおいしいご飯を食べて血糖値がなかなか良くならなかったり、塩分制限が緩んだりします。ただ、何が足りないのか、当人が一番よく分かっており、結局「自業自得」という言葉で片付けてしまいます。糖尿病がある方で、真夏の炎天下で交通整備をしながら、水分補給でジュースをたくさん飲んでいる方がおり、医学的にベストなことを半ば一方的に指導して反発を買うことがありました。この経験から私はベストを求めることをやめました。そもそも医学的なベストは必ずしも住民人生のベストではないと感じたのです。検査データの善し悪しは健康管理の一助になりますが、医療者が住民の日常生活に対してどこまで踏み込んだらよいのか、そのときそのときのベターを住民と一緒に考えることで住民の営みを壊さない絶妙なラインを感じとる力が地域での診療で求められるのではないかと思います。

今まで大病を患わず、自分は健康一筋だと考えていても、風邪や食あたりでは説明できない、何らかの異変を認めたり、会社の健診で引っかかったりして心配になり、診療所に相談に来られる方もいます。ある働き盛りの男性は、倦怠感があり採血をすると、血糖高値、黄疸もありエコーで膵臓に腫瘤が見つかりました。これまでほとんど病院にかからず、自身の健康について意識したことはなかったかもしれません。この方のお母様は関節注射や湿布の処方を受けに時折来院される方でしたが、このときばかりは、診療所が空いている時間帯に風邪症状で何度も受診され、その都度、自分のことではなく、息子さんの病院での今の状況を私に伝えてくれました。こうしたイベントが起こる前に、「当たり前の健康」から、「自分も家族も健康でありたい」と願う気持ちに変わるきっかけが作れないかと考えさせられます。体調に特別変化がなく、診察室に入ると、「具合はどうですか？」「まぁ、こんなもんやの」「変わりないよ」「ぽっくり逝けると楽なんだけどね」と決まり文句のようなやりとりをし、住民の血圧手帳をチェックした後、目を見て貧血や黄疸はないか、聴診器をあてて呼吸や心臓の音を聴いて、手足にむくみがないかを確認する。「今日は年寄りが集まるサロンに行ってきたよ」「今度、展覧会やるから見に来てね」「釣り堀に来てね」と、たわいもない会話で地域の営みを知り、住民はビニール袋いっぱいの薬と一〇袋の湿布を持って診療所を後にします。私自身もこうしたルーチンで、ただただ日々の診療をこなし、住民の健康を任されていいのかと心配になることもあります。「患者の病を治す」病院に対して、診療所は風邪薬や抗生物質を出すだけでなく、定期的に「住民を診る」ことが主であるとすると、日々の健康管理者は住民自身または周りの家族となります。コロナ蔓延以前から「医療崩壊」

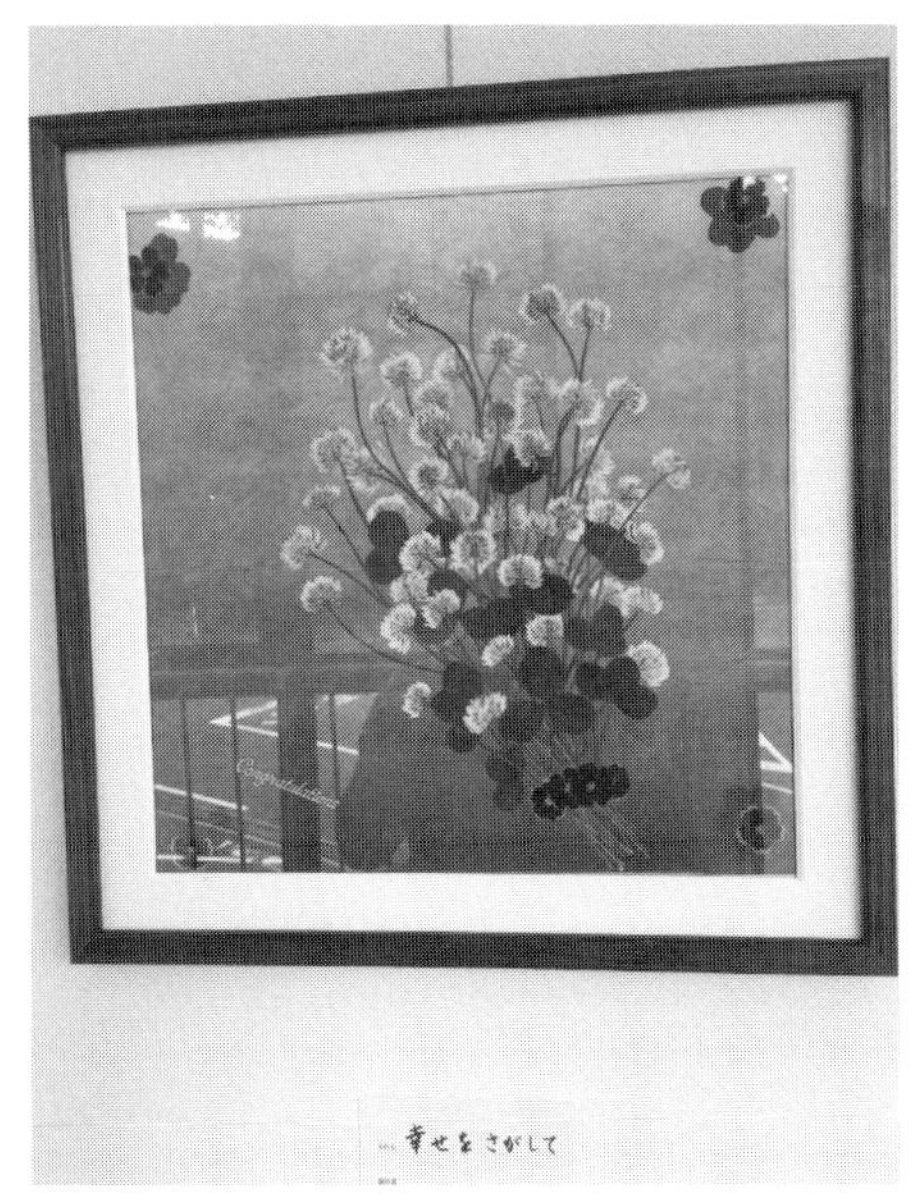

展覧会より

という言葉はありますが、地域医療は単に医療資源の少ない過疎地域で医療を実践することではなく、美浜町であろうが東京都心であろうが、自分自身や家族が健康に関心を持ち、医療（または福祉）上の課題を行政や医療者がしっかり協力し、住民主体の医療を行うことではないかと考えられました。どうしたらそれをより現実的に実践できるのか、地域医療に関する教育やこれについて綴られた著書はたくさんあり、おそらく自分もこうした外的影響を潜在的に受けていると思いますが、これは医者一人ひとりが置かれた地域や住民それぞれのベターを探していくことだと思います。

地域の移ろいと医療を考える

今回の診療所派遣と同時に私は美浜町職員となり「住民感情」という言葉をよく耳にするようになりました。診療所は週三日間の稼動で受診者数は年々減少しており、一人の医師をこの小さな診療所に常勤として派遣すべきなのかどうか毎年議論に挙がり、私が勤務した年も例によって、行政から意見を求められたり、会議に参加したりしました。かつて漁師町として栄えていた丹生地区に突然舞い込んだ発電所建設計画で、この急激な変化に将来的な不安を抱いた住民も多かったのではないでしょうか。不測の事態や事故が発生する恐れから、医師が近くにいることは、住民の安心だったと思います。この地区に一年勤務しただけでは実感はありませんが、現在までに着実に高齢化は進み、人口は減少し地域の情勢は変化していると思います。診療所に通院される高齢者は、我々医療者と明るく接し、住民感情としての不安は一切感じさせません。「ここなら足腰が悪くても毎月通院できる」「日中に働きに出ている家族に迷惑をかけずに通院できる」と考えている高齢者は少なくなく、今後も高齢化率が上がることを考えると、「足」がないと通院できない状況では、通院している住民一人ひとりにとっての医療需要はむしろ高まっていきます。丹生診療所は敦賀半島の先端に位置し、これまで度々、道路が土砂崩れで寸断されていました。最近ではトンネルや道路の整備が進み、孤立することはなくなり、近くの市中病院へは車で二〇分と時間的な距離は短くなりましたが、これはまだ丹生診療所の業務縮小に対応する前段階です。丹生のように、今後どの地域にも高齢社会の波が待たずして押し寄せることを考えると、限られた医療資源を可能な限り患者から遠ざけずに、分断することなく、いかに分配するか、へき地における地域医療の課題は大きく、住民のために考えることが重要だと思います。

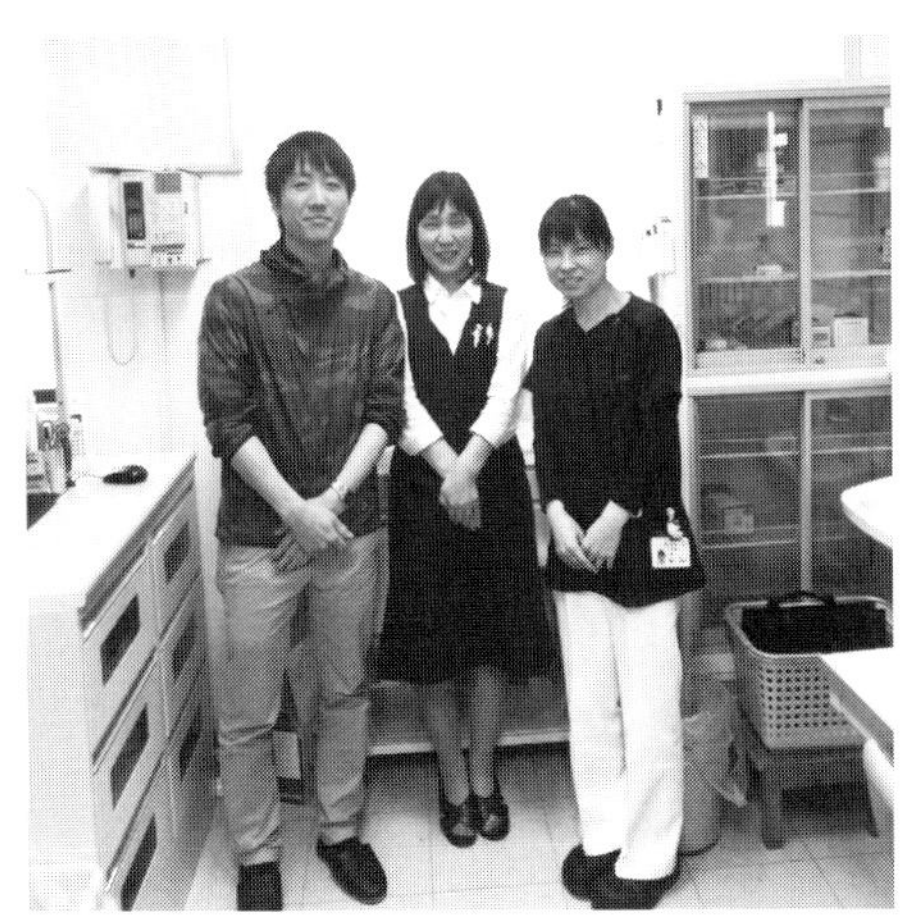

診療所スタッフと

最後に

丹生診療所での一年間の勤務を終えて二年が経ち、まさかこういった形で執筆するとは思いもよらなかったため、地域住民との記念撮影は残しておりませんが、私の記憶の中には地域で出会った一人ひとりの表情や声が残り、そこには丹生地区特有の香りもあり、急性期病院で勤務する現在とのコントラストで、今でも鮮明に思い出されます。

この年、生まれた下の子は診療所での親の苦境や地域医療の課題など露知らず、私の腕の中で顔をしかめて泣いては、時折のエンジェルスマイルで心を和ませてくれました。二〇二一年、新型コロナウイルス感染症の流行下で成長している子どももベターに育てていけたらなと思います。

（福井県　福井県立病院）

地域の現場より

関　匡史

ことの始まり

「その手の加減が、ちょうどいいね。楽になったわ」

お風呂上がりの団欒の折、駄賃欲しさに母親の肩たたきをしていた十歳の少年は、母から言葉をかけられ、こう思いました。

「この手で人に何かしてあげて、それで喜ばれることって、こんなに嬉しいんだ」

一九九九年の秋ごろ、長野県の南端、愛知県と境を接するへき地である下伊那郡阿南町、その南端の峠路の入り口に暮らしていた、ある家族の平凡なエピソードです。この地域は、昭和三二年に阿南町として合併するまでは独立した村でしたが、合併後は新野（にいの）地区と呼ばれていました。

村落の中心に位置する小中学校のそばには、昔から個人の診療所があり、三代にわたって地域の人を診療していました。一九九九年当時は、三代目の松澤顕医師が、休日夜間を問わず診療していましたが、ご自身も七二歳と当時の現役医師としては高齢でした。町で後任医師の募集も行われましたが、なかなか当てはつかず、公営の新野（へき地）診療所が竣工して新たにこの地域を担う医師が赴任したのは、二〇〇二年十月、松澤医師が逝去されて四カ月後でした。

二〇〇三年九月、冒頭の肩たたきの少年は中学三年生になっていましたが、担任教諭の提案から、その年の文化祭で松澤医師を偲ぶ展示企画を運営することになりました。企画にあたって松澤医師の足跡を辿るべく、診療の様子から人となりに至るまで、奥様など関係者の方々にもたくさんお話を聞きました。その中の一つに、少年は特に深く感銘を受けました。それは、「松澤先生は一日の診療が終わると『今日の診療に問題はなかったか？』など、必ずカルテを見て夜まで振り返りをしていた」というものでした。それまで特に松澤医師について特別な感情もなかった少年でしたが、夜中も一人ひとりのカルテを確認している姿を想像し、その並々ならぬ責任感の強さに、現在の概念で表現するなら「地域の医療を担うということに対する『プロフェッショナリズム』」の片鱗を見たように感じました。

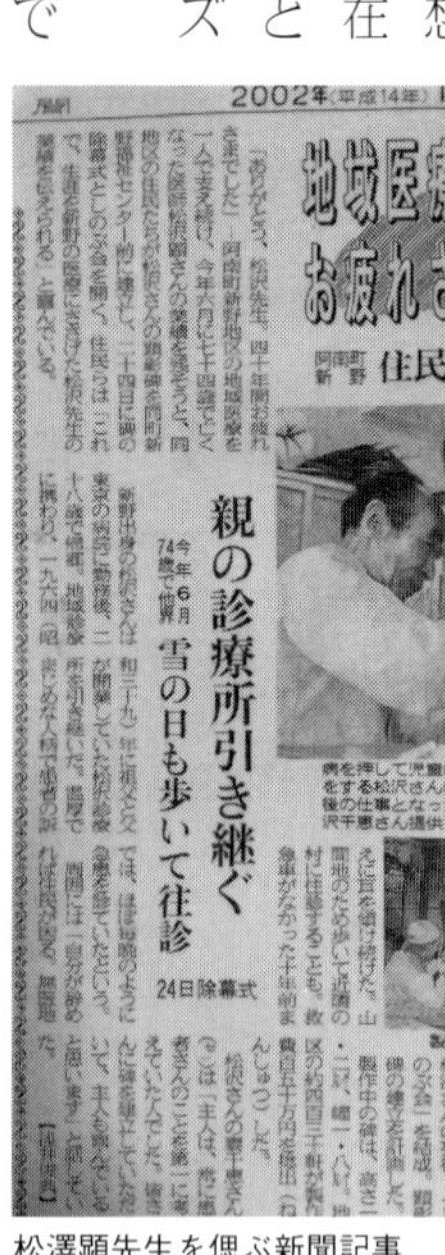

2002年（平成14年）11月13日（水曜日）

地域医療に情熱40年
お疲れさま松沢先生

阿南町新野 住民が顕彰碑建立

親の診療所引き継ぐ

今年6月74歳で他界 雪の日も歩いて往診

24日除幕式

松澤顕先生を偲ぶ新聞記事

同じ年の十二月、少年は立ち眩みが原因で

自宅の二階から急な階段を一階まで転落する、という事故に遭いました。この事故で、右上顎中切歯の脱落（前歯が折れたということ）および幾つかの擦過傷を負いましたが、このとき新たに診療所に赴任されていた医師より「折れた歯は、牛乳に浸けておきなさい」と助言を頂きました。その後すぐに隣村の歯科にて緊急手術を受け、脱落した歯牙を再接着してもらうことができました。緊急時に適切な助言をいただいたことで、最善の対応が受けられた――このときに受けた医療は、少年のその後の進路に影響を与えることとなりました。

こうして医師を志した少年は、当初は「移植医療」や「再生医療」といった、当時話題となっていた先進医療に興味をもち、学校の授業を利用して調べる中で、どんどんその世界に引き込まれていきました。ところがそのうち、前段のように地域医療の恩恵に与かり、また地域の医師の「医療に対する心構え」に潜在的に感化されて育つ中で、自身もまたその姿を志すことになりました。冒頭から既にお気づきだった方もいらっしゃることと思います。時は流れ、初期研修医・後期研修医などを経て各所で経験を積ませていただいた件の少年は、二〇二〇年十二月現在、故郷である阿南町の地域中核病院にて「地域医療」を実践……すべく試行錯誤している人物です。

はじめに

「地域医療は楽しい・面白い」といったフレーズは、地方創生というキーワードを基盤として、我々の医療業界でもここ十年ほどでかなり目にするようになり、ややもすると陳腐な感さえ漂うほど頻用されてきたようにも感じます。一方で、地域医療という単語とセットで登場することの多い「へき地」という言葉の現実には、赴任する者にとっての交通や生活の不便さ、そしてともすれば「キャリアアップへの足枷」といった負のイメージが形成されていることも、決して少なくありません。

私自身は、少年時代の前述のようなエピソードから、地域医療に対して比較的前向きなイメージをもって、実際の地域（現場）に赴くこととなったわけですが、ほぼ想像と違わず、そこは常にやり甲斐があり、自己効力感が涵養されるところであり、「地域医療の面白さ」を実感することとなりました。一人ひとりの患者さんやご家族との思い出のエピソードなども枚挙に暇がありません。しかし本稿では、前記のようなポジティブ・キャンペーンや平坦な理想論を述べるつもりはなく、そのように地域医療を楽しんでいる身だからこそ、その中で感じている問題意識というものに触れてみたいと思います。

地域の医療情勢

お話を展開するにあたり、まず当地の地域医療につき概説いたします。長野県立阿南病院（以下、当院）は、へき地医療拠点病院に指定されており、二〇二〇年上半期時点で運用病床数七〇床（すべて一般病床）、常勤内科医五名（管理職含む）、他に外科、小児科、眼科の医師が常勤しています。診療圏域は愛知県・静岡県の県境へき地を包含しており、県内だけでも近隣五町村一市（阿南町、売木村、天龍村、泰阜村、下條村、飯田市山間部）、面積にして七一二平方キロメートルと広く（東京二三区が六二七平方キロメートル）、対象地域の人口はおよそ一万三千人です。いわゆる二〇二五年問題を前に、当圏域の人口は一九五〇年時点の約四万二千人から六〇パーセント以上の減少、高齢化率も全体では四四パー

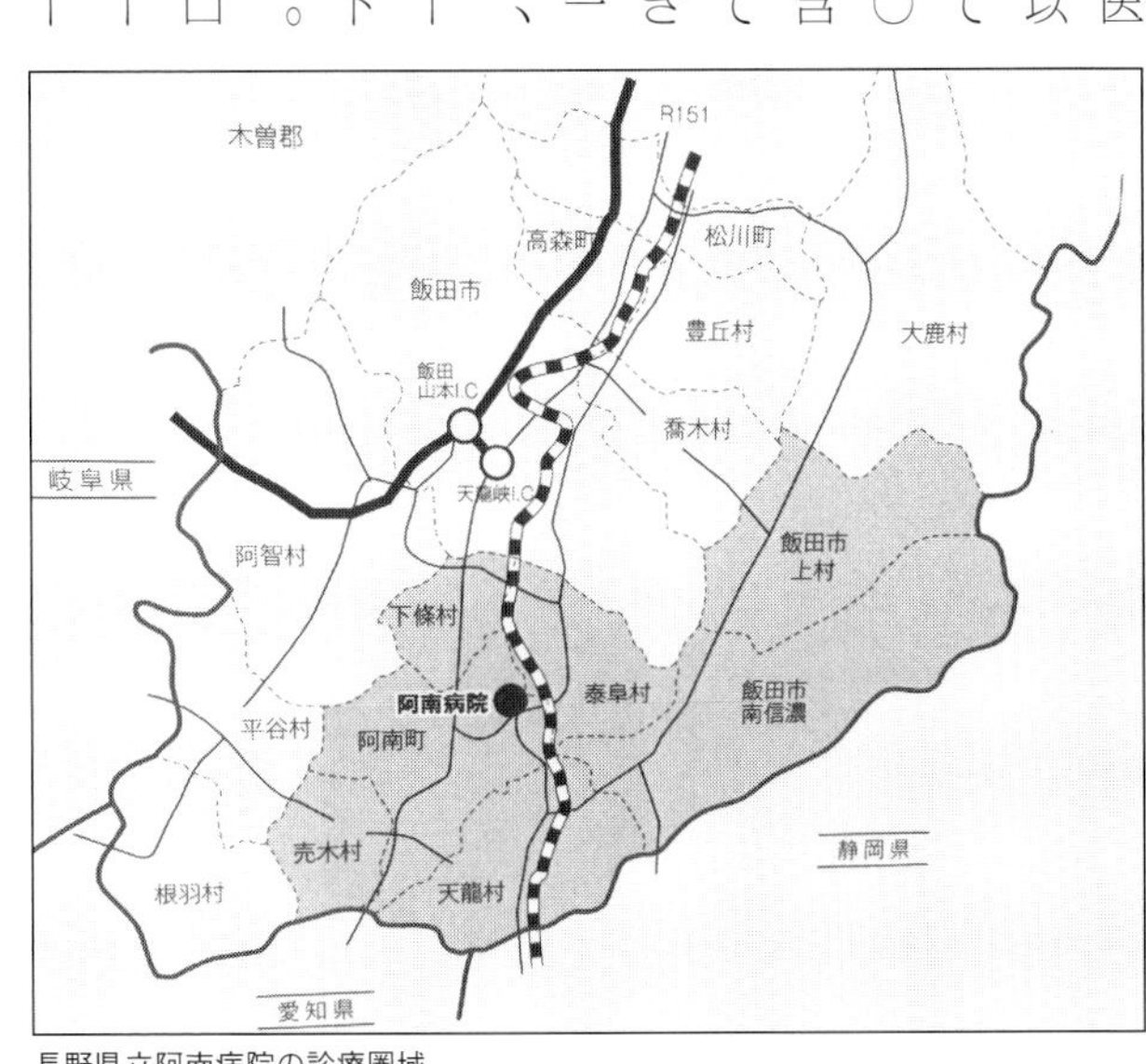

長野県立阿南病院の診療圏域

セント余り、中でも天龍村は六〇パーセントを超え全国で二番目に高い(二〇一八年時点)状況となっており、地域の診療所を長く担ってきた医師の方々も、お年を召されてきています。時代の変遷、急速な少子高齢化の進行に伴い、この地域の医療自体も変化してきました。現在当院では、二次救急までの全科の一般診療に加え、訪問診療、無医地区への巡回診療や近隣自治体の介護施設の嘱託、診療所への医療人材派遣などを担っており、医師をはじめ医療者が当該患者さんのところへ赴くことによっても、医療を提供しています。

このような特徴をもつ当院において、私は赴任して三年となりますが、当初より「地域医療の持続性」の問題を切実に感じておりました。具体的には、人手不足ながらも今何とか成り立っている当院、ひいてはこの地域の医療体制を、来年も維持することができるのか、という人材確保の問題、そして、これから想定される人口動態の推移に対して、どのように対応していけばこの地域の医療を維持できるのか、というシステム保持の問題です。

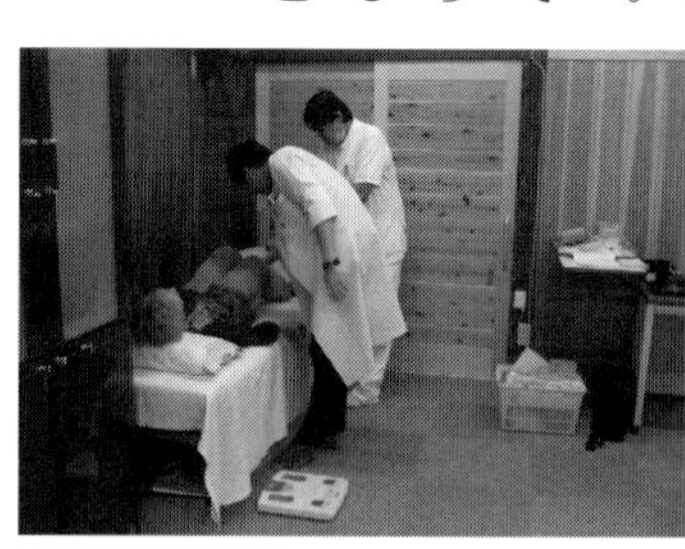
日吉地区巡回診療

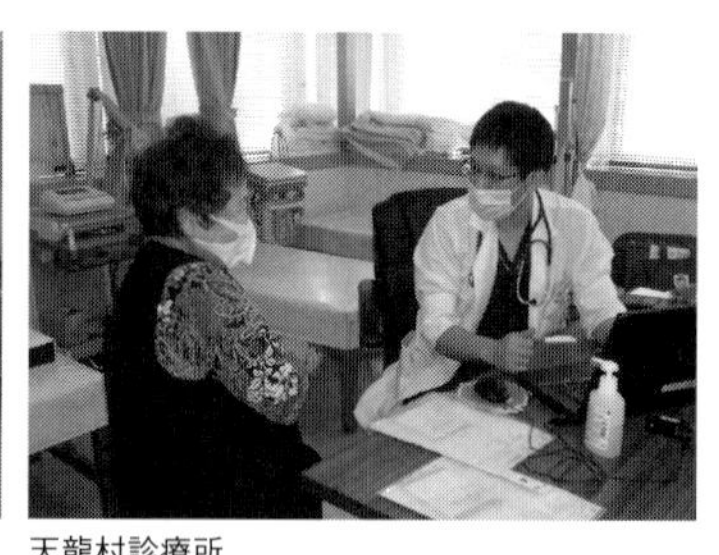
天龍村診療所

当院は県立病院という性格もあり、大学での修学資金貸与を受けた者に課される「義務年限」というシステムによって、県から一定期間の医師派遣を受けることができ、これによって医師不足を補っているという側面があります。私自身も、義務年限により派遣されている一人です。一見、この制度により医療体制としては安泰のように思えるかもしれません。しかし実際には、必ずしも私のように前向きな気持ちで赴任する人ばかりではなく、崇高な任務だと認識しつつも、いざ赴任の段となると「赴任中に、医学や医療の最前線から取り残されるのではないか」などの不安を抱き、言わば悲壮な決意で赴くということも決して少なくありません。長野県においては、ここ数年で県の方でも尽力いただき、なるべく各科の専門研修（後期研修）の途中ではなく、ある程度これを済ませたタイミングで赴任できるよう計らっていただくことで、少しでもキャリアアップに関する前述のような不安を解消できるようになってきています。それでも、例えば麻酔科や産婦人科、小児科の特に新生児などを専門領域としていながらも、主として高齢者診療を担う内科として赴任しなければならないという実情が、現実問題として存在するのです。

短期的な視点から

では、どうすれば現状を改善することができるのでしょうか。

まず、比較的短期的な方策として考えられるのは、既述のように悲壮な決意で赴任した医師たちに対し、地域医療の特性と真価を認識した先輩医師（指導医）が、適切な指導とサポートを提供できる体制を確保することです。当院において、まずは自分自身がその役割を担うことで、当座の解決策となる可能性があると考えています。そのような指導医がいなければ、派遣された医師たちは、自らのキャリアパス（目標到達点とその道筋）に悩んだまま、あるいは義務年限を無難にやり過ごすことに終始し、最終的に貴重な時間を無駄にしてしまうことにもなりかねません。このような経験をした医師から発信される「地域医療」のイメージをご想像ください。さらにそれを受けて育つ後進の医師たちのもつイメージは、どうなるでしょうか。そのような負の連鎖の中で、地域医療の価値が見誤られることは、大きな損失ではないでしょうか。地域医療への向き合い方をよく知る指導医の存在は、そのイメージを明るくすることにつながるのではないかと考えます。

中長期的な視点から

次に、持続可能性という観点から、もう少し中長期的な視野で問題を捉えてみますと、派遣に頼らない医師確保策が肝要であると考えます。当地は国内の他のへき地における推計と同様、少子高齢化による高齢者人口と労働人口の不均衡は向こう数十年において加速し、限界集落も増加すると想定され、一方で医師不足・医師偏在という現状の打開は容易ではありません。とすれば、将来的に当地の医療体制が逼迫することは明らかです。医師の視点で考えるならば、「もし自分が倒れたら、この地域の医療が破綻する恐れがある」――こう危惧する医師は、特にへき地の診療所を単独で支えておられる先生を代表として、全国にも多くいらっしゃると思われます。当院に関しては、まだそこまでの状況ではないと考えていますが、マンパワー不足の状態にあることは相違ありません。その中で医師一人でも戦線離脱することによる影響は、決して小さくはありません。

したがって、この地域の医療崩壊を防ぎ無理なく持続させるためには、派遣という制度に頼るだけでなく、自らの意思で地域医療の現場に赴く人材を増やすことも大切と考えます。今でこそ、全国的に「総合診療」や「地域医療」という言葉が人口に膾炙するようになり、それを担う専門医の育成もかなり制度化されてきましたが、まだまだ、その他の従来の専門医と比べると、キャリアパスが見えにくい、という話をしばしば耳にします。そのような状況を打開すべく、関係学会や教育機関も総合診療・家庭医療といった領域の教育・研修に関する整備に腐心してくださっています。

地域医療という土壌を、耕し続ける

その傍ら、一個人としての私にできることは何か。まずひとつには、最前線で地域医療を担っている医師が、その後に続いて道を選ぶかも知れない人たちに対して、その選択が前向きなものとなるように、道筋や見通しなどを含め「地域医療の真価」を体現していく必要があると考えています。冒頭のエピソードのごとく、私自身がかつて、地域で医療を享受する中で「地域医療」のイメージを、さらには無意識に理想の医師像を形成していたように。それは確定的な成果が得られるとは言い難く、効率という点においては心許ないかも知れませんが、少なくとも、地域医療に対する能動的な価値形成や選択を促すものであると考えます。他にも、小さなことではありますが、例えばこの原稿の執筆も含め、新聞等のメディアからの依頼があったならば積極的にお引き受けすることで、地域医療というものを表すひとつのアイコンとしての役割も果たすことができればと思っています。

なお、医療の担い手不足という課題に対して、ICT（情報通信技術）やAI（人工知能）の発達は、当地のような山間へき地においてその恩恵が大きいものと推測されます。しかし、人それぞれの背景、価値観などを統合して人生における医療的選択のお手伝いをすること、それは即ち地域医療の役割にほかなりませんが、これは人間にしかできないことであり、そこに我々の仕事の意味があると考えます。ICTの普及とともに、いわゆる「血の通った医療」

の重要性が再認識される現代、そしてこれからの時代、そのような地域医療の真価を多くの人に届けたい、そう願っています。

将来の、地域そのものの「健康」を守るため、何ができるのか。今日も今日とて診療の傍ら、地域が抱える問題を担うにはあまりに小さな存在ですが、それでもなお、ちっぽけな頭を捻ります。

（長野県　長野県立阿南病院）

白川村での地域医療を振り返って

大西権亮

はじめに

白川村の診療所所長となって九カ月ほどが過ぎようとしています。この診療所は県北西部地域医療センターという枠組みの中で、基幹病院である国保白鳥病院と連携し、一人の医師のみがその地域を担うのではなく、交代を繰り返しながら継続していく地域医療を目指しています。私自身、常勤医師一人の診療所で曲がりなりにも地域を支えていられるのは、当センターの基幹病院である国保白鳥病院から医師の週数回の支援があること、そんな診療所の外来を受け入れていただいている白川村の人々のおかげと感じています。

岐阜県大野郡白川村は面積三五四平方キロメートルのうち九割五分以上が森林という山間部であり、岐阜県の北西部に位置しています。平成七年に世界遺産に登録された「白川郷・五箇山の合掌造り集落」が有名であり、年間二百万人近い観光客が来られている中で多くの方が生活されている地域です。白川村の高齢化率は三二パーセントほどですが、合掌造り集落を離れた地域では過疎化、高齢化が非常に進んでおり、近所から人がいなくなってしまった高齢独居の方や、九十歳で老々介護をされている方々など、地域の抱える課題が多く存在しています。そこに住む方々の生活をどうやって保っていくかについて悩む一方で、村内にある義務教育学校で高血圧についての講演や学生たちによる白川村の将来を考えるグループワークへの参加などを行い、診療以外の面でも地域を支えていけるように日々努めております。

ここでは、県北西部地域医療センターという地域医療を支えるシステムにおける診療や、印象的だった在宅診療の患者さん、診療以外の活動のエピソードを紹介して令和二年を振り返ってみたいと思います。

複数の医師で地域を診る

国保白川診療所の午後外来は、当センターに所属する三人の医師に交代で外来支援に来てもらい診察を行っています。業務の終わりには私と支援に来た医師とで外来患者について振り返りを行い、今では珍しくなった紙カルテを二人で見ながら、悩んだ患者の訴えについての相談や、治療の方針に間違いがないか確認します。外来支援には私が訪問診療や乳幼児健診、嘱託医をしている特別養護老人ホームの会議や病院への研修等を行う時間を確保するだけでなく、私が診察を行えない状態になった

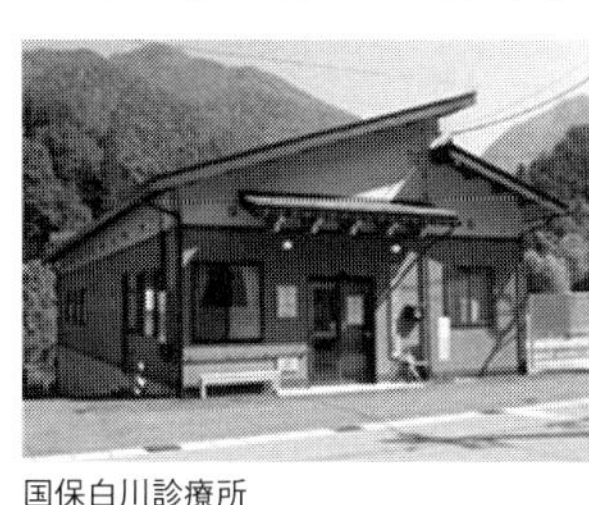

国保白川診療所

時でも、スタッフや診療所の状況を理解している医師が診察することができるといった利点もあります。私自身、前年に国保白鳥病院へ勤務していた時から、前任の診療所所長と引き継ぎを一年通して行えたことで、診療所所長となった時もスタッフや紙カルテでの診察、引き継ぐ患者に不安は感じませんでした。一人当たりの医師の負担を軽減させる、持続可能な地域医療の一つの形だと思いますが、このシステムを行っていくためには地域に住む人々の理解が必要です。「いろんな先生に診てもらえるからありがたいくらい」と言っていただけることもありますが、「同じ先生に診てもらいたい」という方も多くおられます。それでも今のシステムを受け入れていただけている白川村の人々に、たとえ診察する医師が変わっても、治療の方針は同じ方向になるよう、日々の振り返りやテレビ会議を用いた勉強会を行って知識共有、連携を深め、持続可能な地域医療を示し続けることで応えていきたいと思います。

最期は家で

「まあ家で風呂に入れなくなったら入院するかな」少し浮腫んだ足ですたすたと廊下を歩かれながらAさんがそうお話しされたのは、退院して在宅に移ってから最初の訪問診療の時でした。前医から、「最期までの時間をどこで過ごすかAさんとご家族に相談された際に、動ける間は在宅で過ごされると決められましたが、状態悪化時には入院を希望されるかもしれません」と事前に話されていたこともあり、私はその言葉をそのまま受け取っておりました。退院前には家での生活を心配していたものの、自宅で過ごされる姿はとても穏やかであり、奥さんと嬉しそうに話される様子がとても印象的でした。二、三週間が経ち、歩行も少しふらつくようになってきました。奥さんの介助により自宅の風呂場で入浴し、「最期まで家にいたい気持ちはあるけど、迷惑かけるでなあ」とベッドに座りながらお話しされる姿は少し辛そうな様子でした。それからまた二、三週間が経ち、足の浮腫みや呼吸状態が悪化、自分だけで起き上がることや歩くことが難しくなった時、「……最期は家にいたい」とベッドの上で横になりながら、静かな声でお話しされ、その言葉を聞いて私や診療所スタッフ、ご家族が在宅でお看取りする覚悟を固めました。その後いくつかトラブルはあったものの、普段は遠方に住まわれている娘さんの協力もあって在宅生活を続けることができ、最期は自宅で家族に囲まれながら穏やかな様子で息を引き取られました。住み慣れた家で過ごしたいという思いが、時間を経るごとに表に現れるようになり、ご家族のそれを叶えたいという思いと支えがあって在宅でお看取りすることができました。

ちぎり絵と塗り絵と

その日は予定していたよりも早い時間の訪問診療となりました。いつもはベッドで寝て待っているBさんが、膝の上に下敷きを置いて塗り絵を描いており、その姿は丁寧でありながらもどこか力強く、普段の診察を受ける様子とは違っていました。Bさんが暮らす部屋の障子には、いくつもの作品が掛けられており、脳梗塞が起きて数カ月入院された後、自宅へ退院してから描かれています。その中には色のついた紙を手でちぎって貼り合わせて作るちぎり絵がありますが、遠目にはそのようにして作られた絵にはとても見えません。「もう手が震えてしまって上手く作れないです」私は塗り絵をしているところしか見たことがありませんでしたので、ちぎり絵はどう作るのですかと尋ねたところ、笑いながらそう答えられました。五十種類の色が並ぶ色鉛筆を机に置き、「今は塗り絵をいろいろやります。クレヨンも使ってみたけど、クレヨンは滑ってあんまり上手くいかない」と新しい趣味を模索している様子はとても九十歳を超えている

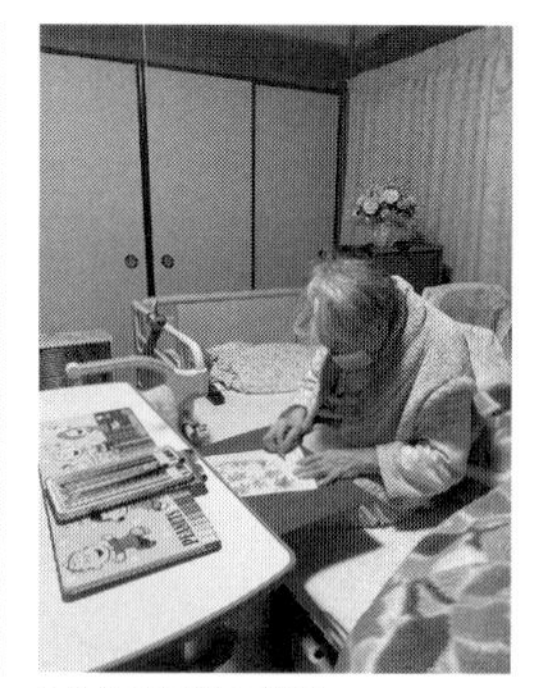

Bさん塗り絵の様子

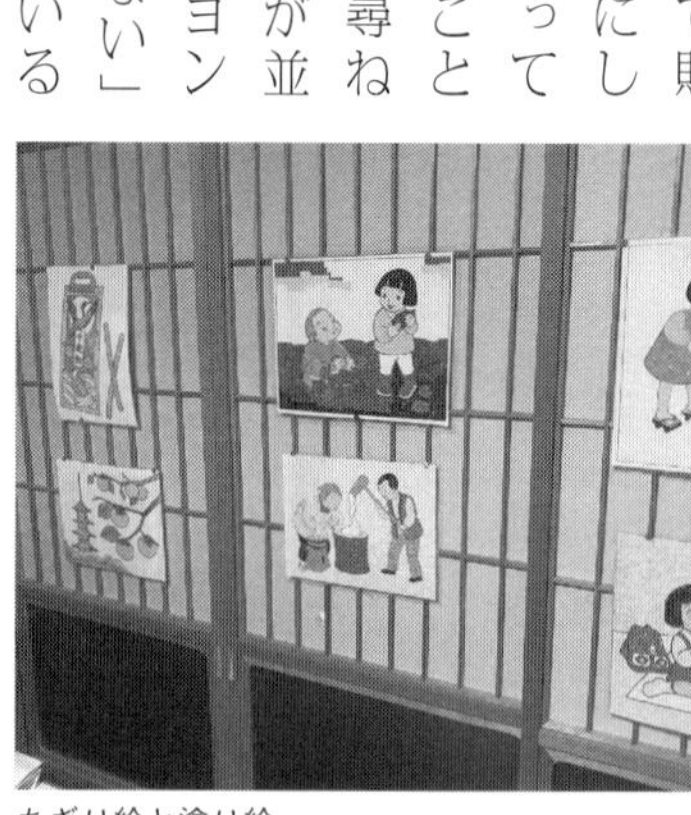

ちぎり絵と塗り絵

ようには見えませんでしたが、「塗り絵もできなくなったら何もすることなくなるな」ともお話しされました。もしBさんから、震えが大きくなってきたと訴えられた時は、トイレや食事等、日常生活を送る機能には問題ない程度のものであっても、生活に大きな影響を与える事態になるかもしれません。患者が何を大切にして暮らしているのか、生活に寄り添った医療が必要だと感じた出来事でした。塗り絵が描けなくなった時、本当に必要となるのは検査や治療、介護サービスの充実ではなく、塗り絵に代わる他の描き方を一緒に調べることかもしれません。

認知症サポーター養成講座の後で

「うちのおばあちゃんのこと、相談してもいいですか」玄関から帰ろうとしていた私をCさんが呼び止めました。その日は認知症についての講座の一部を担当し、認知症という疾患についての医学的な知識や、認知症の方がどういった状態にいて、実際にどう対応したら良いのか、住民の方に話をしていました。Cさんのおばあさんは認知症が進み、便失禁が目立ち始めた頃で、偶然数日前にあった白川村の地域ケア会議でも話題に上がっていました。呼び止められた時の私は相談の内容

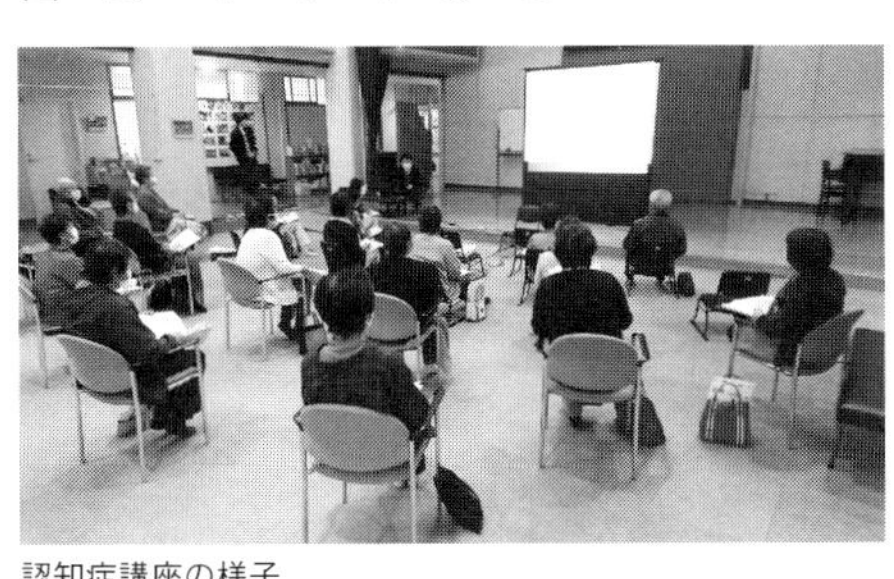
認知症講座の様子

について便失禁のことと思いましたので、介護負担の軽減にデイサービスを増やすことの検討や、便失禁に対して具体的に家で試せることについてのお話をしようと考えていました。実際、相談内容は便失禁のことが中心でしたが、その終わりに「さっき認知症のお話を聞いて、なんだかおばあちゃんの介護に対する考えが変わりました」と笑いながらお話しされ、こちらも笑顔になるくらい嬉しい気持ちになったものの、あまり言葉そのままには受け取れずに、介護サービスの追加については様子をみながら近々検討していこうと考えていました。認知症の講座から少し日にちが経ち、Cさんが「これまでずっと介護がすごく負担で、今も別に問題は解決してないけど、おばあちゃんに対する考えが変わってから気持ちがすごく楽になりました」と担当ケアマネにお話しされ、家での生活も少し落ち着かれたとの報告を聞きました。在宅生活を支援するにあたり、本人への対応や周囲の環境改善、必要な介護サービス導入を検討するのはもちろん必要であり、そこを医療側から提案、相談していくことはもちろん必要なことではありますが、患者や家族の思いについて変化を促すことの大切さについて強く実感した出来事であり、診療以外の場でも貢献することができるのだという自信にもつながった経験でした。

令和二年の白川村を振り返って

合掌造り集落に観光客が見られなかった春、千年以上の歴史がある「どぶろく祭り」が行われなかった夏、村を訪れる人が増え始めた秋が過ぎ、原稿を書いている今、白川村に冬が訪れようとしています。どこの地域でもそうだと思いますが、令和二年は感染予防に村全体が慌てふためく年でした。村に唯一の診療所の医師として、村役場や学校と何度も相談を繰り返し、他の医師とも情報を共有しながら、今何をするべきなのか、今後何が必要になるのかを考えてきました。幸いにも令和二年十一月時点では白川村の住民に新型コロナウイルス発症者は出ておりませんが、感染予防についてはもちろん、発症者が出たときにどう対応するのかは難しい問題です。感染拡大が最小になるよう努めるだけではなく、発症者に対して差別が起きないよう注意を払う必要があり、白川村では感染拡大が日本全体で大きな問題になってきた頃から役場

冬の白川村　写真提供:岐阜県白川村役場

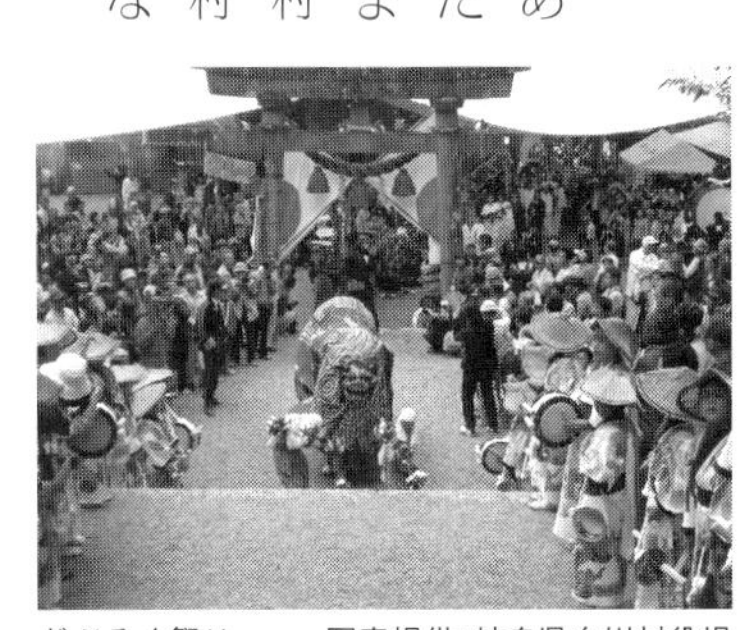

どぶろく祭り　写真提供:岐阜県白川村役場

職員も呼びかけを続けていました。感染予防を怠らず当人に責任はなくとも感染のリスクは存在しており、白川村は観光業が産業の一定割合を占めている人の出入りが多い地域のため、遠くない未来に白川村の住民にも発症者が現れると思われます。その際に診療所から不必要な情報が漏れていかないようにするのは当然ですが、問題が起きたときに大きな騒動にならないよう、医療側から新型コロナウイルス感染症に関する知識を事前に周知していく必要があります。その機会を作ること自体がなかなか難しい時勢であり、感染状況についても先の見えない状態ではありますが、地域医療を担う診療所の医師としての自覚をもって、令和三年を迎えていきたいと思います。

（岐阜県　県北西部地域医療センター　国保白川診療所・国保平瀬診療所）

朽木診療所の二年間を振り返って

増田翔吾

はじめに

朽木(くつき)診療所での勤務は医師として、そして一人間の人生としてもなかなか経験できることのない、貴重で夢のような二年間でした。地域の診療所等で長年勤務されている先生方には普通のことに思えるかもしれませんが、ここではその二年間の中で特に印象に残っていることを紹介させていただきたいと思います。

朽木診療所について

朽木は滋賀県の湖西、高島市の南西に位置し、九二パーセントが山林を占める山に囲まれた地域です。若狭から京都を結ぶ、鯖等の魚介の運搬ルートである「鯖街道」沿いの宿場町として栄えました。鯖寿司は大変おすすめです。自然豊かでスポーツ合宿ができる温泉宿や鮎釣り、キャンプ

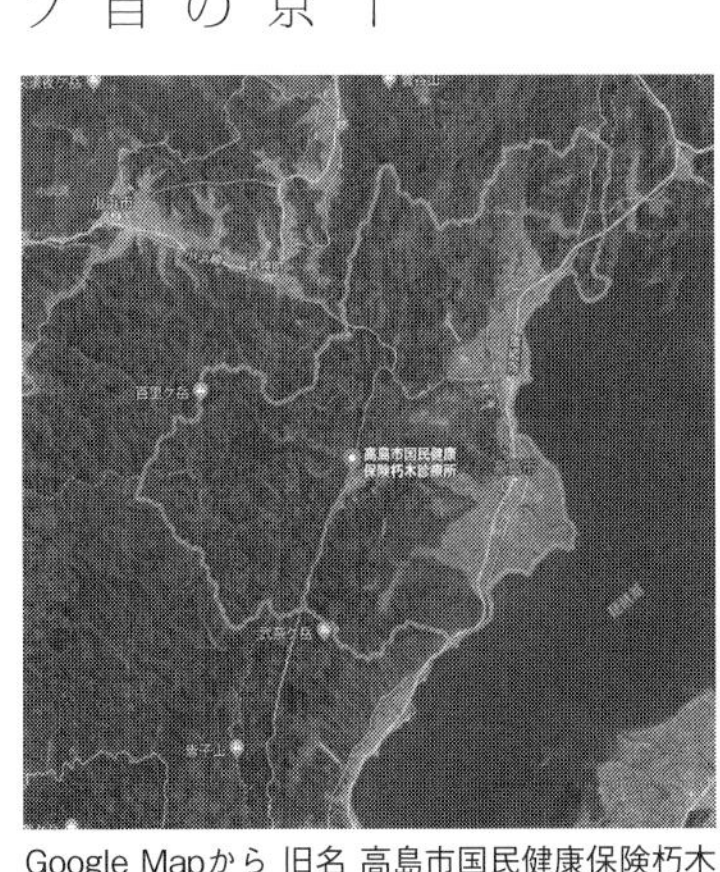

Google Mapから 旧名 高島市国民健康保険朽木診療所で表示

のできる澄んだ川、ゴルフ場やスキー場もあり、観光に来る方もおられます。

「朽ちるほど木があった」(住民の方談)という名前の由来があるほど木々に囲まれ、林業が栄えていたことから、木地師による木彫りのお盆「朽木盆」も有名で、松尾芭蕉が「盃の下ゆく菊や朽木盆」という句を江戸で詠んだと言われています。

かつては服屋に百貨店、自転車屋や映画館など「何でもそろっていた」時代があったようです。今では人口減少とともに活気が減り、朽木地域にコンビニは一件、最寄りの駅までは三〇分ほど山道を下る必要があります。朽木診療所から車で一時間ほど山奥へ行くと最奥の針畑地域があります。

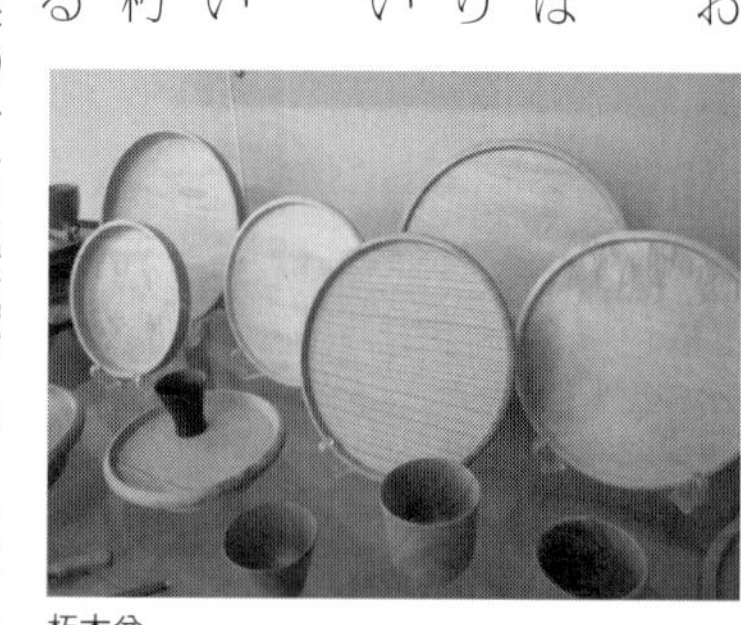
朽木盆

朽木地域は広く、山道沿いにぽつぽつと集落が構え、針畑を含めた全エリアが朽木診療所の担当エリアです。バスの本数は少なく、針畑に住まれる患者様は診療所を受診するだけでもバスを乗り継いで、一日掛けて来院されるのです。

朽木診療所は二〇一四年に高島市の杉・檜を使用し建て替えられた、味のある木造建ての診療所です。

二〇一七年度に基幹病院の高島市民病院と統合されました。朽木の面積は一六五平方キロメートルと広いですが、私の赴任した二〇一八年時の人口は一八〇〇人弱(高齢化率約四〇パーセント）で、朽木地域唯一の医療機関として、医師一名、看護師二名、医療事務一名、事務一名の五人体制で地域に根ざした医療が行えるよう努めておりました。午前に外来、午後に訪問診療や往診、出張診療を行うほか、乳幼児健診を行い、学校医、園医としても関わらせていただきました。また、サービス担当者会議や地域で解決が必要な問題を共有・検討する地域ケア会議も診療所内で行いました。

二〇一八年四月　朽木診療所に赴任！

私は自治医科大学を卒業後、初期研修を終え、へき地勤務として長浜市立湖北病院で二年間内科医として勤務し、湖北病院ではcommon diseaseを中心に内科疾患の診療から内視鏡の基本手技までご指導いただき、医師五年目で朽木に赴任しました。五年目で診療所長となり、一人で今まで学んだことを実践していくことに強い不安を覚えました。また、専攻科である救急科の研修を受けられなくなることに焦りもありました。しかし、大学入学時から思い描いていた地域医療に踏み入れていくという、まさに義務年限の中のサビに突入するような気

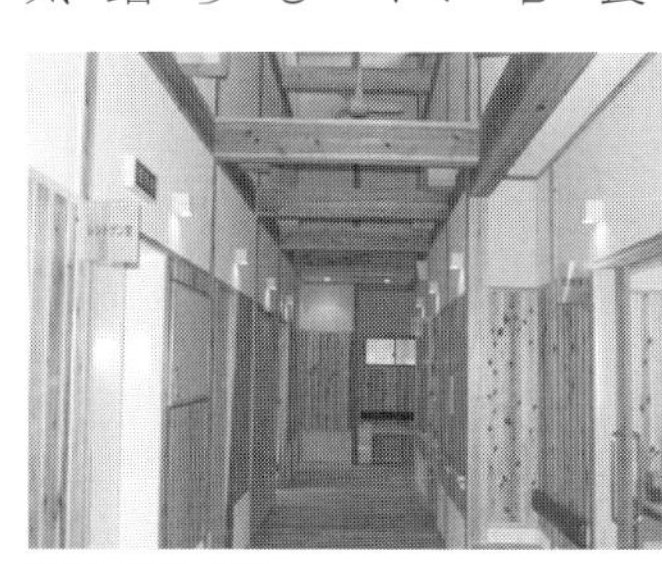

朽木診療所 内観

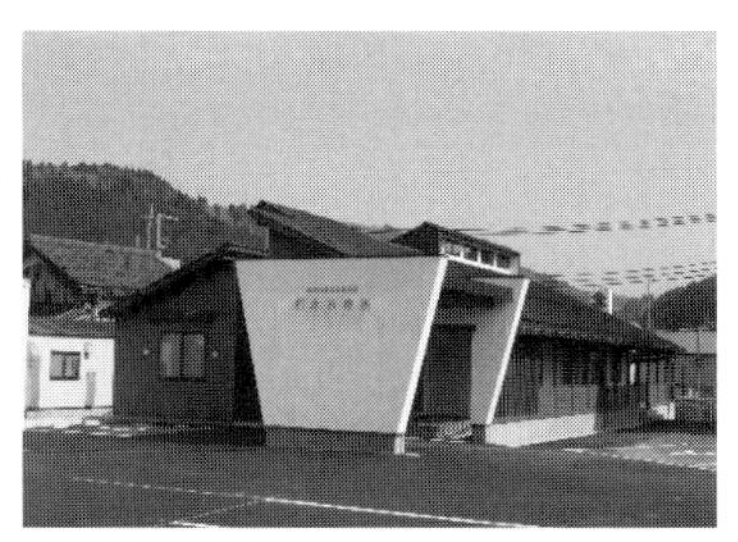

朽木診療所 外観

持ちでわくわくしていたことも確かでした。

私の赴任前は五学年上の先輩が義務年限を終えられるときに勤務しておられました。地域医療を果たし、専門科の研鑽のため高みを目指し、「また滋賀に戻ってくる！」と言われ旅立つ姿は、これから診療所でのへき地勤務が始まる私の立場には大変輝かしい存在に見えました。私は、前任医師からの親切な引き継ぎと、診療や運営に関しては四名のスタッフに大変親切に教えていただき、無事に診療所勤務をスタートすることができました。

二〇一八年七月　豪雨災害

朽木地域は盆地のためか風は強くありません。しかし、夏の豪雨や台風、冬の積雪ではその影響で河川の氾濫や土砂崩れ、停電などの被害に見舞われることが時々あります。私は二〇一八年の西日本豪雨の被害にあい、その経験により災害時の対応の大変さやライフライン等のありがたさを学びました。

二〇一八年七月五日から九日午前九時までの総雨量は四五三ミリメートル（朽木平良地区）で、当時は朽木を通る安曇川、北川が氾濫しそうなほど水位が上昇し、恐怖を感じました。この豪雨で朽木地域では多くの木々が倒れ、山奥の針畑出張診療所までの山道は倒木の影響で通行止めになりましたが、幸い迅速な復旧作業により、迂回することで翌日には出張診療所に出向くことができました。朽木診療所付近も、風で近隣の建物の屋根がはがれて飛んできたり、電柱が倒れて電線が切れ、約一日の停電に遭いました。幸い命の大事には至りませんでしたが、冷蔵保存のワクチンが没になりました。後に聞いた話では、何年振りかの長時間の停電だったようです。オール電化の官舎では、停電での弱さを痛感し、改めてライフラインの尊さを学びました。

翌日は電子カルテ、冷房が使えない環境で、外来診療を行いました。幸い補助灯があり、窓を開けると風も入り、紙カルテの使用で何とか診療はできました。針畑地域の患者様にお話を聞くと、「私の子どもの頃は電気がなかったから気にならん！」と笑顔で話されていたのは衝撃的でした。積雪で時々停電被害に遭うという患者様は、自宅に発電機を置いているとか。キャンプ慣れしている方はバーベキューの要領で食事を作り、お風呂を炊くこともできたとか。このような地域で生活していく方々の自然災害への対策を知ることができました。

二〇一八年八月　盆踊り　―Kさんのお看取り―

朽木に赴任し二、三カ月が経ち、多くの患者様の一年が農作業とともにあることが分かりました。長年やってきた農作業は、仕事や収穫のためというより、むしろなくてはならない習慣、生活の一部であること、それをやることで息抜きや楽しみになっていることに気づきました。

そして患者様に感化され、私も官舎で夏野菜を育て始めました。また、近所の方にお誘いしていただき、田植えや稲刈りを経験することもできました。作物の収穫を待ち日々成長を見る新たな楽しみができました。患者様の中には、診察時に農作業による足腰の負担、熱中症などの症状を訴える方が少なくありません。今までの私でしたら、患者様に農作業をやめるよう忠告していたかもしれません。しかし、自分自身が農作業をしたことで、このような症状を訴える患者様に共感することができ、どうしたら症状とうまく付き合いながら農作業を続けられるのか、といったことに注目して診療をすることができたように思えます。また、診察時に「今日は○○を植えたわ」と報告していただいたり、「先生の家のトマト、もう収穫時期やで」などとアドバイスもしていただき、外来の時の会話も楽しく思えるようになってきました。

私の住んでいた朽木市場という地区では、こども神輿や運動会など年に数回行事がありますが、その中でも特に力を入れているのが盆踊りです。朽木をもっと盛り上げていこうと取り組んでおられるTさんは、ある年の盆踊りで〝朽木音頭〟を踊る際、カセットテープで音頭をとられていることに気がつきました。現役で音頭をとることのできる方がおられなかったそうです。そこで、「自分たちでやろう！」と呼びかけ、年配の方々から朽木音頭について学び、数年前から実践されています。外から遊びに来られる方、お盆で帰省して参加される方も徐々に増えてきたそうです。また、盆踊りの際の出店も本気で考えます。私もお誘いいただき、出店の打ち合わせから参加させていただきましたが、どこの出店も子どもたちが大勢並んでくれて大盛況でした。祭りの後、「今年も無事終えられたな。朽木は人が少なくなったけど、お盆の時はにぎやかな朽木に戻るなぁ」と住民の方がつぶやいた一言が私の心に染みました。お盆は帰ってこられた家族やお客さんで普段は見られないほどにぎやかになるのです。組み立てた櫓の周りで盆踊りを踊り、先祖の方々を迎える……。この伝統を守ることを何より大切にしているのだと思いました。

祭りが終わり、皆で櫓を片付け、公民館で打ち上げをしていたその時、会場の隣にあるグループホームの職員さんが駆け込んできました。「先生、来てください、Kさんが迎えはったようです！」Kさんが最期を迎えたようです。グループホーム入所中のKさん一〇一歳。もともと大病を患ったことはありませんでしたが、夏になり徐々に衰弱してきていました。老衰以外に症状はなく往診での点滴で軽快したため、毎年の恒例行事であったお盆のお墓参りにその年もご親族と行かれました。今年もお参りできてよかったといって施設に帰った矢先の出来事でした。駆けつけてみると、眠ったように亡くなっておられ、ご家族の方の立ち合いの下、診断をさせていただきました。人は最期の時を選ぶことはできな

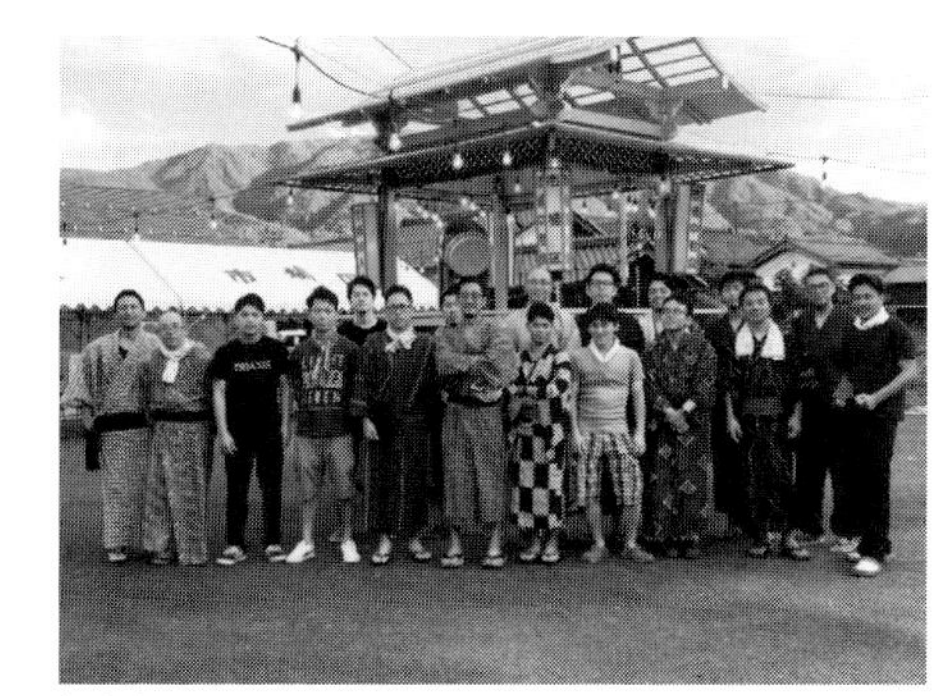

朽木市場の盆踊り

いと思っていたのですが、先祖代々大切にしてきたお盆という行事、そしてお盆の終わりに息を引き取られたKさんの姿をみて、人は安らげる時を選んで旅立たれるのかなと思いました。自宅や施設でのお看取りの大切さを感じられる夏となりました。

二〇一八年二月　初めての積雪　—Tさん—

初めての冬。官舎の周りに雪囲いをしていただき、初めての雪に臨みました。診療所のある朽木市場地域でも数十センチ積もることもしばしばありますが、朽木の中では積雪量は少なく、「市場はうっすらやけど針畑の方では三十センチ積もったで」と聞くこともしばしば。針畑出張診療所に出向くと、同じ朽木でも診療所の周りとは景色が違い、その雪の量に驚きました。

診療所から山奥に三〇分ほど進んだ曇洞谷（うとだに）に住む八十代で独居のTさん。認知症が進み、物の使い方や日時が分からず、次回の受診日も分からない、最近では近隣の方が亡くなられたり施設に入られたりで、近所付き合いも減っていました。「寂しくなった。毎日草いじりばっかりしているわ」と言われ、あまりに寂しい時にはバスに揺られて診療所を受診されることが何度かありました。「体調はどうもない。誰もおらようになって寂しいんや」「早く（あの世に）参らせてほしいわー」とだけ話して帰っていかれました。どんなに寂しくても施設に入所したり、入院するのは絶対に嫌と話されるTさん。同じ地域に住む他の患者様のお看取りをした時に、「○○も死によったんやな。もう寂しいわー」と悲しい顔をするTさんを目にすることが何度かありました。朽木に赴任して一年が経った二年目の春。曇洞谷の雪も解けた頃、TさんとAさん（診療所の患者様）が一緒に歩行車に座りおしゃべりしている姿を見かけました。ほかの患者様の往診帰りでしたが車を降りて話かけると、「おしゃべりしとっただけや」と二人とも私が今までみたことのない満面の笑顔でした。お二人ともかごを持っていて、中には採ったばかりの若いフキノトウがたくさんありました。Tさんにとってこれは日常、住み慣れた曇洞谷で分かり合えた隣人とおしゃべりして畑いじりをする。この日常を何より望んでおられるのだとよく分かりました。当然ですが診察時にみられる患者様の表情はほんの一場面であり、診察の時に見た姿が「患者様」の全てではない。一住民としての普段のTさん、Aさんの姿をみたことで、そのことに気づきました。寂しいと訴えても施設には入らず、遠方のご家族の元へ行かなかったTさんを本当に理解できた瞬間でした。そして、私が日々診療しているのも、Tさんのような思いを持つ患者様を支えるためだと改めて気づくことができました。

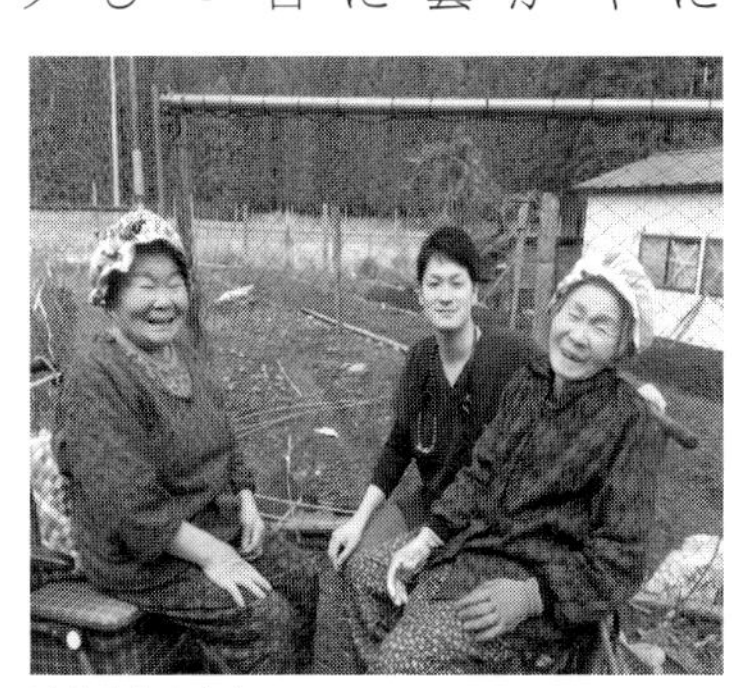
Tさんと Aさん

朽木診療所勤務を終えて

朽木診療所勤務を終え、地域に根差した医療ができたのか自信は持てません。しかし、診療所の方や患者様、地域の方によくしていただき、できる限り全力で取り組ませてもらった二年間でした。

家庭を持つ私にとって、妻には妻自身のやりたい仕事やライフスタイルもあり、家族の負担を考え単身赴任を考えた時期もありました。しかしながら、家族で朽木に住み、地域の方々の温かさや地域に根差して生活することの素晴らしさに触れ、家族としても成長することができたのではないかと思います。

また、日々の業務の中で、他職種の方や患者様、ご家族に自分の意見を受け入れてもらえないことが少なからずありました。しかし、その都度さまざまな側面で皆様がどのように考えておられるのか、何を大切にしているのか考えさせられ、医師以前に人として視野が広がる経験となりました。朽木で勤務し、地域の住民の強い思いを理解すること、そしてその思いを支えることが私の使命であったのだと理解することができました。診療所スタッフ四名のおかげで、朽木診療所業務を最後まで全うすることができました。

朽木での勤務を終え、隣の湖北医療圏の基幹病院に勤務する今でも、診療所勤務の経験が生きてくることがたくさんあります。それは、在宅での医療に限界を迎えられた患者様を受けるときや、担当の患者様が退院後に在宅診療へ移行するときや施設へ入所されるときなどです。急性期に関わりつつも、患者様の先々の思いを考慮できるようになりました。また、施設や在宅診療の様子が推測でき、治療後の終着点を想像しやすくなりました。診療所に勤務したことで、患者様の原点となるような、生活・地域を知ることができたのではないかと思います。

最後に、このような執筆の機会を与えてくださった公益社団法人地域医療振興協会に感謝いたします。ありがとうございました。

（滋賀県　長浜赤十字病院）

大都市圏の小児地域医療の現場から

丸山朋子

はじめに

私は臨床研修後、義務年限中の二年間の保健所勤務と短期間の他病院での専門研修期間を除き、大阪急性期・総合医療センターの小児科・新生児科に勤務しています。大阪急性期・総合医療センターは大阪市南部に位置する八六五床の総合病院であり、高度救命救急センター、災害医療コントロールセンター、総合リハビリテーションセンター、大阪府市共同住吉母子医療センターなどが併設され、自治医科大学の大阪出身の卒業生にとっては大阪府立病院と呼ばれた時代からの臨床研修病院でもあります。このセンターでの私の小児科医としての歩みも振り返りつつ、大阪での小児地域医療についてご紹介したいと思います。

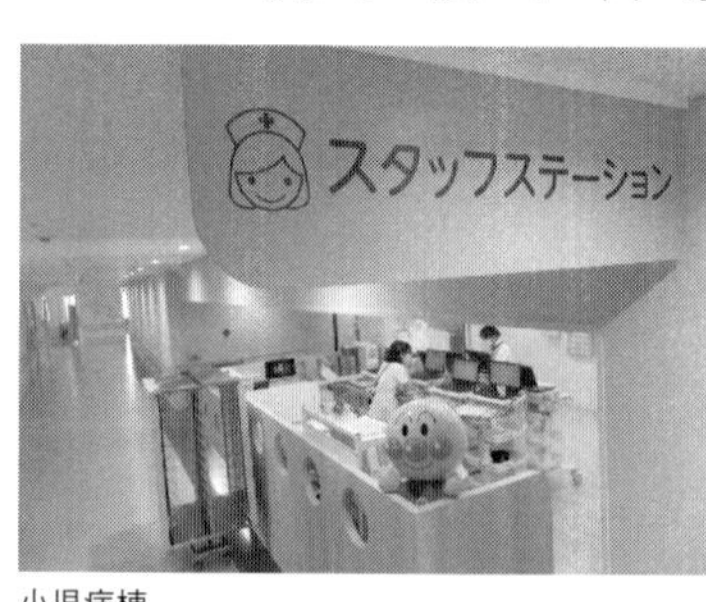

小児病棟

大阪における地域医療とは

学生時代から「大阪はへき地がない」「大阪に自治医大の出身者は必要なのか」と繰り返し言われてきました。大都市圏とそれ以外の地域の医療事情は全く異なります。大阪府内どこでも、陸路で三〇分圏内に一次、二次医療機関、六〇分圏内に三次医療機関があり、日常診療から専門医療や特殊医療まで生活圏内で受けることができ、大阪府内にへき地はありません。自治医大の大阪出身者として、へき地勤務をする先輩方や同級生の話を聞きながら、肩身の狭い思いをすることも多々ありました。ですが、大阪に『へき地医療』はなくても、『医療の隙間』があり、『地域医療』があり、『自治医科大学卒業生のニーズがある』と私は考えています。

大阪の医療、医師のニーズとして、常に公衆衛生分野は挙げられていました。一方、臨床分野は時代ごとに、精神科医療、新生児医療、小児救急医療、児童精神医療、産科医療、救急医療などでの医師不足が挙げられ、福祉との連携の中では障がい者医療や児童虐待対応などの需要もあります。これらのニーズの中で、「総合医になりたい」という目標と、「自己責任ではない疾病や外傷に苦しむ人を助けたい」という願い、そして「子どもが好き」という思いから、私は小児診療に従事することになりました。

『横糸』の役割です。『横糸』には二つの意味があると考えています。一つは、専門分化された医療『縦糸』の中で、各分野をつなぐ、もしくは隙間を埋めるという意味。もう一つは、時間軸に沿って継続診療を行うという意味です。基礎疾患を有する児の感染症罹患時対応や予防接種などの日常診療、要養育支援家庭と考えられる子どもの体重や発達のフォローアップ、虐待を受けた子どもの早期発見と治療や発生・再発予防のためのケアなど、一人の子どもや一つの家庭に長く、総合的に多職種で関わること、時として保健センターや児童相談所などの地域支援機関への橋渡しをすること、それが『横糸』としての役割であると考えています。

地域医療と要養育支援家庭乳児、被虐待児への医療

私の小児科臨床研修医時代、最初の指導医の先生は、医療や保護を要する被虐待児の受け入れに力を入れておられる方でした。長期間のネグレクトにより著明な貧血、マイナス3S.D.を大きく下回る低身長・低体重、低栄養、重症アトピー性皮膚炎を来して入院したにもかかわらず、毎日たくさんの食べ物の絵を描きながら「お母さんがハンバーグ作ってくれる。カレーが美味しい。卵焼きも食べた。この絵のご飯、全部お母さんが作ってくれた」と私たち医療者に何度も話をしてくれた幼児、痙攣群発と頭囲拡大のため受診し、硬膜下血腫や眼底出血等を認め、のちに非加害親から虐待の開示があった頭部外傷の乳児など、研修医の私に

はインパクトの大きな患者さんとの出会いもありました。それ以降、保健センターの保健師さん、児童相談所の児童福祉司、保健師、弁護士の方々、被虐待児への医療や養育支援に積極的に取り組んでおられる全国の諸先生方、そして警察官、検察官の方々と徐々に交流の場が広がり、意見交換、症例検討を重ねるうちに、いつの間にか自分自身のライフワーク、サブスペシャリティーの一つが被虐待児の医療となりつつあります。

家庭背景や子どもに生じた何らかのイベントから、虐待とは言えないまでも、子どもの心身の発育に不適切な養育環境、何らかの養育支援を要する家庭と考えられるケースも含めて、医療機関のみではなく、保健センターや市町村の子育て支援部門、児童相談所、保育・教育機関との連携の下での対応が望ましいケースは年々増加しています。

子どもを守るべき立場にある養育者からの虐待は子どもの身体、精神に与える影響が大きく、時に医療者であっても目を背けたくなるような厳しい現実もあります。ですが、地域に根差した一つの医療機関に長期間勤務することにより、患者さんとその家族と共に歩み、幼少期に被虐待児あるいは要養育支援家庭乳児として関わった患児が、家庭を持ち、親になる姿をみると感慨深く、今後も『Child First』の考えのもと、医療の立場から子どもの健全な発育、発達を見守りたいと思っています。

地域医療と災害医療

私の勤務する病院の特徴の一つとして、基幹災害拠点病院であること、災害医療コントロールセンターの役割を担っていること、が挙げられます。私自身もＤＭＡＴ養成研修を受講させていただき、災害時小児周産期リエゾンとしても活動しています。災害時の大阪全体の医療体制を考えることも地域医療に従事する者として重要な役割の一つと考えます。

二〇一七年七月の政府大規模地震時医療活動訓練では自衛隊車両を用いた重症早産児の実搬送訓練、二〇一八年二月の近畿地方ブロックＤＭＡＴ訓練では妊産婦、新生児搬送のための情報伝達用紙作成や大阪の既存の妊産婦・新生児搬送システムの災害時運用検討、二〇一九年一月の大阪府地震津波災害対策訓練では大阪府下保健所との連携下での在宅医療児の状況把握やレスパイト入院調整、避難所への医療物資手配、二〇二〇年一月の同訓練ではスプレッドシートを活用した重症小児災害応需情報シートによる近畿広域搬送調整など、全国に先駆けて妊産婦および新生児、重症小児、在宅医療児の災害時対応訓練を企画、実施してきました。二〇一八年六月の大阪北部地震ではそれまでの訓練成果を発揮できた部分と共に新たな課題の発見もあり、それ以降の訓練での検証を

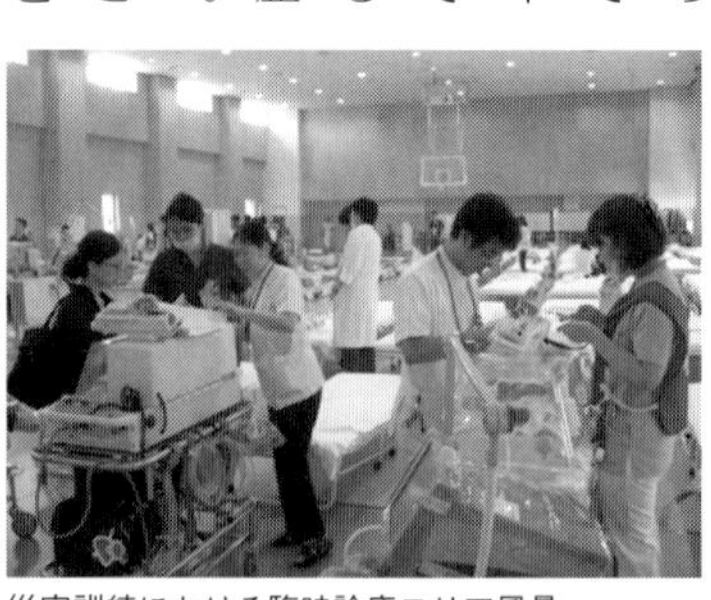
災害訓練における臨時診療エリア風景

重ねながら、近年発生予測が高まっている南海トラフ地震への備えを強化しているところです。

地域医療と新型コロナウイルス感染症流行

この原稿を作成している二〇二〇年一二月現在、『地域医療』を担う医療機関は、新型コロナウイルス感染症流行によりさまざまな困難に直面しています。発熱、咳嗽等の気道感染症を来しやすい乳幼児では新型コロナウイルス感染症と他の呼吸器感染症とのトリアージの難しさ、長期入院を要する子どもの発達を促すようなスタッフの関わりや親子支援と面会制限・病棟プレイルーム使用制限等院内感染予防対策との両立の難しさ、受診控えによる疾病の早期発見・治療の遅れや医業収益減少、必要な医療資材の不足など問題は山積しています。

二〇〇九年、新型インフルエンザ〔インフルエンザA（H1N1）2009pdm〕流行時、私は大阪府南部の保健所勤務一年生でしたが、この地域は幼児・学童を中心とした集団感染が全国で最初に発生した地域であり、関西国際空港を管轄していたこともあり、対応に追われました。過ぎてしまえば、これもよい経験と思えますが、当時は平日、休日問わず夜遅くまで、発熱患者のＰＣＲ検査の検体採取、濃厚接触者への抗インフルエンザ薬の予防投与、コホート調査にあたり、併任の医療機関勤務日には重症化した患者の呼吸管理を含めた治療にあたるという目まぐるしい日々でした。

インフルエンザA（H1N1）2009pdmから約一〇年経過した二〇二〇年に流行している新型コロナウイルス感染症はインフルエンザとは異なり、世界中の多くの人が免疫を持たないこと、ワクチン開発に時間を要すること、治療薬の有用性が確立されていないこと、肺病変が重篤であることなどから、流行の勢いは止まらず、長期化しています。医療崩壊、医療現場の危機が叫ばれる中、新型コロナウイルス感染症陽性が判明した患者さんの診療体制はある程度整いつつありますが、感染の有無が不明の患者さん、濃厚接触者の方の診療、つまり感染グレーの患者さんの診療を継続することのニーズも高く、私たち医療従事者が感染しないことに最大限留意しながら、目の前の患者さんと向き合い、診療を続けていくことが求められています。

大都市圏の小児地域医療の未来

私が医師になって十八年目。この間にも、少子化、種々のワクチンの定期接種化による感染症入院の減少など小児医療を取り巻く状況は変化しています。今後さらに少子化が進み、都市部では専門医療、特殊医療の集約化の動きと相まって、向こう三〇年、小児の地域医療は大きな変革期にあるでしょう。

その中でも変わらず残るのは、先に述べた『横糸』の役割であり、核家族化という社会背景による家庭看護力低下や少子化の中での育児不安に対応する家庭医学、保健・福祉の要素を併せ持つ医療、あるいは医療と福祉の中間的な役割なのではないかと考えています。

そして、いつの時代にも、次世代を担う大切な存在である子どもが安全・安心な医療を受けられるように、子どもたちの健やかな成長・発達のために、患者さん、ご家族と真摯に向き合う姿勢を今後も大切にしていきたいと思います。

（大阪府　大阪急性期・総合医療センター）

「無理をしない、させない」地域医療
―エコーとICTによる工夫―

多田明良

はじめに

自治医科大学を卒業して早十一年目になります。卒業後は九年間出身県の地域医療に従事する義務年限があります。私は同学同期の妻と結婚したことにより、お互いの出身県である長野県と和歌山県との間で調整していただき、義務年限前半は私の出身県である長野県、後半は妻の出身県である和歌山県に従事しました。和歌山県ではへき地診療所に勤務し、北山村で三年間を過ごした後、紀美野町で現在二年目です。義務年限は終了しましたが、まだまだ地域に残ってやりたいことがあり同じ場所で勤務を続けています。和歌山県での生活にはすっかり慣れましたが、「おおきに」と言えば妻に発音を訂正され、いまだ私の方言は定まっていません。

さて、現在私の働いている紀美野町は和歌山県の北東部に位置し、高野山の麓にある町です。昔からタワシや箒など棕櫚（しゅろ）製品の一大産地であり、柿や山椒なども非常に有名です。観光名所としては秋のススキが映える生石(おいし)高原や、和歌山県下最大の天体望遠鏡を有するみさと天文台などがあります。ここ数年はおしゃれなパン屋さんやジェラート屋さんも増えてきており、いわゆる「インスタ映え」のエリアが多くあります。

紀美野町全体では人口約八五〇〇人、高齢化率は約四五パーセントで、私が働く国吉(くによし)、長谷毛原(はせけばら)地区は町東部の山間部にあり、地区人口約六〇〇人、高齢化率は約六〇パーセントとさらに高く、五軒に一軒は独居世帯です。

私は、国吉地区、長谷毛原地区に一カ所ずつある診療所を兼任しており、曜日によっていずれかの診療所に勤務しています。最寄りの後方支援病院までは車で三〇分を要します。自家用車を持たない方は遠方のご家族に送迎を頼む、福祉タクシーを手配する、一日二往復のバスを利用するなどの交通手段を使うことになります。このような理由から、特に高齢の方は症状の種類にかかわらず、まず当診療所に受診されることが多いです。

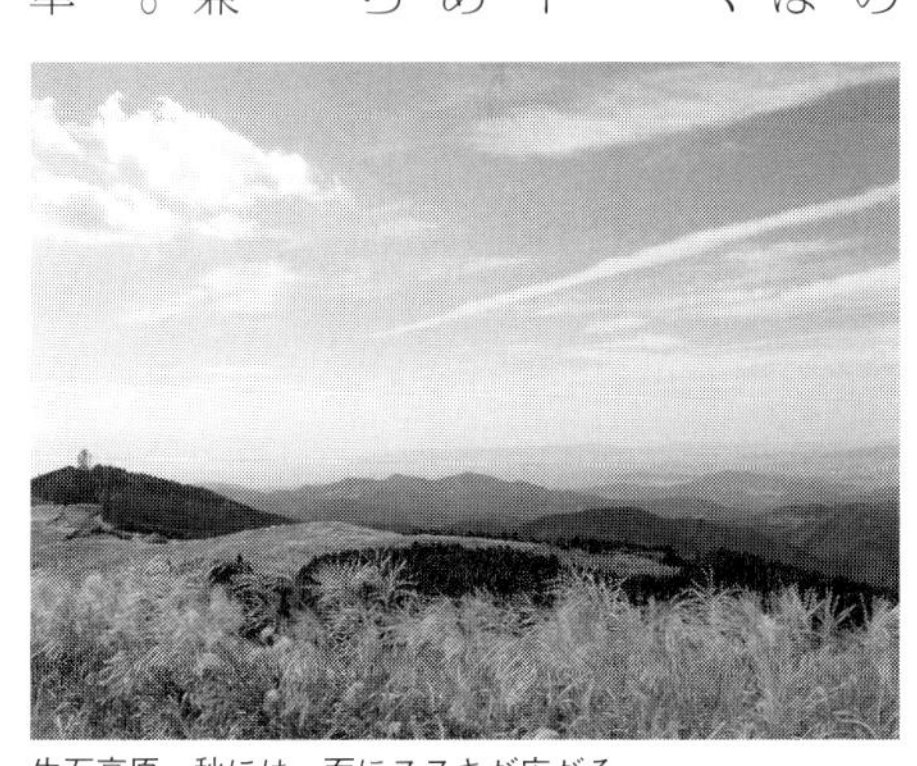
生石高原、秋には一面にススキが広がる。

「無理をしない、させない」地域医療

私は地域医療を担うものとして大事にしている心構えがあります。それは地域医療に関わるすべての人が「無理をしない」「無理をさせない」ということです。患者さん本人についてはもちろんのこと、支える家族、医療・介護スタッフについてもしっかり目を配るということを心がけています。

地域医療において「無理をする」「無理をさせる」状況とはどのようなものでしょうか。

まず、患者さんを支えるご家族の目線です。例えば、急な医療機関受診のために遠方から駆けつけてくれるご家族や、認知症患者さんの内服管理のサポートのために毎週自宅を訪れてくれるご家族がいます。職場の同僚に仕事をお願いしたり、家族に留守を頼んで、遠方から時間をかけて来てくれるわけです。もし不要不急な案件でお呼びすることが増えてしまった場合は、我々がご家族に無理をさせてしまう結果となり疲弊につながってしまいます。

次に、地域の医療、介護を支えるスタッフ目線です。これまで従事してきたいろいろな地域においてキーパーソンとなるようなスタッフに出会ってきました。それは保健師であったり、ケアマネージャーであったり、訪問看護師であったり、医師であったりとさまざまです。「いつでも親身になって相談にのってくれる」「すぐに対応してくれる」。このような方は住民やスタッフからも厚い信頼がおかれています。一方で、このようなスーパーマンとも呼べるよう

な方には業務が集中し無理をさせてしまうことが多く、疲弊につながりがちです。

もともとマンパワーが十分ではない地域医療において、ご家族や特定のスタッフなど限られた方に多くの負担がのしかかるという構図は可能な限り減らしたいと考えています。この大きな問題を防ぐために当地域ではいくつか工夫をしていることがあります。

「無理」を減らす①　エコー

超音波診断装置、いわゆるエコーは病院ではＣＴ、ＭＲＩと並び主要な画像検査装置の一つです。住民の方にエコーの話をすると、妊婦さんが赤ちゃんの様子を調べるもの、心臓の病気や胆石を調べるものというイメージがあるようです。以前からエコーはへき地診療所に働く医師にとって欠かせない検査装置でしたが、一〇年以上前はとても装置が大きく、動かすのがやっとの代物でした。

しかしながら、近年は科学技術の進歩で装置は小型化し、それでいて画質はとてもきれいです。医療機器というと以前は高価なイメージがありましたが、現在は性能によっては家電ほどの値段の装置も出てきています。

いま私の診療所にあるのは携帯型のポータブルエコーであり、リュックに入れて運べるので診療所だけでなく、往診先にも持ち運んで利用しています。

これが「無理」を減らすことにどうつながっているかということですが、診療所や患者さんのご自宅で正しく診断、治療できることが格段に増えました。遠い病院で精査してもらうためにバスやタクシーを使って一日がかりで受診したり、県外からご家族をお呼びして病院まで付き添いをしてもらうことが減りました。

特に腰、膝、肩の痛みで悩んでいる住民の方は非常に多く、注射のために遠方の整形外科を毎週受診されている方もいらっしゃいました。そのような痛みに対してエコーを用いて診療所で正確に治療が行えるようになり住民の方に喜んでいただいています。

これだけ有用なものを医師だけで使うのはもったいないと思い、看護師にもエコーを指導し使ってもらっています。一人診療所では状況によっては患者さんの求めにすぐに対応できないこともあり、当診療所看護師にあらかじめ患者さんのご自宅へ様子を見に行ってもらうこともあります。看護師のいつもの身体診察に加えてエコーで確認してもらうことで、その後の治療や対処が素早く行えたというケースがいくつかあり、有用性を実感しました。

また在宅患者さんのケアを行う訪問看護師も医師へ相談をするかど

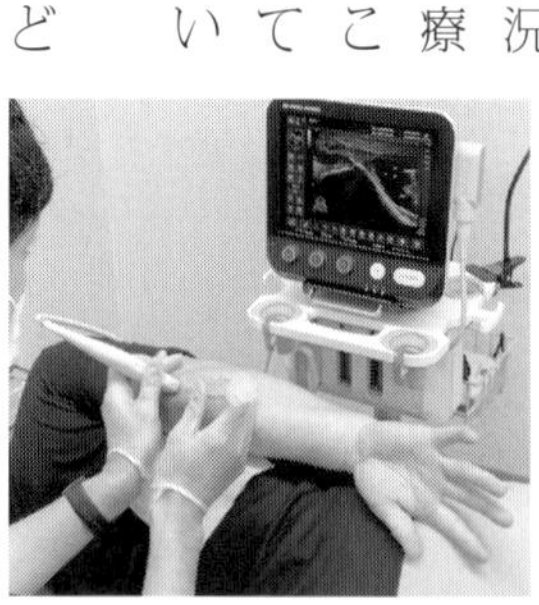
エコーガイド下穿刺

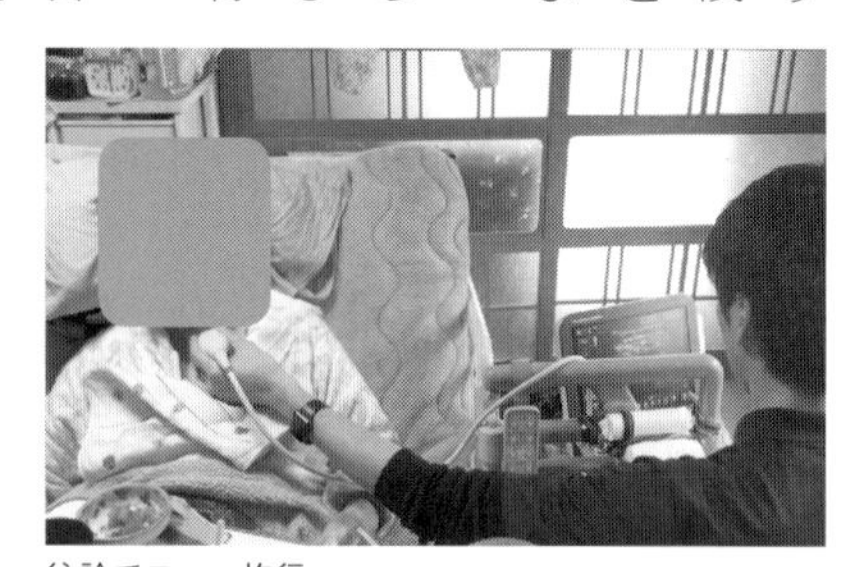
往診でエコー施行

うか迷うケースは少なくないと聞きます。困ったときのためにエコーを用いた解決法を身につけておけば、不要な処置や病院への搬送を減らすことができます。これは患者さんにも訪問看護師にとっても「無理」を減らすことにつながります。今後近隣の訪問看護師にもエコーに触れてもらい、地域全体でケアの質をレベルアップしたいと考えています。

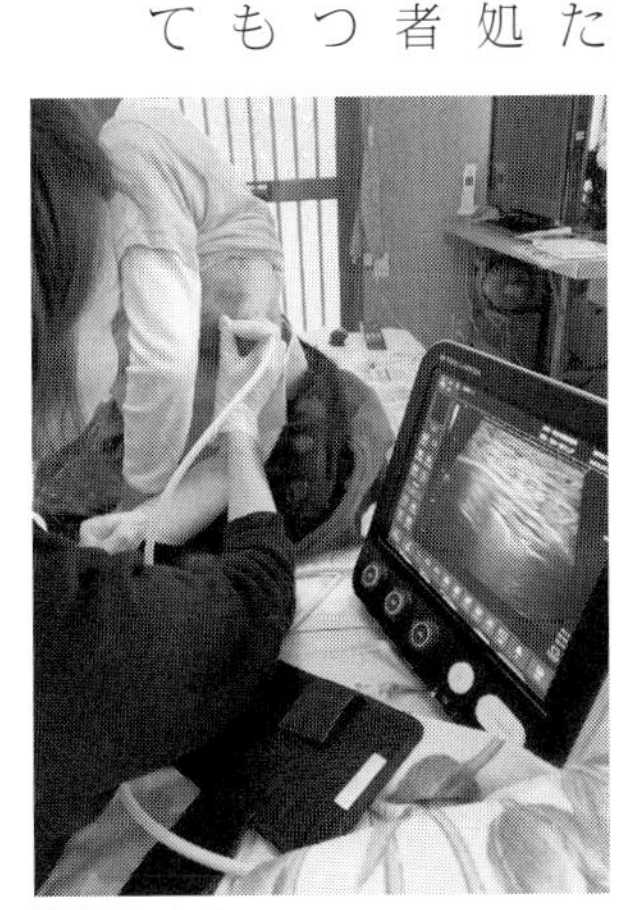
看護師によるエコー

「無理」を減らす②　ＩＣＴ

「ＩＣＴ」という言葉は近年よく耳にしますが、正式には「Information and Communication Technology」、日本語では「情報通信技術」と呼びます。情報通信技術を利用した通信機器やサービスなどを指し、私たちがよく使っているＰＣ、スマートフォン、インターネット、ソーシャルネットワーキングサービス（以下、ＳＮＳ）などはその代表です。またコロナ禍で流行してきた「オンライン○○」はまさにＩＣＴの基盤があったからこそできたものです。

地域においては市街地までの距離や時間は大きな障壁になるということは繰り返しお話ししていますが、ＩＣＴをうまく利用することで軽減することが可能です。

私の地域や診療所で実際に行っている主要な2つのＩＣＴ活用方法についてご紹介いたします。

①診療現場でのＩＣＴ利用

私の住む和歌山県では、県庁所在地の和歌山市に高次医療機関が集中しています。和歌山市は県北部に位置しているので、大学病院に受診される方の中には県南部から片道三時間もの長時間の移動を余儀なくされる方もいらっしゃいます。このような距離的・時間的負担を軽減するため和歌山県は二〇一三年から全県で遠隔診療支援を開始しました。

具体的には和歌山県立医科大学（以下、医大）と県内の公的医療機関（診療所を含む）を遠隔テレビ会議システムで結び、遠方の外来患者さんがテレビを通して医大の先生の診察を受けられるというシステムです。

実際に診療所で活用した事例としては、以下のようなケースがあります。

ケース1：皮膚疾患をもつ患者さんの病状が悪化し専門治療が必要と考えたが、移動手段の制限のため高次医療機関へ受診できず、テレビ会議システムを用いて医大の皮膚科医師に診断、治療の助言をいただいたケース。

ケース2：腎機能低下の患者さんに対して栄養指導を勧めたが、ケース1と同様の理由で高次医療機関へ受診できず、テレビ会議システムを用いて栄養士による栄養指導を受けることができたケース。

他にもリウマチ科、神経内科、精神科、整形外科、リハビリ科などさまざまな遠隔診療支援で地域医療をサポートしてもらいました。

患者さんに遠隔診療支援を勧めると、テレビ会議システムでちゃんと話ができるかどうかの不安を口にされる方が少なくありません。私たち診療所スタッフが一緒に同席しサポートを行いますが、驚くべきことに多くの方は、数分も経たないうちに支障なくテレビを通した会話ができるようになります（年齢は問いません）。そして診察が終わるとほとんどの皆さんが「ここでこんなしてみてもらえるなんてありがたいね」とお話しされます。

対面で行う診察が最も重要であることは自明ですが、ご本人の状態や、訴えの内容によってはテレビ会議システムを利用した診察も可能であり、患者さんやご家族の負担は大きく軽減されると確信しています。現在、コロナ禍において感染予防という観点でオンライン診療は注目されましたが、地域医療という観点でもより活用してもらいたいシステムです。

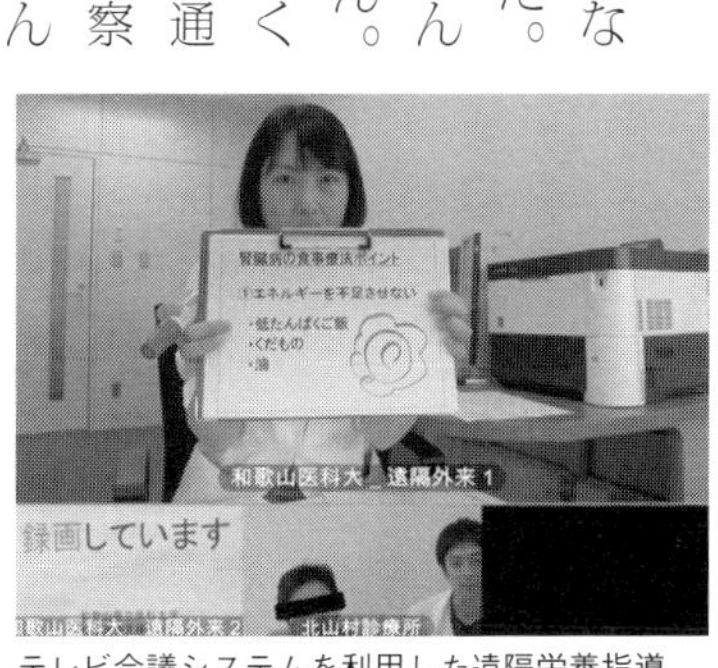

テレビ会議システムを利用した遠隔栄養指導

②多職種連携でのＩＣＴ利用

私の勤める診療所は紀美野町の東端にありますが、連携する役場（保健師）、居宅介護支援事業所（ケアマネージャー）、訪問看護ステーション（訪問看護師、理学療法士など）はすべて町の中部から西部に集中しており、直接会いにいくには片道三〇分程度かかる道を行き来しないといけません。

このため以前の連絡手段はもっぱら電話でした。電話は便利ですが、相手が今業務で忙しいかどうかは分からず、時間によっては立て込んでいるときに電話をかけてしまうこともあります。

また多職種が関わっている患者さんの相談については、ケアマネージャーに情報が集中します。そこから各事業所に個別に連絡してもらうということが多く、彼らの業務負担の多さは想像に難くありません。かといって中心部から離れた当診療所で頻繁に多職種が集まる場を設けるということは現実的ではありませんでした。このような中、普段の私生活で使用しているＳＮＳのように多職種がグループを作って情報を共有できる手段はないかと考え、たどり着いたのが医療用ＳＮＳでした。現在利用しているものは医療・介護に関わる職員は無料で登録でき、ＰＣ、スマホ、タブレットなどを用いて普段使い慣れているソーシャルネットワークのような感覚で使用できるものです。医療情報を扱うためのセキュリティーが担保されている点が通常のＳＮＳと大きく異なる点です。

この医療用ＳＮＳを担当患者さんの同意を得た上で、病状などについて関係職員間での情報共有に用いています。

当初これらをケアマネージャーや訪問看護師に紹介してみた際、慣れない操作に不安を抱える方もいましたし、紹介した自分としては逆に業務を増やしてしまうことにならないかという不安もありました。しかし、始めて数カ月で明らかに不要不急の電話連絡が減りました。電話がかかってくるときは比較的急を要する話題に絞られました。電話連絡に割く時間は減り、どの職種もその時間を他の業務に当てられることになります。またどのスタッフも同時に情報を確認できるため、主治医から病状の注意点をあげておくことで、介護、看護、リハビリに関わるスタッフが確認直後からそのポイントを押さえて業務を行ってもらえるというメリットもありました。

県外のご家族に同じＳＮＳグループに入ってもらう場合もあります。コロナ禍の影響で訪問する機会をやむを得ず減らしているご家族もあり、ＳＮＳを通して現在の患者さんの状況を確認してもらえるというところは大きな役割を担ってくれています。

また医療用ＳＮＳ以外にも、多職種の会議はオンラインで行うことも増えてきました。コロナ禍により変革を迫られた結果、オンライン会議用のデバイスが各事業所に設置されてきたというのが大きなターニングポイントになりました。ただし、オンライン会議はまだ自分のエリアではもう少しというところもあり、何とかその機会を増やしたいという思いでいます。

最後に

地域医療において頼れるスーパースターを生むことはその時点ではよいことであっても、いつまでもその存在に依存してしまうことは地域全体の将来にとって望ましくありません。

さまざまな人の支えにより成り立つ地域医療では、それぞれの役割の方が無理をすることなく余裕をもってサポートできるという姿が理想であり、継続できる形だと考えます。「無理をしない、させない」地域医療に少しでも近づくために、周囲を俯瞰する心の余裕をもちつつ、効率化できる業務はないか、取り入れることのできる新しい技術はないか、など医療だけにとどまらないさまざまなアンテナを張っておきたいと思います。住民の皆さんが住み慣れたこの地で自分らしい生活が続けられるよう、微力ながらもしっかり支えていきたいと考えています。

（和歌山県　国吉・長谷毛原診療所）

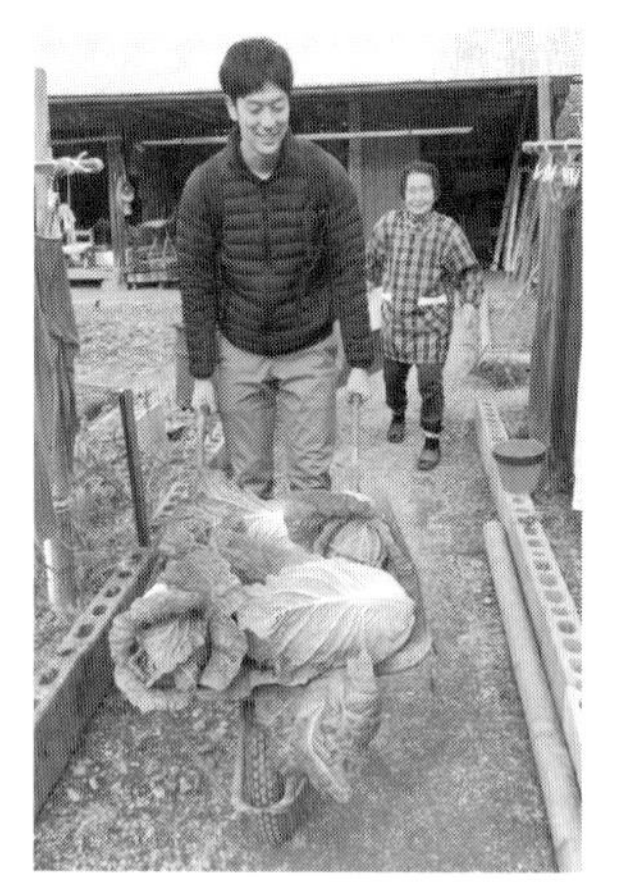

Iさんの畑での収穫

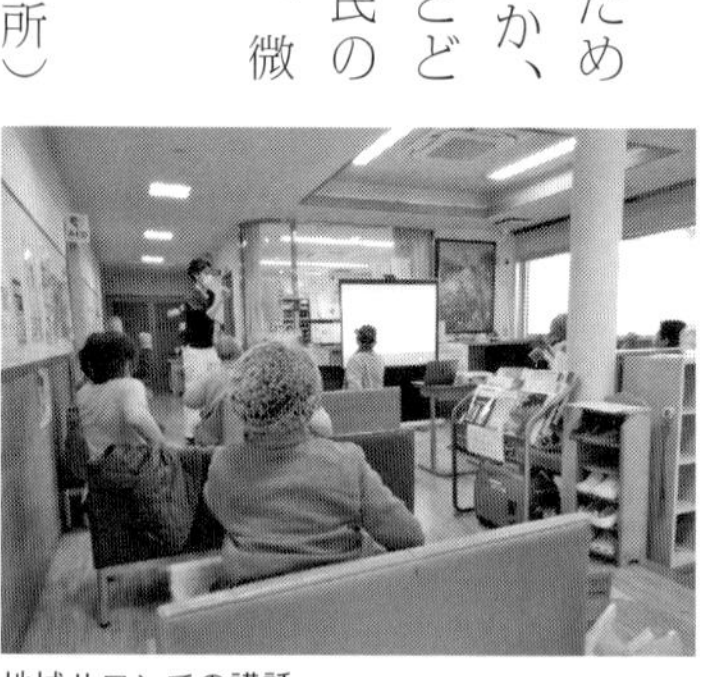

地域サロンでの講話

これまでの医師生活を振り返って

片山寛之

現在の勤務

現在私は、山口県東部、広島県との県境にある六〇床の岩国市立美和病院で院長代理として勤務しています。岩国市の中で旧錦町、旧美和町、旧本郷村、旧美川町は玖北地区と呼ばれており、約八千人が住んでいます。民間の診療所が三つ、公立診療所が四つ、公立病院が二つありますが、エリアは広大であり、岩国市街地までも距離があります。そのため、当院としては外来、入院、在宅医療、救急医療と幅広く対応しています。

玖北地区は人口減少が著しく、高齢化が進んでいるエリアです。岩国市の中心部からは自家用車で三〇分以上かかり、標高が一〇〇メートル程度高い地域であるため、あまり雪の降らない山口県としては珍しく積雪もあります。病院のある旧美和町は南北に広く、中心部が南にあるため、病院からは自家用車で三〇分程度離れている場所に住んでいる方もいます。

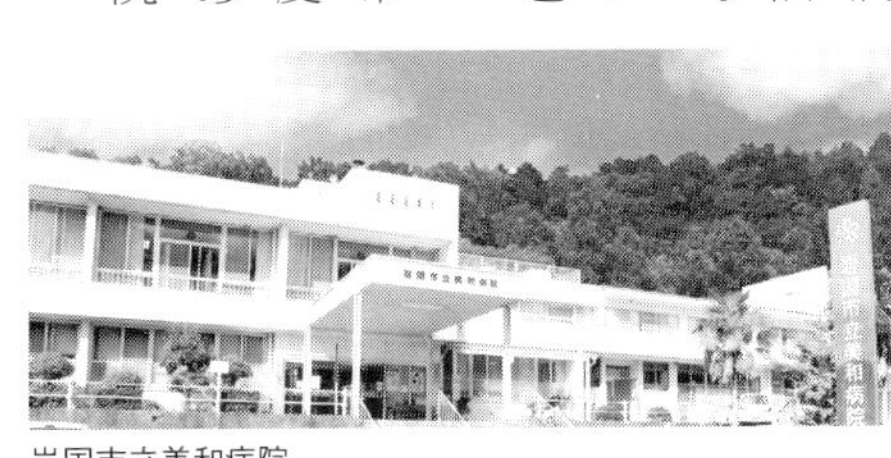

岩国市立美和病院

特産としては、岸根栗が有名ですが、最近では山口放送制作のドキュメンタリー映画にもなった「ふたりの桃源郷」の舞台としても知られています。

赴任するまで

初期臨床研修終了後、内科医として、地域の病院へ派遣されていました。もともと、私は学生時代から小児科医を志望していましたが、義務で派遣されている間は、しっかり地に足がついた医療を行いたいと考えておりました。地域の病院では、入院は感染症または心不全の増悪、外来は慢性疾患ならびにフレイル、認知症などのいわゆる老年症候群に対応していました。しかし、初期臨床研修ではあまり学んだことのないところも多く、試行錯誤しながら診療を行っていました。また、地域医療研修で初期研修医が来ることも比較的多く、どのようにしていけばしっかり教育できるのだろう、と悩んでいました。

家庭医療プログラムへのエントリー

医師四年目に自分の先輩にあたる先生が、長州総合医・家庭医養成プログラムの一期生として、同じ病院で働くことになりました。そこで、共に学んでいくことの重要性や、人生の先輩としてもいろいろと相談に乗っていただいたこともあり、私自身しっかり学びながら成長していきたいと思いました。そして、医師五年目から長州総合医・家庭医養成プログラムの三期生としてエントリーしました。プログラム自体は新しいものでしたが、離島診療所勤務中にも週一回の振り返りや、指導医からの指導により徐々に家庭医への理解が深まっていきました。

家庭医療専門医研修中に家族志向のケア、Bio-Psycho-Socialモデル、複雑な問題の解決など家庭医療のエッセンスを学んだり、一人診療所長として診療所管理や運営、組織のつくり方などを学んだりしました。

また、日本プライマリ・ケア連合学会中国支部の主催しているm-HANDS-FDF(指導医養成セミナー)に参加することで、医学教育について学んでいき、自身の教育に関して改めるきっかけとなりました。

院長代理として

家庭医療専門医取得した後に、現在勤務している岩国市立美和病院の院長が辞任されることが決まり、義務年限中に院長不在の小病院に院長代理として派遣されることとなりました。以前に小病院で勤務していた際は、外来を行ってほしい、入院診療を行ってほしい、当直を行ってほしいなど臨床的な部分が多く求められていましたが、現在は院長代理という立場で、病院をどのようにマネジメントしていくか求められるようになったと実感しました。例えば、職員採用の面接、人事評価の目標設定、それをどのように病院の理念・基本方針などとつなげていくか、職員のモチベーションアップや病院の収支を上げるためにどのような戦略や戦術をとっていくのか、それにはどのような人材育成を行っていけばよいのかなど、今までには行ったことのないことも数多く経験しました。また、新型コロナウイルス感染症の出現により、発熱患者への対応や地域で発生した場合の対策など、対応策が蓄積されていないことへアプローチする機会もありました。非常に困難な状況は続いていますが、病院としての体制づくりをサポートできたことや組織が少しずつ形成されていく姿を実感できています。

小病院の医師として

外来診療では、午前中に患者さんが来院され、健康問題への対応を行っています。高齢者が多いため、生活習慣病や運動器の問題は多いですが、心理的な問題や社会的な問題に対しても対応が必要となります。個人的には予防に力を入れており、喫煙や飲酒の問題、予防接種などを科学的根拠に基づいて患者さんとコミュニケーションを行いながら少しずつ進めています。

救急車の受け入れも行っており、初期対応を行いながら自施設で入院可能な疾患に関してはそのまま入院し、自施設で対応困難な場合は他の施設へ転送していくという流れで行っています。もともと外科医だった医師が多かったこと、近隣のクリニックが内科開業医であるため、外傷に関しては比較的高度なものも相談されることが多いです。自身の経験はあまりなかったため、必要なものを学びながら対応しています。

入院診療では、近隣に嘱託を行っている特別養護老人ホームが二カ所あるため、そこからの入院が多く、ほとんどが肺炎などの感染症か心不全、腎不全などの下降期慢性疾患の急性増悪、手術が不要な運動器疾患での入院となっています。また、大病院からの紹介もあり、手術後すぐに自宅へ帰ることが難しい方のリハビリや療養目的の方、施設入所まで調整を行う方、末期がんの終末期で、自宅へ帰ることはできないが可能な範囲で自宅の近くで入院を希望されるような方の受け入れも行っています。

訪問診療では、通院困難な方を中心に、神経難病の方や末期がんの方などに対応しています。集落が点在していることもあり、なかなか件数が増えていませんが、可能な範囲で在宅医療を提供できる体制を構築できるように調整しています。

また、旧美和町内に特別養護老人ホームが二つ、障害者施設が一つあり、その嘱託医も行っています。

このように、病院として外来、入院、訪問診療、救急医療に対応しています。以前から諸先輩方や前任の医師たちがこの地域に住む方たちにとってなくてはならないような病院を目指し、診療を行ってきており、それを基本的には踏襲しております。しかし、高齢化、人口減少といったことから本当に診療としてそれが正しいのか、ということもあり、徐々に現在の医療体制にあったものに調整していきました。

赴任してから、病院の理念がかなり古かったこともあり、全職員対象にグループディスカッションを複数回開催し、理念を刷新しました。グループディスカッションを行ってから、徐々に職員の意識改革がほんの少しずつですが、進んできたような気がします。

プロジェクトマネジメント

現在、耐震構造の問題から五年後に病院の新築・移転することが決まっており、その設計に関するプロジェクトが進行しています。また、厚労省の公的病院の四二四病院の再編リストに記載されている病院であり、以前から検討はされていましたが、「この病院の立ち位置は何か？ どのようなものが求められているか？」などを市の担当課などと共に検討していくようなプロジェクトや、訪問看護ステーションを立ち上げるためのプロジェクトなど、院内外を問わず多数のプロジェクトが立ち上がっています。その総括に関わっているため、責任の重さを感じていますが、なかなか経験することができない貴重な機会をいただいていると思っています。

いろいろな話をしていくと、構造として負のサイクルとなっている部分が判明しました。例えば、医師数はなぜ増えないのか、なぜ医師が定着しないのかという視点で俯瞰しても、院内に受け入れる体制がなかなかできていない、教育の仕組みがない、美和の魅力が伝わりにくい、若いうちから医療人として育てていくような仕掛けが乏しい、設備が古い、など複数の課題が上がってきます。新病院建築に向けて、設備に関しては改善できるような設備をつくっていくこと、体制に関しては、院内で文化をつくっていくことを念頭に方向性を見出してきました。一歩ずつではありますが、少しずつ何が足りず、何をどのようにしていけばよいのかということがスタッフにも伝わってきていることを実感しています。また、現時点では行えていませんが、包括的な視点で地域の魅力を伝えられるような場をつくり、それをサポートできる人を増やしていけるようにしていければよいな、と思っています。

まだまだ方向性が定まっていない部分も多いですが、少しずつ方向性を示し、ずれているベクトルを修正していくのが今の自分にできることなのだと思いながら仕事に励んでいきたいです。

新型コロナウイルス感染症への対応の中で

執筆中は二〇二〇年から始まった新型コロナウイルス感染症が流行している時期であり、岩国市内の会議、地域単位の会議、院内としての会議と複数回行っていき、当院としても発熱患者にどのように対応していくか、圏域内で新型コロナウイルス感染症が流行してきた時にできることはないのか、そのために必要なことは何か、と常に考え、話し合ってきました。非常に大変な時期に院長代理になったことを心苦しく思いましたが、世界的な問題、日本での課題、県としての課題、岩国市の課題、玖北地域の課題、院内の課題とそれぞれが新型コロナウイルス感染症を通して明らかとなり、それをどのように解決していけばよいか、について考えることができたのは貴重な経験となりました。また、日々変わっていく情勢や情報をいかに知っていくのかについても非常に重要なことだと学びました。院内では、リーダーシップを重視した研修を行おうとしていたところで新型コロナウイルス感染症が徐々に猛威を振るっていたところで、なかなかネット環境の整備も進まず、当初は非常にもやもやしました。しかし、いろいろな方との対話を重ねていくことで、今まで行っていた会議をオンラインで行えるようにグループウェアの導入や、労務管理や感染管理を意識しながら少ない人数の職員で対応するためにはどのような工夫をしていけばよいのかなど、少しずつ組織として前進していくこともできました。オンラインでのコミュニケーションが進んだこと、スタッフがそれに置いていかれないように意識し始めたことは、新型コロナウイルス感染症による影響の中でも、怪我の功名のような部分なのだと感じています。執筆中はまだまだどうなっていくか分からない状況が続いていますが、withコロナでも、zeroコロナでも、afterコロナであっても柔軟に対応できるような意識でいようと考えます。

謝辞

地域医療の現場の話というよりも、まだまだ若手にあたる私が、どのように院長職として日々過ごしているのか、ということを焦点に書かせていただきました。あまり経験したことがない方も多いとは存じますが、若手が管理職としてもがきながらも前進しようとした文章としてあたたかく読んでくだされば幸いです。

最後に、このような執筆の機会を与えてくれた公益社団法人地域医療振興協会ならびに推薦していただいた山口県立総合医療センターへき地医療支援センター長 原田昌範先生に感謝いたします。

（山口県　岩国市立美和病院）

どのような人にとって、どのような存在でありたいか

西村謙祐

医師としての「在り方」

「西村先生ですか?……助かった」それは一生忘れられない言葉となった。

自治医科大学を卒業し、山口県内へき地を中心とした九年間の勤務が義務付けられた。その七年目に最後のへき地勤務として、岩国市本郷町に派遣された。診療所勤務では日々の診療に加えて、住民向けの講演、地域連携など幅広く活動した。地域医療は楽しかったが、一方で、将来的には外科医として生きていくつもりであった。一年半の勤務を終え、後ろ髪を引かれる思いで本郷町を去り、外科に従事した。急性期疾患の対応や手術室で過ごす日々はやり甲斐があった。しかし、しばらく医師としての人生について、いろいろと思いが巡った。結局、私が出した結論は、九年間の義務明け後、地域医療の最前線に戻ることであった。常勤医不在となっていた本郷町に戻ったとき「先生、お帰りなさい」と言っていただくことが嬉しかった。しかし、深夜まで続く盛大な送別会の一年後の帰還は少々早過ぎて、いささか気まずかった。迎えていただく笑顔が、ニヤニヤしている気がした。

本郷町に戻って三カ月経過したときのことである。以前、私が担当していた高齢の女性が、体調を崩して受診した。私が不在の間は、ある難病のため遠方へ通院しており、当院への受診は久しぶりだった。その患者は、病状が進行し歩行が難しくなっており、梅雨の高温多湿のためか、食欲低下、脱水症状が出現していた。車椅子に体を傾けて乗り、目が虚ろで明らかに辛そうだった。診察室に入った後も、無表情のまま宙を見ており、私の声かけにも返事がなかった。それから少し間をあけて、ゆっくりと私の方に顔を向けて、小さな声で「西村先生ですか？」と尋ねた。久しぶりに見た顔が自分が知っている医者か自信がなかったのだと思う。私はその患者の気持ちを和ませようと笑顔を作り、いったん「はい、西村です」とだけ答えた。その患者は、やはり表情は固かったが、ひとことだけ言葉を口にした。独り言のように小さく「助かった」と呟いた。

点滴が終わると「少し気分が良くなりました」と言い帰宅した。特別な処置をしたわけではなく、私自身に特別に秀でた診療能力があるわけでもない。平凡な医者である。しかし、私がいただけで「助かった」と、思ってくれる人がいることに驚いた。期待に応えなければと責任も感じたが、何より嬉しかった。

インド独立の父マハトマ・ガンジーの言葉「目的を見つけよ、手段はついてくる。（Find purpose, the means will follow.）」を座右の銘にし

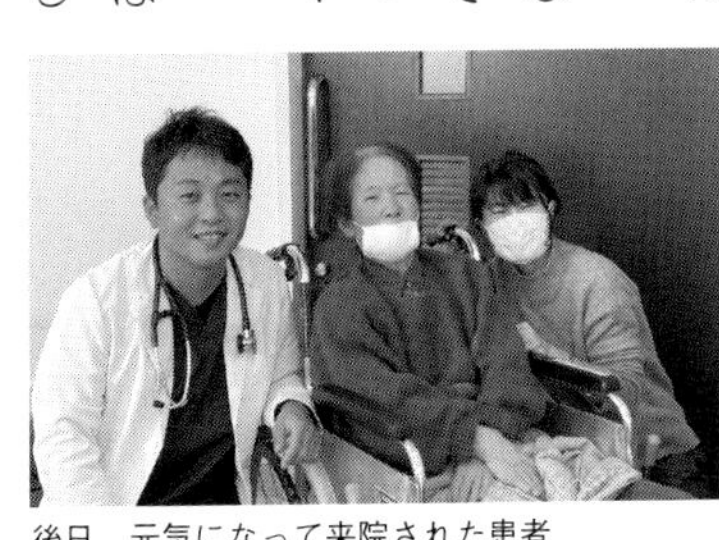
後日、元気になって来院された患者

ている。「どのような人にとって、どのような存在でありたいか」を自分自身に問うことが人生の指標になる。その答えは、その人が目指す生き方や在り方であり、人生の目的になると思う。医者、看護師など、その人の夢や仕事は、その在り方のための手段である。家庭医でも、外科医でも、その専門医資格自体が重要ではなく、その知識と技術を通じていかに患者と向き合うかが大切である。

私は、目の前で困っている人や助けを求める人に、手を差し伸べることができる存在、その人に少しでも「お役に立てる」存在でありたいと思い診療を続けてきた。その患者との一年半ほどの付き合いの中で、「困った時に相談すると何かしら役に立つ」と思っていただけていたと感じた。目標とする在り方に近づいていると思わせてくれた言葉だった。

「離島医療」という名の修行

少し時間が遡るが、医師五年目に離島への派遣が決まった。山口県には、派遣先となる離島は三カ所あり、多くの自治医科大学の卒業生が一度は離島に勤務する。そのためその辞令に驚きはしなかったが、正直嫌だった。恥ずかしい話、当時の私には、地域医療に対して使命感はあったが、それ自体に興味がなかった。また、白髪が増えた前任者の申し送りが、小心者の私に過酷な医療環境を映し出した。無事に職務を全うできるか甚だ不安だった。

派遣された萩市大島は日本海の離島で、人口は八〇八人（平成二六年三月末時点）であった。一日四便のフェリーが片道三〇分で本土との間を往来する。主な産業は漁業と農業であり、若い漁師の世帯が多く、十五歳未満人口は全体の十一・四パーセント、高齢化率三四・〇パーセントであった。大島の医療体制は無床診療所が一カ所であり、医師は私一名で、看護師も一名常勤していた。本土の医療機関へ急患の搬送が必要な場合には、緊急船として自治体が契約している漁船が搬送手段となっていた。診療時間外の体制は、診療所長である私に任せられた。休日の日中は医師または看護師が島内待機し、平日と休日共に夜間は必ず医師が島内待機する体制とした。つまり、私は二年間のほとんどを、島内で過ごした。

私は昔からストレスでよくお腹をこわしていた。幼少期は正露丸が手放せない子どもだった。在学中も国家試験や短期留学など肝心な時は腹痛が出現した。大島診療所の勤務開始前日は過去最悪だった。今では弱さの伝説として笑えるが、腹痛に加えて嘔吐と下痢が数日間続いた。

そんな勤務初日の朝、九〇歳代女性の患者宅から「おばあちゃんの息が止まった」と連絡があった。まさに泣き面に蜂であったが、私の体調は二の次である。ぼやっとする頭を叩き起こし患者宅に急いだ。私が到着した時には、弱く呼吸を再開していた。老衰であり、もう長くないことを集まった家族に伝えた。温かい素敵な家族だった。その方は、それから数日後、自宅で家族に見守られ亡くなられた。私の離島医療の始まりは、人生初の訪問診療、人生初の在宅看取りであった。ご家族からは、感謝された。しかし、適切な対応ができていただろうかと、ただただ不安な気持ちであった。

子どもの急患で緊迫することが何度かあった。赴任して二週間目に、「子どもが息をしていない」と、全身ぐったりした唇が真っ青の四歳の子を、親が抱きかかえ駆け込んできた。その瞬間、頭が真っ白になったが、医者は当然私しかいなかった。考え得る処置を行いながら緊急船で本土まで搬送した。搬送先の小児科医に受け入れ依頼するとき、電話を持つ手が震えていたのを覚えている。幸い、その子は、入院治療後、順調に回復した。

冬の日本海の気候は厳しく、特に雨の日は風が強く波が高い。そのような日の緊急搬送では、船も急ぐため飛び散る海水は、まるでバケツの水を掛けられているようである。小規模な漁船であり、患者を乗せる船尾のスペースは吹き曝しであった。患者が濡れないようにブルーシートで保護するが、私はずぶ濡れとなる。それが深夜だと寒さに凍えていた。さらに、振り落とされるくらいに船が激しく揺れるため、搬送後はひどい船酔いでしばらく動けなかった。

大島からの贈り物

休日や夜間の急患も多く、心が疲弊してしまうことがあった。そのようなとき、家族の存在に大変救われた。一緒に大島に付いてきてくれた妻と子どもたちには、今でも頭が上がらない。また、大島の人々の温かさにも救われた。私たち家族が島に馴染めるようにと、毎日のように魚や野菜を持ってきてくださり、妻と子どもを外に連れ出してくれていた。毎月のように催されるお祭りなどのイベントには家族ぐるみで仲間に入れていただいた。皆さんの心遣いがとても嬉しかった。診療面でも診療所スタッフと緊急船の船頭をはじめ島民の方々には大変支えられた。島民への感謝の気持ちでいっぱいになり、恩返ししたいという思いが強くなっていった。

大島の方々の役に立つためには、離島という特殊な医療環境に住む不安の軽減が大切と考えた。安心を届けるため、独居や身体機能が低下した高齢者の自宅を積極的に訪問した。小児の診察では、後日、必ず保護者に電話して体調を確認した。そして、全ての患者に、二四時間いつでも電話で相談してよいと伝えた。病気やケガのときに、いつでも相談ができ、必要な処置を受けられる環境を提供した。

はじめは、仕事とプライベートに境界がなく辛いと思っていた。しかし、受診する小児は息子の友達であり、保護者は私の飲み仲間や妻のママ友であった。患者は皆、私たち家族を温かく迎え入れて

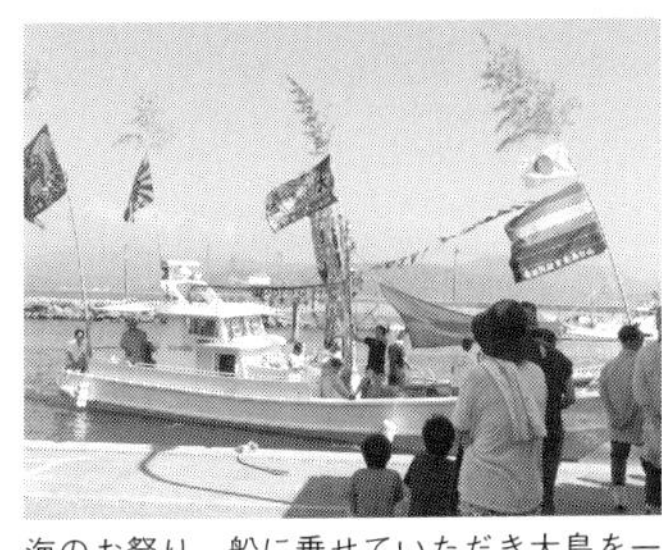

海のお祭り。船に乗せていただき大島を一周した。

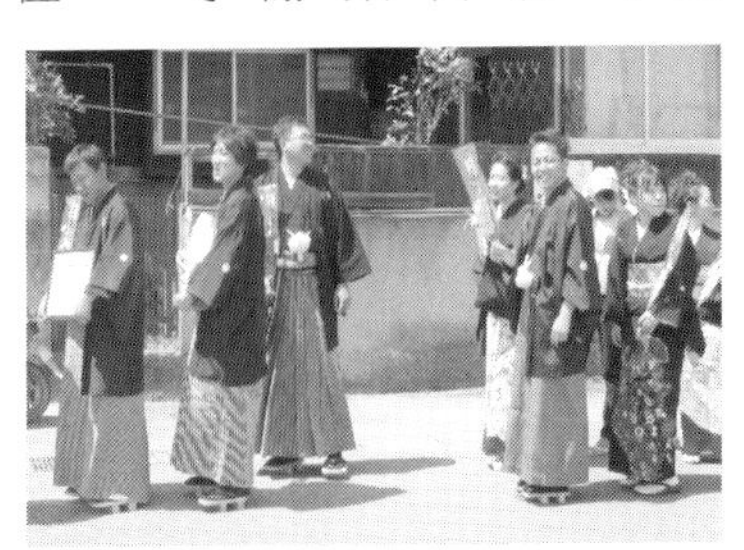

大島の祭事「歳祝い」。数え33歳一同が着物で神社まで歩いた。

くれた島民だった。私自身が島民としての生活や付き合いの中に医療があり、「お役に立てるなら、ぜひ声をかけてください」という姿勢に変わっていた。この経験は、私の現在の価値観に強く影響している。二四時間三六五日、全島民の健康に責任を持つ覚悟で臨んだ二年間は、周囲の支えにより完遂できた。そして、医師としての私を支えている貴重な経験と価値観を与えてくれた。

もっと遠くまで照らす灯

この春、医師十二年目を迎える。これからは目の前で困っている人々にもっと広く貢献したい。地域の医療体制に介入し、より多くの医療が届きにくい人々の役に立ちたいと考えている。

岩国市北部は本郷町、錦町、美川町、美和町の四町があり、玖北（ほく）地域と呼ばれるへき地である。人口七六七七人、高齢化率五四・八パーセント、人口密度一六・九人/平方キロメートル（令和二年一二月一日時点）の地域である。市立病院二カ所、市立診療所一カ所、民間診療所三カ所が、個別に各地域を管轄するため、業務効率が悪く、医療従事者の必要数が多くなる。医師数のわずかな増減によりサービスのレベルが大きく変化

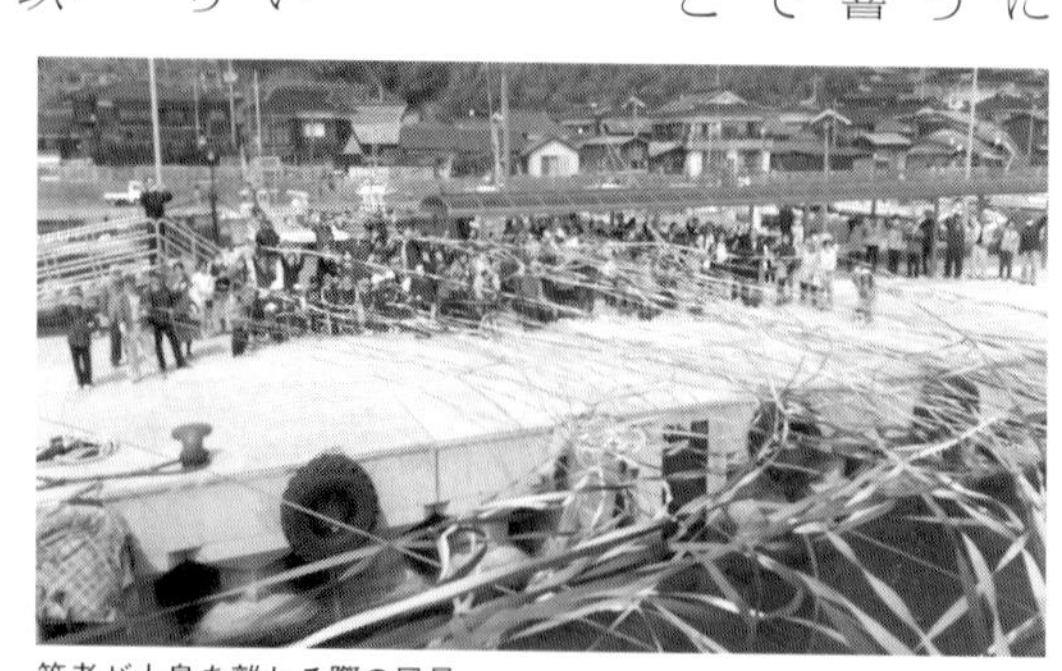

筆者が大島を離れる際の風景

する不安定な体制が数年来続いており、医療機関の機能分担と拠点化は急務である。私は自身の存在意義を示すかのごとく、各医療機関と個別に議論を重ねてきた。令和元年末に玖北地域の医療体制適正化を見据えた協議会が開始された。住民目線であり、持続可能な医療システムを目指し、協議を続けている。

玖北地域は市街地から離れており、サービス提供可能な訪問看護ステーションがない。地域包括ケア推進に、独自の訪問看護ステーション設置が必要であった。二カ所の市立病院が運営する、みなし訪問看護事業を基盤にすることが適切であった。自治体と両病院に呼びかけ訪問看護ステーション設立事業を開始した。私はその事業のマネジメントを引き受けた。慣れない業務に大変苦悩しながら、胃薬を片手に奮闘している。令和二年五月に作業開始し、令和三年度中にはサービス開始予定である。

大学の先輩である原田昌範先生の「厚生労働省科研費によるへき地オンライン診療実証研究」に参加している。都市部での活用事例が多いオンライン診療を、へき地医療において実証し、制度面の課題と改善点を整理する。実証に先立ち、国内へき地に好事例が少ないため、海外の事例を視察する機会をいただいた。令和二年一月に米国オレゴン州ワロワ郡エンター

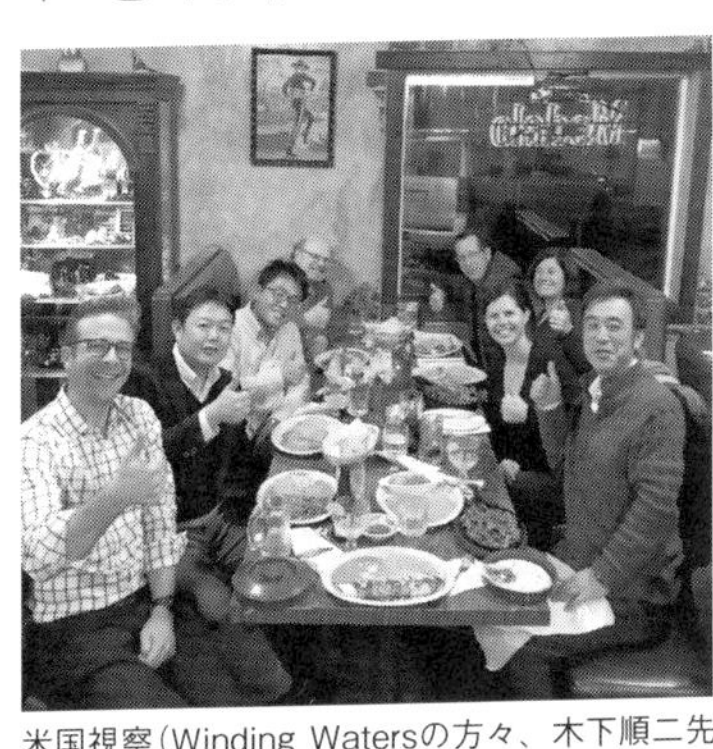
米国視察（Winding Watersの方々、木下順二先生、原田昌範先生、筆者）

プライズを訪問した。人口密度〇・五四人／平方キロメートルの山間部のへき地である。ワロワ郡全体を医療圏とする診療所で家庭医が行うオンライン診療を視察した。医療へのアクセス改善を目的に導入されていた。看護師や薬剤師が患者宅を訪問し、診療をサポートする体制であり、我々が実証するD to P with N（D：医師、P：患者、N：看護師）の形式に近かった。令和二年二月に豪州クイーンズランド州ブリスベンとエメラルドを訪問した。行政主体の遠隔医療の運営基盤と、さまざまな形式の遠隔医療を視察した。へき地度の高い地域を優先した制度が整備されていた。それらを参考に、令和二年二月に本郷町でオンライン診療の実証を開始した。令和二年四月には新型コロナウイルス感染症流行のために大幅に規制緩和され、実証は加速した。現在も、本郷町では実績が増えており、医療資源が少ない環境下の医療サービス向上に、寄与するまでに拡大している。

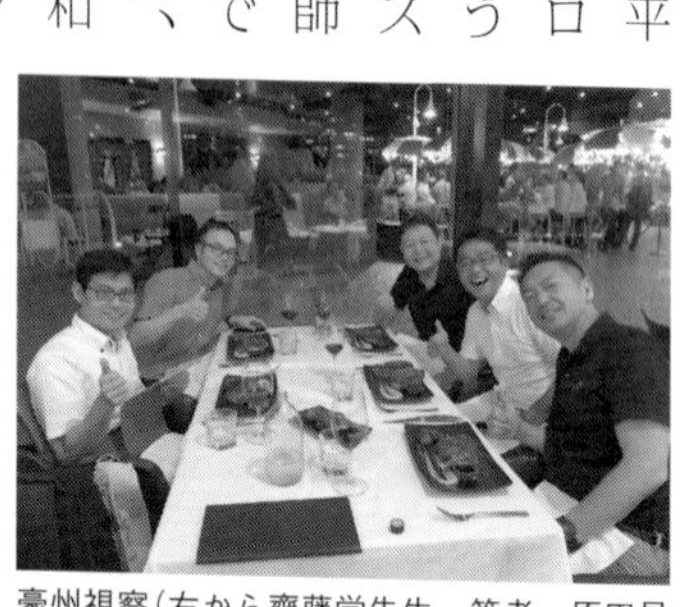

豪州視察（右から齋藤学先生、筆者、原田昌範先生、杉山賢明先生、古城隆雄先生）

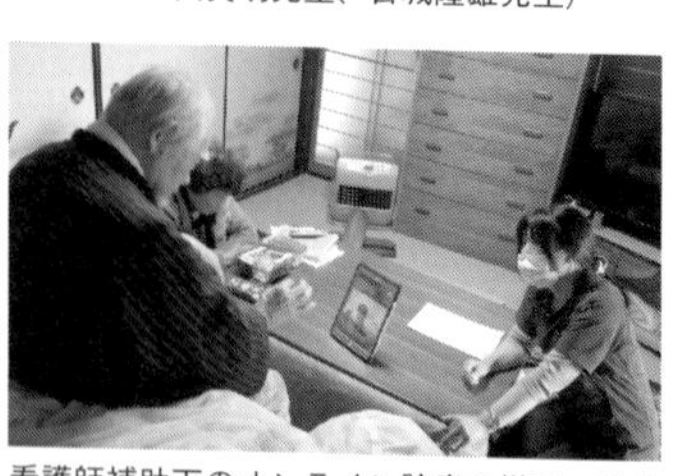

看護師補助下のオンライン診療の様子。筆者がモニターに映っている。

地域医療をおもしろく

地域医療振興協会山口県支部の事業として、全十回シリーズの「世界の地域医療に学ぶ会」を企画し、令和二年九月にオンライン開催した。第一回として、オンライン診療の海外視察でいただいたご縁から、オレゴン健康科学大学家庭医療学科の山下大輔先生と、クイーンズランド州保健省の芳賀洋文先生にご講演いただいた。新型コロナウイルス感染症流行時の遠隔医療の状況に加え、家庭医療の視点から米国の診療形態変化に対する考察の深さ、豪州のへき地医療学のスケールの大きさと熱い想いは、地域医療に従事する私たちの心を動かした。

その勉強会のキャッチコピーを「地域医療をおもしろく」とした。山口県の偉人、高杉晋作の歌から言葉をいただいた。

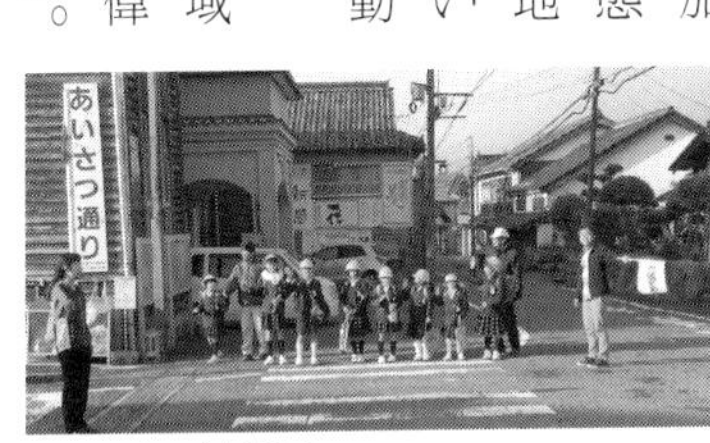

登校見守り（本郷町）

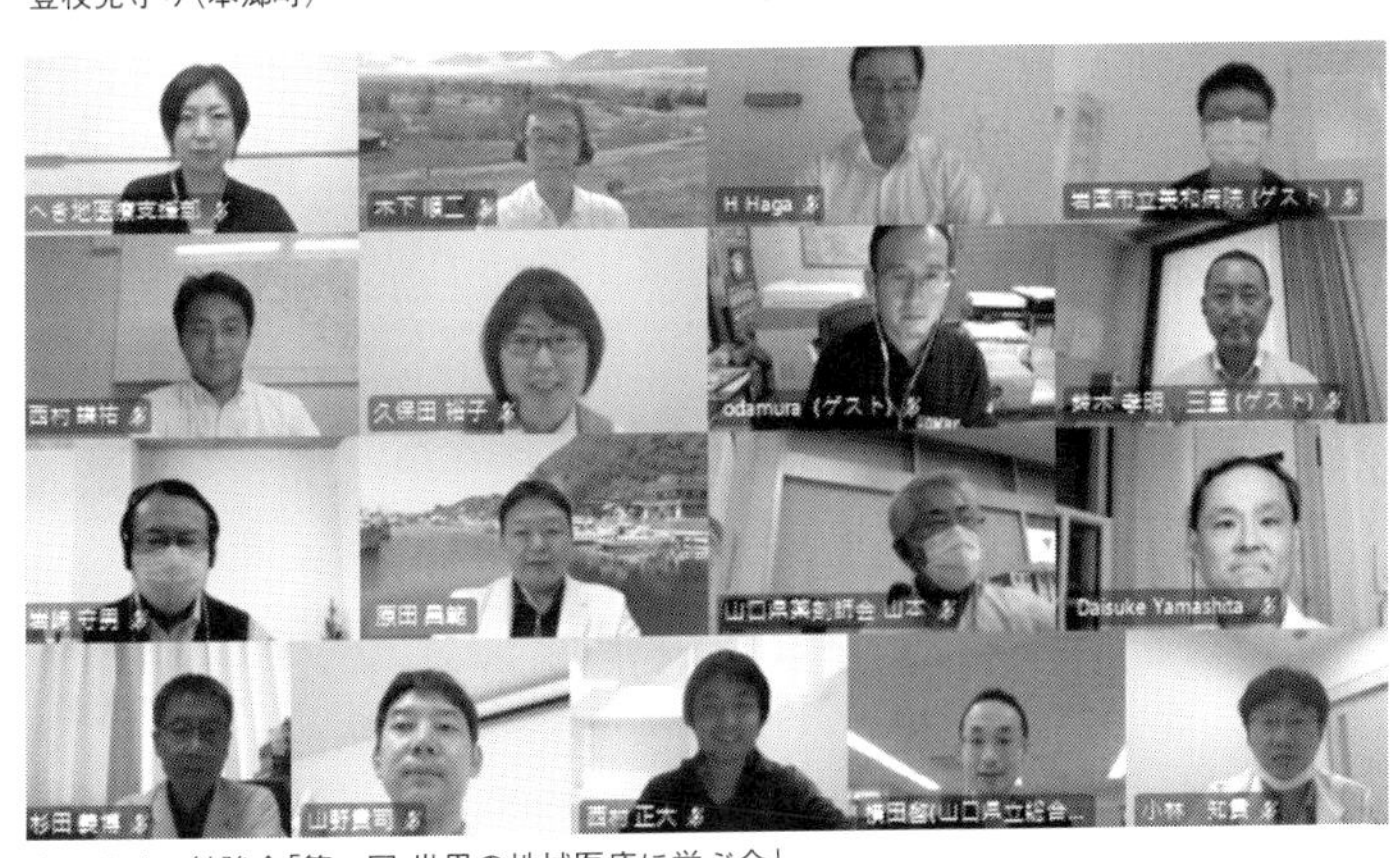

オンライン勉強会「第一回 世界の地域医療に学ぶ会」

病床に臥し、世を憂い詠んだ上の句「面白き こともなき世を おもしろく」に対し、野村望東尼が詠んだ下の句は「すみなすものは こころなりけり」である。

へき地の医療環境は厳しい。過疎化は進み、医療従事者は減り、ますます医療が届きにくくなる。その中、孤軍奮闘するも徒労に終わり、途方に暮れることが何度もあった。そのような面白くないと映る現状があったとしても、心の持ち方次第では、困難な課題ほど挑戦する面白さがあるかもしれない。

地域医療では、その地域で暮らす人々の健康に貢献する全てのことが仕事である。患者の声に真剣に耳を傾けることや、地域での活動を地道に続けてきた。その結果、少しずつ感謝の声や笑顔をいただくことが増え、また志を共にする仲間と出会うことができた。笑顔や感謝からいただく日々の小さな幸せをエネルギー

中学校の保健授業（本郷町）

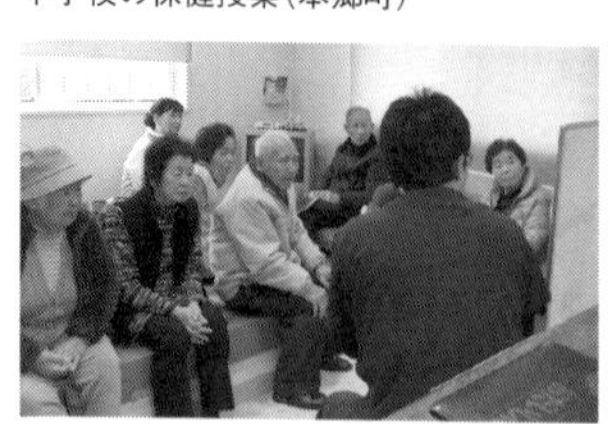

健康教室（本郷町）

本郷診療所だより

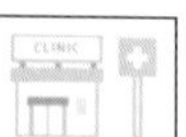

[illegible]ちゃん先生の独り言　Vol.4　風邪薬って何でしょう?

[illegible]

【お知らせ】

○12月11日から1月中旬までの間、本郷診療所においてアンケートを実施しています。診療所が、これからも皆様のお役に立てるための調査です。ご来院の際には、是非ご協力下さい。

○インフルエンザの流行が始まりつつあります。マスク、手洗い、うがいなど、予防策を徹底し、インフルエンザにかからないように気をつけて下さい。

○今回は風邪薬についてでしたが、皆さんのお役に立てるような情報を発信したいと思います。もし、気になるテーマがあれば、是非教えて下さい。

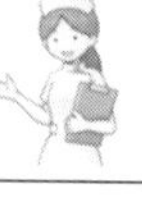

住民向けの健康コラム（本郷町）

にして、仲間とアイディアを出し合い、豊かな未来を想像し、「地域医療をおもしろく」創っていく。そうやって思いをつなぎ、目の前の医療が届きにくい地域の人々に手を差し伸べ、「お役に立てる」存在になる。そのような志を胸に、これからも私たちの地域医療を一歩ずつ前に進めていきたいと思う。

（山口県　岩国市立本郷診療所）

地域医療を楽しむ

橋元幸星

とっておきの時間

静寂の夜の漁港。

月夜に照らされた穏やかな海面と、天の川が流れる満天の星空に交互に目をやりながら、のんびりとしかし手元に集中しながら岸壁に立つ。手元の釣り竿から伸びる細い釣り糸の向こうには餌木（えぎ）と呼ばれるイカを釣るための疑似餌が結ばれている。日中の病院の慌ただしい喧噪から一変、波の音だけが聞こえる夜の海に佇み、この糸を通して餌木にアタックしてくるイカの感触と会話する。ここ高知県大月町で地域医療に携わる中で僕が出会った、とっておきの趣味のひとときです。

この「エギング」という釣法で狙う獲物はアオリイカ。イカの王様と呼ばれる種類です。釣りの難易度だけでなくその味と値段も一流で、自分で釣り上げたばかりの新鮮なアオリイカは透き通るように美しく、歯ごたえや舌触り、甘みさえ感じる極上の味は、スーパーや居酒屋で味わうそれとは比較になりません。

魅力あふれる大月町

高知県大月町は東京から公共交通機関を利用してたどり着くのに日本一時間がかかる人口五千人弱の小さな町です。県内外からも多くの釣りファンが訪れる有名なエリアであり、全国屈指の透明度と日本一と言われる魚種を誇るダイビングスポットでもあります。半島状の町の先端に浮かぶ柏島は、圧倒的な透明度を誇る海がSNSで一躍有名になり、夏には多くの観光客が訪れます。一方で冬場になると、ほとんど観光客は見かけず、そこら中に佇む猫たちと数人の島民の姿しか見ません。そんな漁村の冬の風景は、冷たい海風になびくイカの一夜干しや「ひがしやま」と言われる極甘の干し芋、すだれに干されたメノリと呼ばれる岩のりやトコロテンの原料である天草など、島ならではの季節限定ものだ。月一回の往診で訪れる際に目にする、そこに息づく島民の生活の風景を見るのが大好きでした。

「僕が釣るのはイカだけ。イカ専門医です」。担当する患者さんへの急な対応のため、餌を使わず、すぐに撤収できるエギングは「生活にすごくフィットして

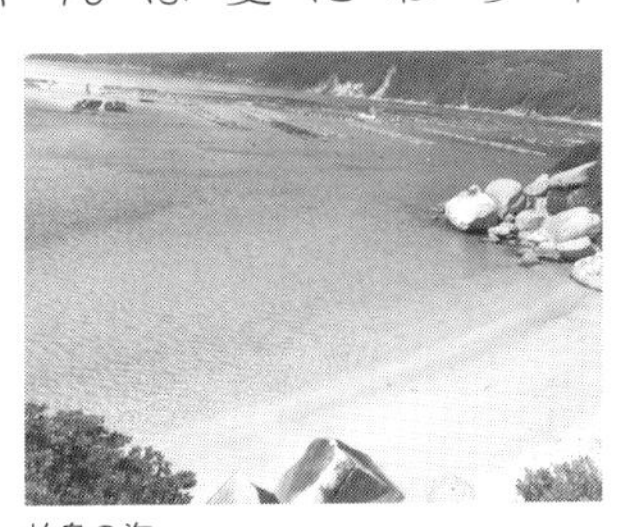
柏島の海

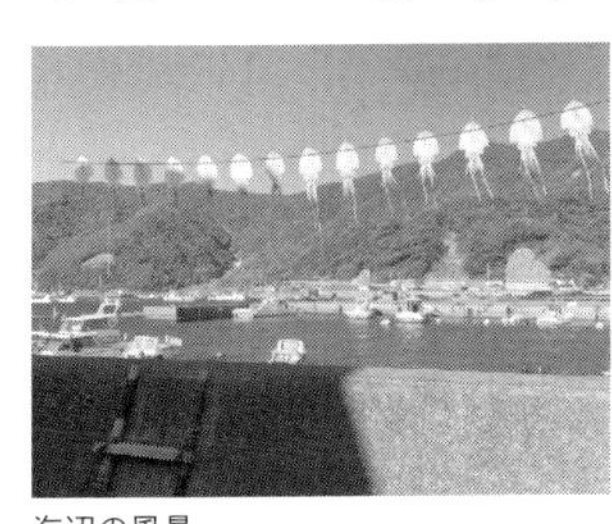
海辺の風景

いる」という。離島の沖の島診療所で一泊二日の出張診療の際も持参するのは聴診器ではなくエギングタックル。患者さんも橋元さんの釣り好きを知っていて「〇〇の海にずいぶんイカが見えだしたでえ」と、診察室での会話はほとんどイカの話だとか。橋元さんが医学を学んだのは栃木県の自治イカ大学…いや自治医科大学。医師が不足する地域のため、学費を免除する代わりに卒業後は最低九年間、出身地のへき地診療所などで勤務する義務がある。学生時代、橋元さんは馬路村の診療所で実習を受けた。当時の所長だった内田望さんに連れられて訪れたのは早朝の川。アユを捕りながら「より良い地域医療をやりたいなら自分も家族も、その土地を楽しまなきゃいけない」と教わった。

地域に溶け込み、診察室の外でも人とつながれ―。この経験が「イカ釣りドクター」の原点になった。

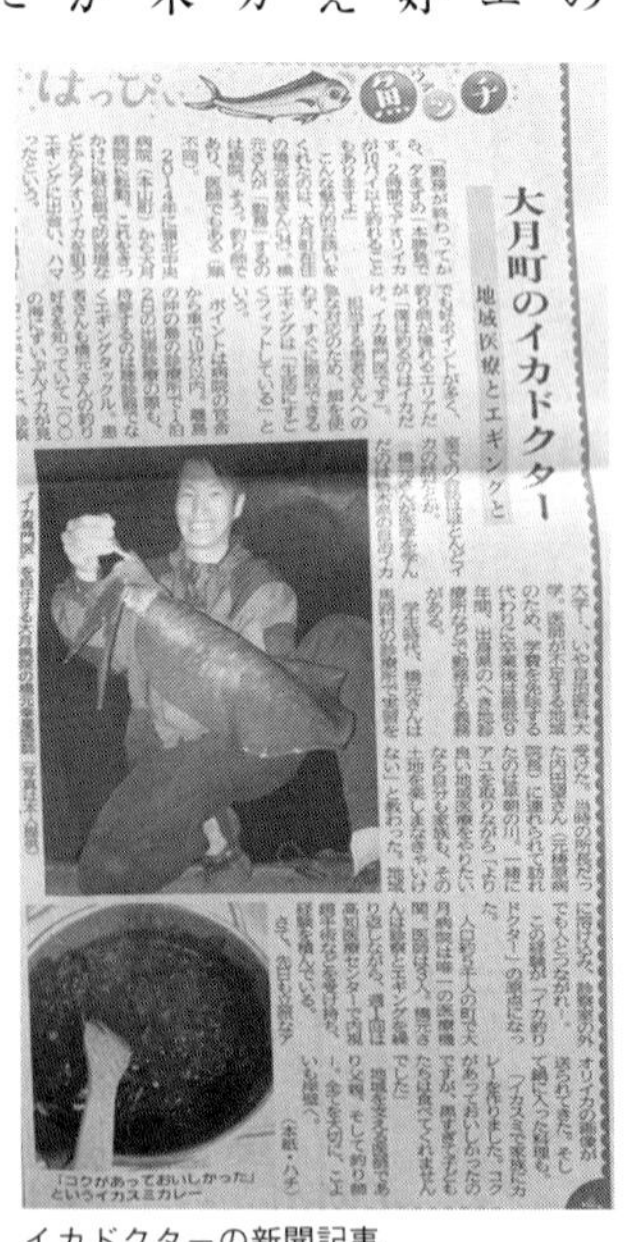

はっぴー魚っ子

大月町のイカドクター

地域医療とエギングと

「コクがあっておいしかった」というイカスミカレー

イカドクターの新聞記事

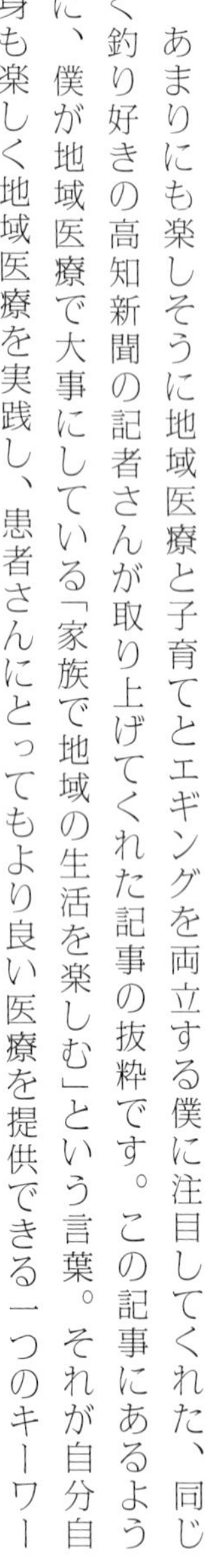

あまりにも楽しそうに地域医療と子育てとエギングを両立する僕に注目してくれた、同じく釣り好きの高知新聞の記者さんが取り上げてくれた記事の抜粋です。この記事にあるように、僕が地域医療で大事にしている「家族で地域の生活を楽しむ」という言葉。それが自分自身も楽しく地域医療を実践し、患者さんにとってもより良い医療を提供できる一つのキーワー

ドだと思っています。

地域医療の役割

地域医療を語る上でもう一つ先輩からもらった言葉があります。「医療資源の少ないへき地においては、その地域の医師の知識・技能がその地域の医療レベルに直結してしまう」という言葉です。ここ大月町では医療機関は大月病院のみであり、勤務するのは医師九年目以下の若手三人のみ。専門的な検査や治療を受けようと思うと、バスで小一時間かかる基幹病院まで行く必要があります。高齢化率四五パーセントの大月町では高齢独居や老老介護・認認介護の家庭はありふれており、基幹病院まで気軽には通院できない人が多くを占めます。私たち三人が知らない病気は診断することが難しいし、治療できない病気は紹介するしかありません。もちろんICT（情報通信技術）を利用してCT画像の読影は市内の基幹病院の先生に依頼することはできても、当院に通うのがやっとの患者さんにとっては、普段は私たちの知識・技能がすなわち、そこで受けられる医療ということになってしまいます。従って地域医療を担う医師として、知識を増やし、多くの技術を身につける努力を惜しんではいけないと思って患者さんと向き合っています。

高齢化率の高い地域で診療する中で、胃癌や大腸癌はありふれた病気でありながら無症状で、胃カメラや大腸カメラを定期的に受ける患者さんはなかなかいませんでした。当然症状が出現してから検査しても見つかるのは進行癌が多く、早期発見、早期治療の意義を身に染みて感じて内視鏡診療に興味を持つようになりました。そして圧倒的なスキルとマインドを持つ二人の内視鏡医と出会い多大な影響を受けて、大月町でより多くの癌の早期発見をするための検診体制に取り組んだり、一度大学に戻り早期癌の内視鏡診断と内視鏡治療を専門的に学ぶチャンスを得ました。大月町で多くの人に内視鏡を受けてもらうようになると、治癒が可能な早期癌を多数発見することができ患者さんから感謝されることで、ますます内視鏡診療に意義を感じるようになりました。

大月病院で働き始めたときからの僕の患者である玉一郎さんは八〇歳を超えてなお現役の伊勢エビ漁師でした。よく病院に生きのいい巨大な伊勢エビを持ってきてくれるので、贅沢なことに我が家の子どもは「エビ」といえばあの大きな伊勢エビの事だと思っていました。ある日玉一郎さんが、鯛の煮付けを食べてからのどに骨が引っかかったままだから取ってくれと僕のところにやってきました。のどを直接覗いても骨は見えず、胃カメラで観察してみたところ喉頭蓋と呼ばれる気管の入り口の蓋が腫れているだけで魚の骨らしきモノは見えませんでした。しかし翌日に「やっぱり何かある。ちゃんと見てくれ」と再度来てくれました。今度はCT検査をして

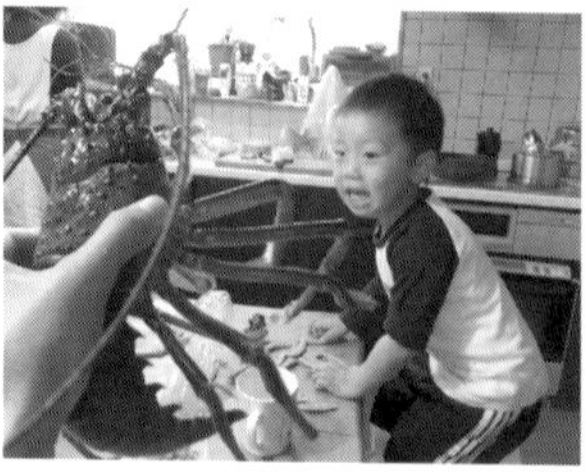

海の幸をいただく

みると確かにとんでもない大きさの骨があの腫れた喉頭蓋の裏側に写り込んでいました。慌てて内視鏡を再度突っ込ませてもらい骨を取り出しました。玉一郎さんは病院嫌いで胃カメラもしたことがなかったので、そのままついでに胃の中まで観察すると早期の胃癌が二個見つかりました。とんでもないサイズの骨を見落としたにもかかわらず胃癌を治療するならここで先生がやってくれと信頼してくれ、大月病院の早期胃癌内視鏡切除の第一号になってくれました。地域のため、患者さんのため努力することで、直接感謝の気持ちや信頼を得やすいというのも地域医療の魅力の一つかもしれません。

最期まで寄り添う

また僕が感じる地域医療の魅力は、患者さんやその家族の死生観を共有し、「最期まで」寄り添えるということです。よく言われるように地域医療では病気だけでなくその患者さんの生活環境、支える家族など取り巻く社会的問題まで目を向ける必要があります。病気を治すというより、患者さんが病気と共に生活し、望む形で死を迎えられる環境を他職種のメンバーで協力して整えるのが私たちの仕事でもあります。

二〇一六年の冬、認知症で寝たきりの九二歳のマサミさんは肺炎を患い大月病院に入院しました。熱は下がったものの衰弱して食事を食べなくなってしまいました。高齢患者の肺炎後にはよくあることです。そのまま病院で点滴やモニターコードにつながれ、点滴を抜かないように抑制帯で両腕をベッドに縛っての最期を娘さんは拒否し、自宅に連れて帰り住み慣れた家で看取ることを決意しました。実はこれもまたよくあることですが、退院したマサミさんはご飯をよく食べるようになり往診に行く度にどんどん元気になりました。寝たきりの状態の介護で娘さんは大変だったと思いますが、ヘルパーさんや看護師さんの訪問介護や訪問入浴も利用しながら、いつもきちっとお世話をされていました。家での様子を娘さんに聞くと、「朝方早くから大きな声で歌って困るんです」と困ったように、でもすこし嬉しそうに話されました。病院に入院中であれば夜中に大声を出す患者は「せん妄」と診断して他の入院患者さんの迷惑にならないように、また対応する夜勤の看護師さんが大変にならないように鎮静薬を処方されているかもしれませんが、ここには迷惑がるご近所さんもいません。窓から港の風景が見え、気持ちのいい潮風が吹き抜ける明るくて広い自室に介護ベッドを置いて、隣に娘さんが布団で眠る。「それだけ大きな声が出るほど元気になったんですね」とマサミさんの顔を見ながら娘さんと笑い合うだけで、処方する薬はありません。

それから三年が過ぎた二〇一九年の年末、九五歳になったマサミさんはいよいよ水分も取れなくなりました。老衰です。三年間過ごしたあの海が見える気持ちのいい部屋で、点滴を含め延命処置は一切せず、静かに死を待つことを娘さんは改めて決心しました。年末の往診から一〇日後の一月八日、「消え入るように息を引き取りました。全く苦しまずに逝けました」

と娘さんがしっかりとした口調で話してくれました。

「何もしない」という選択

自慢じゃないが、僕は患者さんと揉めることが少ないタイプの医者です。そんな僕も一度外来で患者さんに「この若造が！何様じゃ！」と罵倒された事があります。ノボルさんという八九歳の男性で、元漁師で頑固で荒っぽい人でした。少し認知症も出てきて、外来での口癖は「わしは沖縄戦線で敗戦を迎え、二年間アメリカの捕虜になって大変な生活を経験した」という話です。ノボルさんが僕に怒ったのは、奥さんと妹さんから「私たちが言っても聞かないから」とお願いされて僕がノボルさんに運転免許返納を勧めた時でした。

そんなノボルさんは転んで頭を打った後に頭蓋骨の中に血液が溜まる慢性硬膜下血腫という病気で脳外科の専門病院に入院した時に、たまたまＣＴ検査で腹部大動脈瘤が見つかりました。大きさも九センチを超えており、いつ破裂して突然死するか分からない状態です。通常このサイズなら破裂しないように予防的に手術をするのですが、本人も奥さんも「ぽっくり逝けるなら本望」だと治療は希望されず、引き続き僕の外来に通院されていました。それから三カ月後の二〇一九年のお正月、腹痛を訴え意識が混濁し大月病院に救急搬送されました。予想された大動脈瘤の破裂です。当直の先生は事前の僕の指示通り鎮痛薬と鎮静薬を投与して看取りの方針にしました。ところがそこから破裂した動脈瘤が一時的に閉鎖し小康状態になりました。そのまま三日が経過し、僕とご家族で相談して、いったん鎮静薬も中止することにしました。もちろん再破裂のリスクはみんな承知していました。その翌日、死の淵から目を覚まして元通り話ができるようになったのですが、「世話になった、ありがとう」と、頑固で怒りっぽかったノボルさんがベッドサイドに付き添う奥さんや妹にこれまでかけたことのなかった感謝の言葉をかけたそうです。そして夕方、家族と病室で談笑中に突然再度意識を失いました。すぐに血圧は測れなくなり、駆けつけた僕がエコーを当てるとみるみるお腹中に血液が溜まってくのが確認できました。何分もしないうちにノボルさんは本当にぽっくり逝ってしまいました。誰にも迷惑をかけることもなく、苦しむこともなく、そしてちゃんと感謝の気持ちを家族に伝えて。

地域医療のこれから

この原稿を書いている現在、僕は大月町を離れ高知県内の山沿いの小さなへき地診療所で働いています。このエリアでは救急医療や小児・産婦人科医療どころか、大月町でも実践してきた在宅看取りや施設看取りができない状況にあります。そもそも二四時間患者対応できる医療機関がないのです。老衰を迎えた患者は、看取りのため町外の病院への入院を余儀なくされます。看取り対応ができない老人ホームなどの施設では急変し現場で死亡することが許されないため、事前の意思にかかわらず、急変時は救急隊により蘇生が行われながら病院へ搬送されるという現状に赴任当初衝撃を受けました。

高齢化率五四パーセントかつ医療過疎に直面するこの町の地域医療の未来。

全国各地の「へき地」が今後直面していく未来像かもしれない。若い地域医療医が一人で解決できる問題はきっと何もない。一人の医者が二四時間三六五日町のために自分の生活を犠牲にするのも今の時代にはそぐわない。行政を巻き込み、周りの医療機関と連携・協力し、コロナ渦で普及してきたICT医療を活用し、健康教育やACP(アドバンス・ケア・プランニング)を含めた住民教育を行う。ここで解決すべきだと思う山積みの課題に微力ながら少しずつ向き合い始めたいと思っています。

(高知県　仁淀川町国民健康保険大崎診療所)

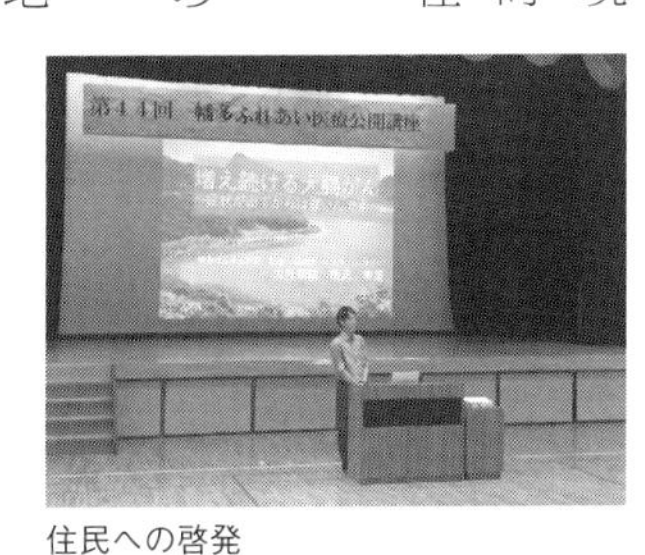
住民への啓発

地域医療はサンタクロースの袋

水橋（旧姓　南）由美子

はじめに

初期研修後に地域医療に従事して数年、多くのことを学んできました。初期は自分が主治医でなければ、もっと良い治療ができたのではないか、家族が納得して最期を迎えられたのではないかと後悔の日々でしたが、『やるっきゃない（ヤフー知恵袋では死語）』と腹をくってからは、患者さんや家族と顔を合わせて、本当の意味での意思疎通がとれるようになった気がします。

そんな充実した日々の中、感じた不安がありました。一女性として、今後子どもを授かったときにこの地域医療を続けられるのだろうかという不安でした。女性の社会進出に伴い今後ますます女性医師の活躍が期待される中、妊娠・出産・育児に対するさまざまな社会的サポートがつくられています。一方で、特に地域医療の現場では、そういった仕組みが整っていることは多くはなく、むしろ稀であるように感じていました。

漠然とした不安

漠然とした不安の中で暗い気持ちになっていましたが、ふと、学生時代に研修した地域病院での光景が目に浮かびました。その病院は島にある唯一の医療機関であり、地域住民に愛される病院でした。ちょうど研修の時に、医師夫婦の息子さんが熱を出し、同病院を受診していました。忙しく働く医師夫婦をよそに看護師長さんが甲斐甲斐しく、まるで自分の子どものようにその子をあやしているのです。不思議な気持ちがしましたが、なんとなく温かい気持ちになったことを覚えています。（写真のおにぎりは研修終了後、島から出航する際にその看護師長さんが手渡してくださったおにぎりです。）そこでは当たり前のようでしたが、私にとっては新鮮でまさに人間関係が親密で、病院が一つのコミュニティーとして成り立っている、いわゆる地域医療を垣間みた瞬間でした。

のちに医師として勤務した地域病院でも、看護師同士で同様に、お互いの勤務時間に応じて各々の子どもたちを一時的に保育し合うこともあると聞きました。地域では大家族が多く、また近所付き合いも濃厚であるため周囲の協力が比較的得られやすい環境とばかり考えていましたが、核家族化や高齢化によりその自然の仕組みも崩れつつある

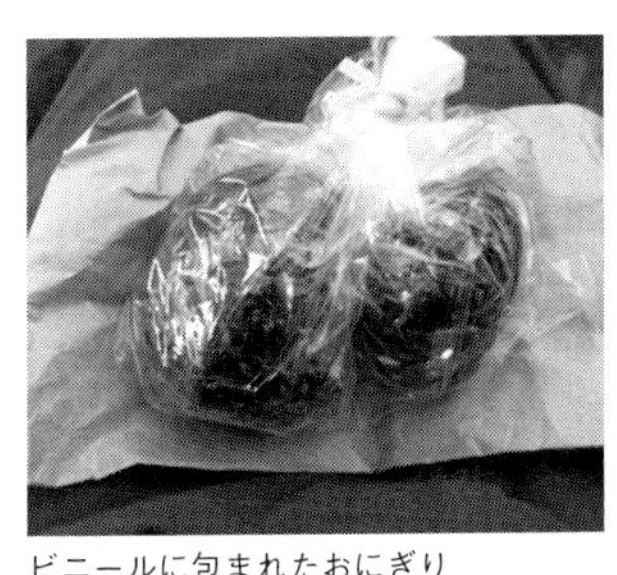

ビニールに包まれたおにぎり

ようです。たとえ近くに住んでいても両親も仕事で家を空けることが多く、子育ての協力が得られないことも多いと聞き驚きました。それゆえに地域ごとに、地域病院でそれぞれの仕組みが自然とつくられているのだと思いました。

地域勤務中の医師の場合、子育ての難しさはなおさらであるように思いました。継続的にその地域に住み着き、スタッフや住民の健康状態や生活を熟知する、まさに地域医療を展開するような医師であれば家族のような信頼関係もできると思います。しかし、若手のうちは勤務先の異動も多く、出産・育児を経て周囲の協力が必要となる時点ではそう長く同じ地域に住み着くことは困難です。そのような状況で自分の子どもをスタッフにみてもらうことは、かなりの信頼関係があるもの同士でないと難しいとも考えました。そして悲しいことに、そういった仕組みがなければ、特に女性医師にとって地域医療での勤務の継続自体が選択肢から外れかねないようにも思います。それは慢性的な人手不足のある地域にとってもマイナスなのではないだろうか、そういった考えの下、地域でまずは育児支援の仕組みができないかと考えました。

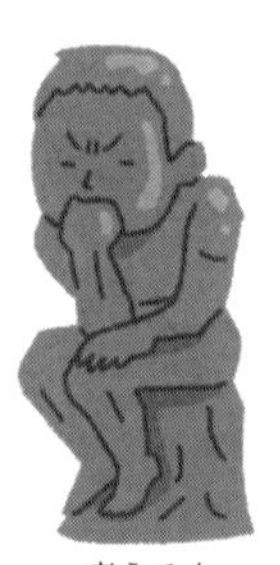
考える人

山都町での取り組み

ちょうどそのときに勤務していたのは、熊本県の山間部、山都町に位置する山都町包括医療センターそよう病院でした。山都町には優しく心地よいそよ風が吹いており、九州でありながら夏は涼しく窓を開ければ冷房いらずという快適な環境でした。人口約一万五千人、高齢化率四四・五パーセント（平成二十七年）であり、病院の建物自体は平成二十四年に新築移転したため大変に綺麗で、院内で蛇に遭遇するというような、大変だったという移転前の病院の話をまるで昔話のように聞かせてもらいました。そして何より、水本誠一先生（現　名誉院長）をはじめスタッフの方々が素晴らしく、地域のことを親身に考え、丁寧なケアをする病院でした。気軽に相談できるスタッフが多く、ふと育児と仕事を両立する上で困っている点を聞くと、病院勤務ならではの、退勤直前の担当患者の急変や救急対応時などに、お迎えまであと少し時間の余裕があればという意見が多数挙がりました。こういった有事に少しの時間だけ、信頼のおける誰かが、子どもをみてくれればという切実な思いも感じました。まずはその声に着目し、そよう病院　水本誠一先生、看護師長、女性医師キャリア支援センター　後藤理英子先生、熊本県庁、山都町役場、熊本県自治医大卒業生の

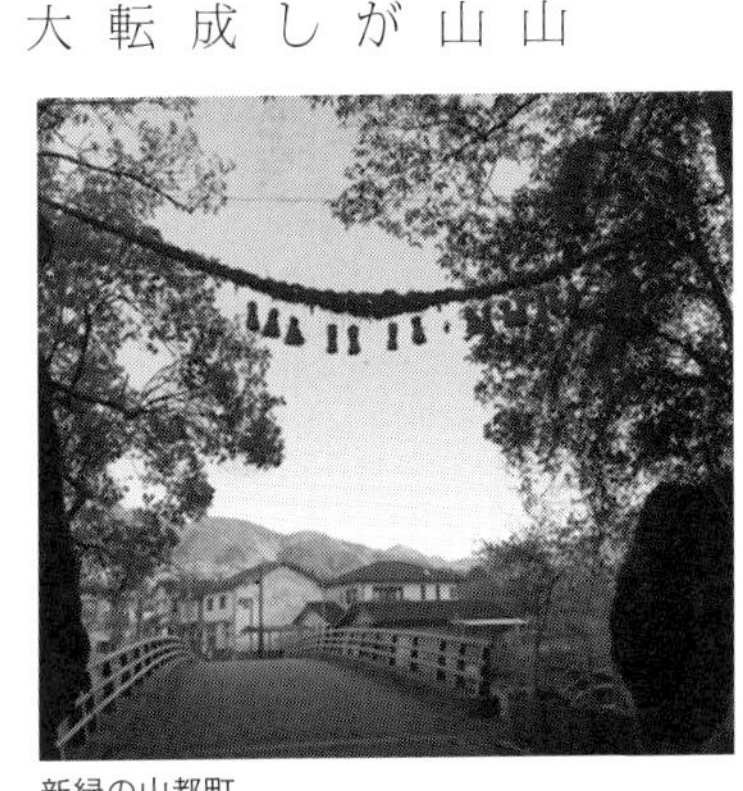

新緑の山都町

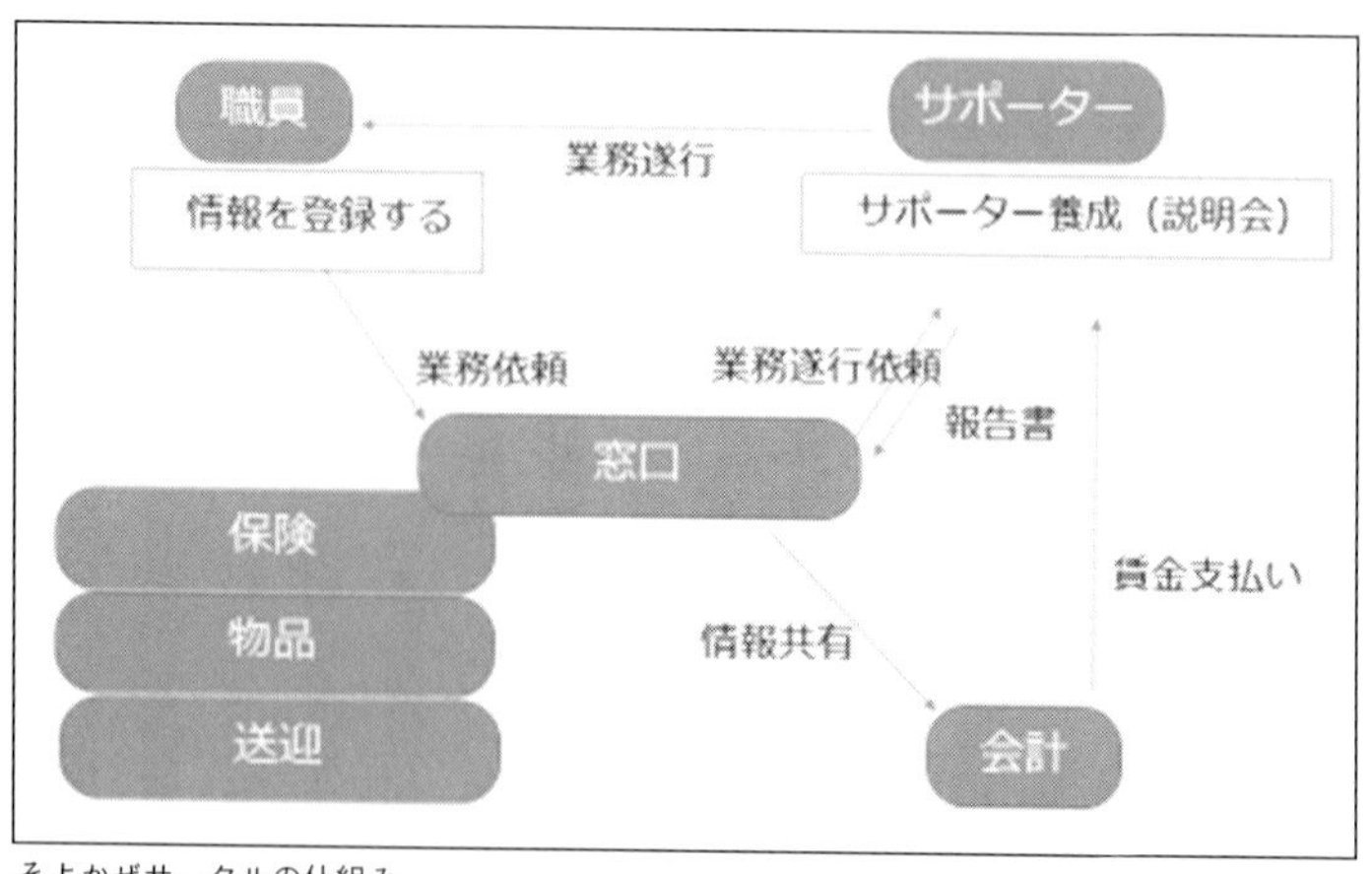

そよかぜサークルの仕組み

メンバーで構成される前進会の協力のもとで、育児支援の仕組みを立ち上げることになりました。山都町に吹く、心地よいそよかぜのような関係、皆が一丸となって風車をまわすように一人ひとりを支えようという仕組みを作ることを目標として、その組織名は『そよかぜサークル』と命名されました。

仕組みの概要は上の図のようにしました。まず、そよう病院に勤務する職員、職種によらずそよかぜサークルを利用したい人を募集します。その中でそよかぜサークルの規約に同意し、サークルを利用したい方を登録します。もちろん、保険にも入ってもらい活動中の有事にそなえ

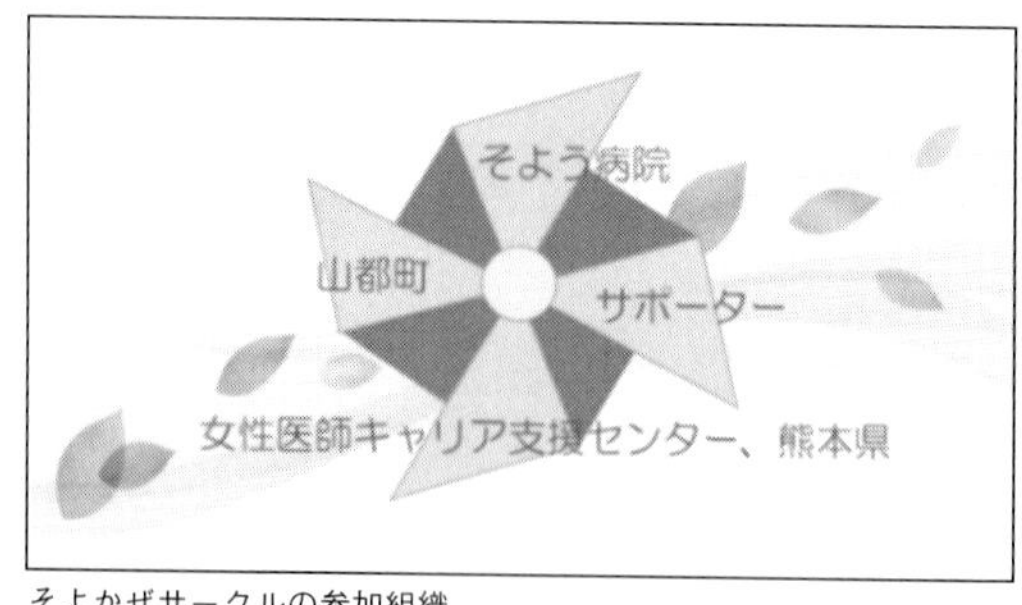

そよかぜサークルの参加組織

ます。一方、サポーターは現役職員や退職後の職員、そよう病院関係者および地域内の退職した保育士など、人となりが分かっており信頼関係がある方に依頼しました。本人がサポーターを希望した場合は、一定の講義を受講しサポーターの資格を取得してもらいます。実際の活動要請の際には、病院スタッフを把握している病棟および外来の看護師長が窓口になり子どもとサポーターと引き会わせます。この際、連絡にはＳＮＳを用いることで、情報を皆が共有し窓口業務の手間も減らすことができるようにしました。

　実際のＳＮＳは下の画像のように保育の要請を受けて窓口となる看護師長がＳＮＳでサポーターを募ります。サポーターがマッチングしたところで、病院内で子どもとサポーターを引き合わせ、業務を遂行します。サポーターと当該職員で援助活動確認書を作成し窓口となった看護師長が書面でも確認します。最終的に会計係がその賃金を支払うという仕組みです。

　ＳＮＳを連絡に用いることで、活動後のサポーターへの感謝の気持ちや活動中の子どもの様子を気軽に共有でき、その後の活動に生かすことができるという利点もありました。

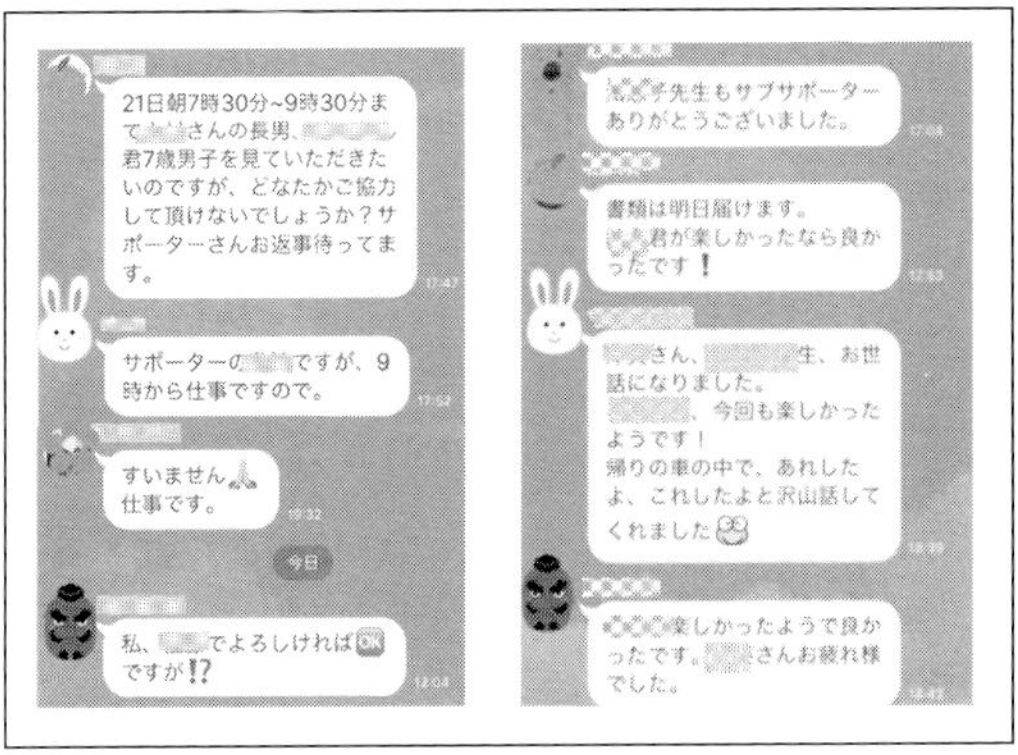

そよかぜサークルのSNS画面

このそよかぜサークルは、地域病院に自然にある、人と人のつながりを体系化したものでした。そよかぜサークルのような仕組みが地域にあれば、地域での勤務を躊躇する医療スタッフにとっても安心して地域医療に携わるきっかけになると考えます。そよかぜサークルの立ち上げには、多方面からさまざまな支援があったことと、地域病院ならではの職種によらない親密な人間関係が基になっていました。そよかぜサークルの利用対象となったスタッフは少数ではありましたが、少数ゆえに地域ならではの小規模な運用で成り立つことができました。一方で、地域医療の現場では慢性的な人手不足があり、またスタッフの高齢化、介護の問題など今後のそよかぜサークル継続にあたり問題は山積しています。例によらず、私もそよう病院を異動となり何とも申し訳ない気持ちでそよう病院を去りました。しかし、私の心配をよそに、というよりはもちろん、その後もそよかぜサークルはさらなる進化を続け初回のサポーター向け講義、トライアル運営、そして実際の運営までスムーズに事業は進んでいます。一丸となり進んでいる姿に身が引き締まる思いでした。

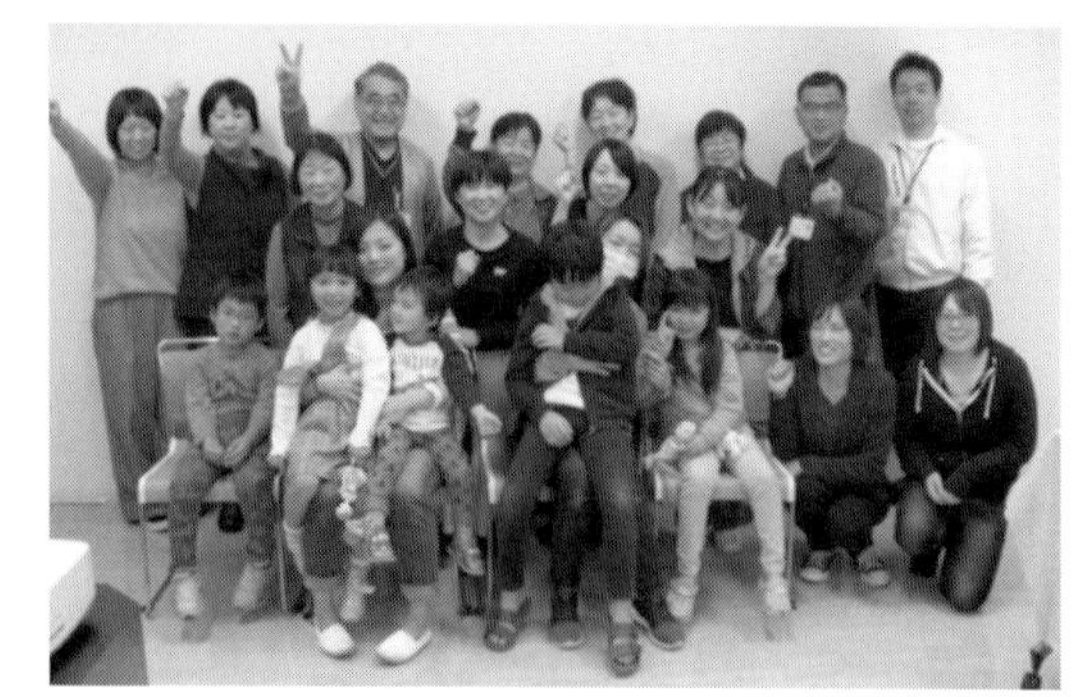
そよかぜサークルの集合写真

未来へ

私はラッキーなことに、これまで『地域医療が大好き』と公言する方々に出会い、さまざまな経験ができました。学生時代に地域医療の研修先で出会った女性の先生が、『地域医療はサンタクロースの袋みたい』と言っていました。その時は、言葉の意味がさっぱり分かりませんでしたが、この数年で少しずつ理解ができるようになりました。まさにサンタクロースの袋のように、自分が目を向けるだけでほしいものがいくらでも出てきます。種類を問わず大小さまざまなプレゼントが出てくるのです。何を選ぶか、探すかは自分次第であり、それは地域医療に携わったからこそ得られるプレゼントだと考えます。私は、そよかぜサークルのみならず、一期一会の貴重な出会いと別れ、そして目の前にある幸せに気付くことを教えてもらいました。思えば医師として、一人の人として、日々地域に育てられていることを改めて感じます。これからも、地域での出会いに感謝し精進していきたいと思います。

（熊本県　小国公立病院）

へき地診療所での在宅看取りを経験して

日下寛惟

はじめに

私は大分県出身の医師九年目で、今年度で自治医科大学の義務年限を終える予定です。現在は同県の姫島にある姫島村国民健康保険診療所の副所長として働いておりますが、今回は以前二年間勤めていた中津市国民健康保険槻木（つきのき）診療所（以下、槻木診療所）の概要と、同診療所で経験した在宅看取りについて主に記したいと思います。

槻木診療所について

槻木診療所は大分県中津市山国町の山間部にある無床診療所で、中津市が管理している公的医療機関になります。市内では中心部から最も遠い医療機関となり、車で一時間近くかかります。徒歩圏内には民家以外は簡易郵便局と自動販売機、釣り堀くらいしかありません。買い物などは簡単な食料品くらいであれば車で十分少々の山国町内でも賄えますが、大体は三〇分ほどかけて隣の日田市まで行っていました。最寄りの空港は大分空港でも福岡空港でもなく、離合(※自動車同士がすれ違うことで、九州ではポピュラーなワードです)も困難な国道を超えた先の北九州空港になります。

しかし、その分自然には大変恵まれ、四月初旬には桜並木が立ち並び、六月には診療所から徒歩一分足らずの川沿いに蛍が乱舞し、秋は紅葉で周辺が色鮮やかに染まり、冬期には素晴らしい星空を臨めます。車で五分ほど行くと魔林峡という峡谷があり、一度は訪れてほしい観光スポットです(無料です)。

温暖なイメージの九州ですが、槻木は山間部のため冬期はグッと気温が下がり積雪することも珍しくなく、スタッドレスタイヤの装着は必須です。地球温暖化のせいか私が赴任した二年間は大雪まではなかったものの、長年勤めていたスタッフの話では診療前に雪かきをすることもあったそうです。

槻木診療所には、私が赴任する前は自治医大の大先輩である馬場宏敏先生が一〇年以上勤められていました。馬場先生が諸事情により異動されることが決まり、その後任として当時自治医大のアレルギー・リウマチ科で後期研修をしていた私に白羽の矢が立ったのです。大分県医療政策課の担当職員にその旨を聞いた時は驚きましたが、以前から地域医療に興味を抱いていたので二つ返事でお引き受けしました。

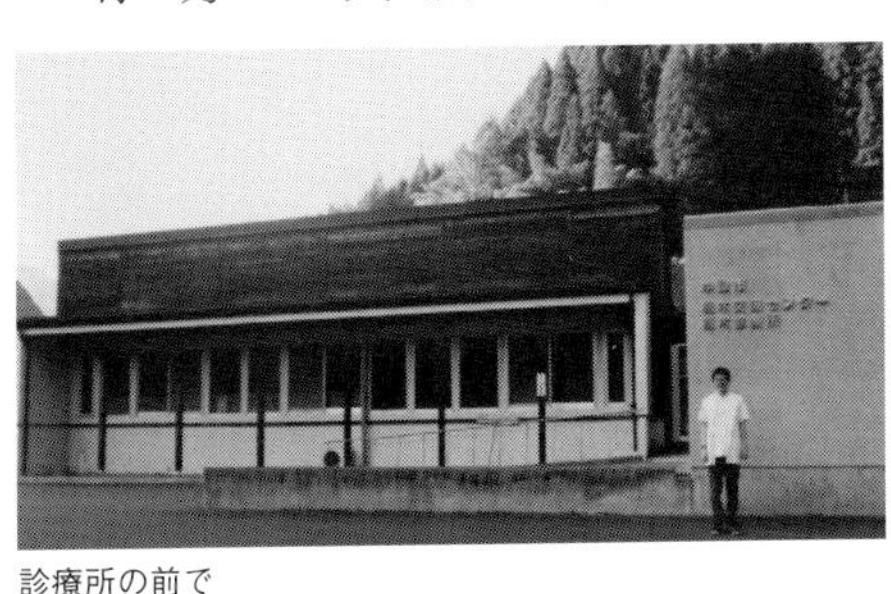

診療所の前で

初めての診療所所長として戸惑うことは多々ありましたが、大学病院と違いゆったりとした時間が流れていて、一人ひとりの患者さんの診察に時間を取れるのは大きな魅力に感じました。幸い地域の住民は皆優しい方ばかりで、槻木地区の敬老会には七十五歳以上の方々（全員診療所にかかりつけ）に交じって私も参加させていただくなど、田舎ならではの温かさを日々感じながら働けました。また、慢性疼痛を中心とした整形疾患を抱えた患者さんが多く、二年間大学病院で学んだリウマチ診療が意外と役に立ちました。

槻木診療所で経験した在宅看取りについて

槻木診療所での二年間の思い出は多々あり、ここでは書きされませんが、今回は在宅看取りにテーマを絞って記したいと思います。

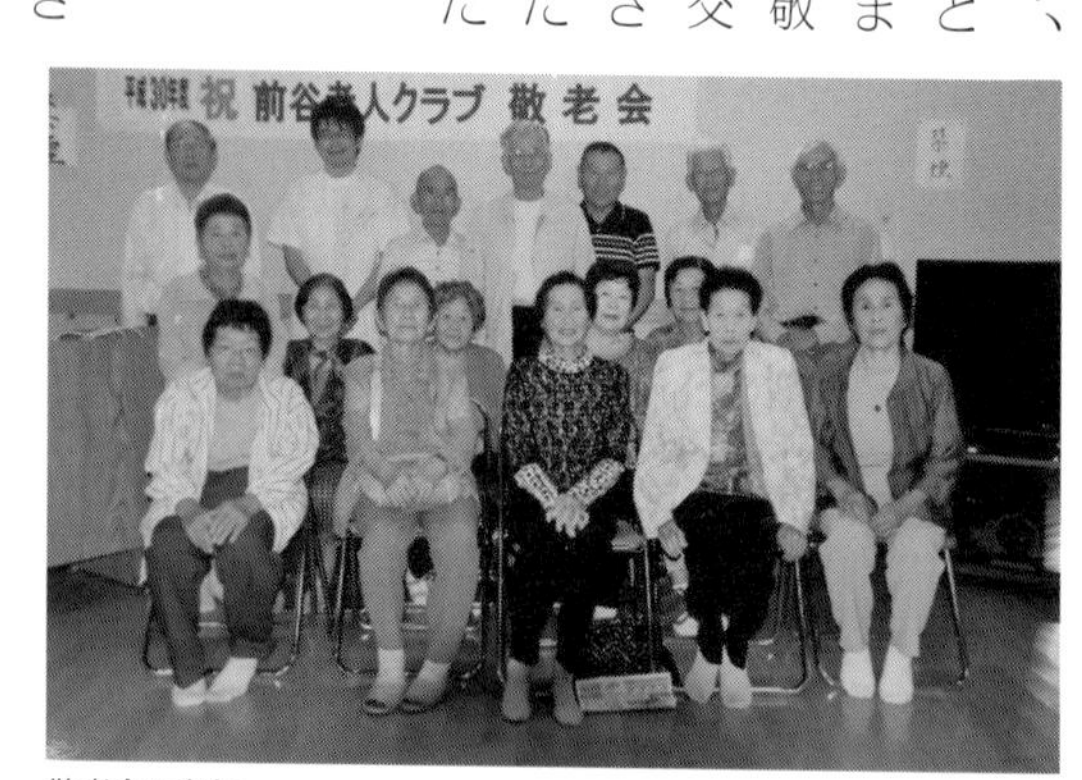

敬老会に参加

まず背景として、診療所の診療時間帯は基本平日日中です。中には二四時間三六五日ご自身で対応する先生もおられ大変素晴らしいことと思いますが、私の場合は、時間外は近隣の救急指定病院にお願いすることが多くありました。私個人の携帯番号を教えていたのも全員ではなく、在宅看取り希望の患者家族やハイリスクの患者に限ってのことでした。また、残念ながら二四時間体制の在宅支援サービスや訪問看護もなく、それらのサービスが必要な場合は外部委託となります。また、へき地のため親族は遠方に在住していることが多く、家族の介護力も十分ではない傾向にあります。したがって、近隣の病院もしくは施設でお亡くなりになられる方が中心でした。

その中でも、さまざまな方の支援を受けながら数例の在宅看取りも行ってきました。今回はそのうち二例を紹介いたします。

一〇六歳女性のAさん

Aさんは肺動脈性肺高血圧症や慢性心不全などを基礎疾患に持つ方で、在宅酸素療法も行っていました。息子さん夫婦(お二人も診療所にかかりつけ)と三人暮らしで、介護サービスの利用は週二、三回のデイサービスや福祉用具の貸与くらいでした。ご自宅までは診療所から車で五分ほどの距離ですが、ADLが準寝たきりなどの理由から訪問診療を月二回行ってきました。また、肺高血圧症の治療薬の関係で血液検査も毎月行っていました(正直心の中ではこの御年のAさんにそこまで頻繁に血液検査をしなくても、という思いもありましたが)。

Aさんは年齢相応の認知機能障害はあり、昼夜逆転になることも時折みられましたが、簡単な意思疎通は可能で、私が訪問するたびに手を合わせて拝んでくださいました。Xマイナス1年の秋頃から眠る時間が増えてきて、「ゆっくり寿命が近づいて来ているのかな」と義娘さんが言っておられました。X年に入ってからは傾眠状態となる時間帯も増え、食事も満足に取ることができなくなりました。脱水症状の緩和目的で輸液の皮下投与を行ったこともありましたが、目に見える効果はみられなかったためすぐに取り止めました。基礎疾患の増悪というよりは老衰と考えられ、年齢からも積極的治療の適応でないことは明らかでした。特に義娘さんはヘルパーの仕事をされていたこともあり病状の理解は良好で、以前から在宅看取りを希望していたこともあり、状態が悪化しても病院に搬送せずに自宅で最期まで経過をみていくことを再確認しました。

X年のある日曜の午前三時ごろ、義娘さんから「息を引き取ったようにある」との連絡が私の携帯に入りました。電話を受けた時私は診療所から二時間近く離れた場所にいたのですが、「大雨の真っ暗のなか来るのは危ないから、朝になってからでいいですよ、先生」と言ってくださいました。さまざまな感情が交錯しましたが、相談の結果お言葉に甘えて朝に自宅へ伺うと、当然ながらAさんは冷たくなっておられ、ご家族が揃われていました。ずっと待っておられたのだと思うと申し訳ない気持ちでいっぱいでしたが、お看取りを済ませるとご家族は感謝の言葉を述べてくださいました。

九七歳女性のBさん

Bさんは認知症や老衰で寝たきり状態となった方で、この方も息子さん夫婦（お二人も診療所にかかりつけ）と三人で暮らしていました。会話は困難でしたが私が医師であることは認識できるご様子で、訪問のたびに手を握ったりしてコミュニケーションを取っていました。介護度は要介護5でしたが施設には入所せず、月に一、二回の頻度でショートステイを利用することはありましたが大部分はご家族が介護されていました。誤嚥性肺炎や尿路感染症を繰り返しており、全て在宅治療で何とか乗り切ってこられました。Bさん本人は意思疎通が困難でしたがご家族は以前から在宅看取りを希望されており、状態が悪化しても病院に搬送せずに自宅で最期までみることを確認していました。

X年のある日、ご家族よりBさんの左足の色が悪くなっているとの電話が入り往診しました。ポータブルエコーでは左足背動脈の血流が描出されず、閉塞性動脈硬化症を発症しているのは明らかでした。在宅治療で完結する方針だったので根治術は行わず、鎮痛剤の投与や局所の処置といった緩和療法に終始しました。当然左下肢は次第に壊死が進み臭いも伴うようになり、日々悪化していく左下肢の惨状にご家族も不安を隠せないご様子でした。頻回の往診と外部の訪問看護師の協力により小まめに洗浄・保護、そしてご家族との対話を通じて少しでもBさん・ご家族の身体的ならびに精神的苦痛を和らげるように努めました。しかしながら発症後より状態は日ごとに悪化し、最終的には平日の午前中に息を引き取られ、外来診療を一時中断してお看取りしました。ご家族が「診療所のスタッフ、訪問看護師、ケアマネージャーが頻回に来てくれたので安心できた」とおっしゃってくださったのが印象的でした。

二人のお看取りを通じて

至極当然で恐縮ですが、お二人の在宅看取りを経験して痛感したことは、家族の力なくして在宅看取りは成り立たないという点です。我々医療スタッフは訪問診療・看護などで支援を行いますが、患者さんと接するのは一カ月あたり長くても数十分です。一方、本人が在宅している限りご家族はほぼ二四時間毎日介護を続ける必要があります。AさんとBさんに共通することは、ご家族の方が献身的に介護されていたことです。

Aさんは昼夜逆転となることもしばしばあったためご家族も安眠できないことがあったそうですが、我々の前では気丈に振舞っておられました。超高齢のため抗精神病薬の増量も難しく、私はご家族のお話に耳を傾け共感することしかできませんでした。Bさんのご家族も、Bさんの介護に手間がかかるとは言っておられましたが、常に明るく前向きに話されていたことが印象的でした。また、Bさんは痩せ型で寝たきり状態のため仙骨部に褥瘡ができてしまうことが度々あったのですが、ほとんどはショートステイ利用後の発症であり、ご家族が非常に丁寧な身体ケアを行っていたことが伺えました。

また、どちらのご家族も共働きであったため、交替で介護をされていたのも大きかったのかもしれません。家事育児もそうですが、一方の親に負担が偏り過ぎていてはしばしば軋轢を生むことになります。そういう意味では、どちらのご家族も時に肩の力を抜きつつ、ご自身の趣味や好きなことも行えていたご様子が日々の会話から伺えました。そういえばAさんの義娘さんは、Aさんが亡くなられて少し経ったころに介護でなかなか行けなかった旅行をしたいなと仰っていましたが、コロナ禍の前に無事行けたのでしょうか。

お二人のご家族の頑張りは当然ながら、かねてから前任者の馬場先生とご家族の間で在宅看取りについてしっかり話し合いを重ねていたことも大きいと思います。馬場先生は、週末などで自分が診療所周辺にいない場合は駆けつけるのに時間を要する、時間帯によっては翌朝になる可能性もあることなど、具体的かつ現実的なお話までされていたと伺いました。Aさんが息を引き取られた際のご家族のお言葉は、事前にそのような確認がなされていた面もあったと思われます。また、お二人のご家族も皆診療所にかかりつけであったことから、日々のコミュニケーションを通じ信頼関係が構築されてきたことも大きかったのではないでしょうか。私は敷かれたレールの上を大きな事故を起こさず走り終えただけに過ぎません。

住み慣れた自宅で最期を迎えることを、まさに終末期の理想と考える方は私を含め多いと思いますが、現実問題としては患者側の問題（認知症などの基礎疾患、高度な医学的管理の必要性）、家族側の問題、医療機関の問題などから容易なことではありません。特に患者側・家族側の問題もあって在宅看取りが可能な症例はそう多くはないと思いますが、地域の医療機関で働く我々医療スタッフが、情報提供やサポートの構築など少しでも患者さんとご家族のために支援していくことが理想です。

最後に

槻木診療所には今までは自治医大卒業の医師が代々派遣されていましたが、大分県の人事調整の関係で私が最後となり、それに伴い大分県内で義務年限内医師が派遣される無床診療所は当面の間なくなりました。

初期研修の後に地域中核病院を経て、大学病院での専門研修を終えた後にへき地の無床診療所というジェットコースターのような異動は自治医大ならではと思います。求められる医療の違いや紹介する側・される側の立場など、文章に書き起こすと「ああそうだね、当たり前だね」で終わるのですが、実際には何物にも代えがたい経験でした。まだまだ知識・技量ともに未熟で九年目の割に物足りない医師であるものの、義務年限中に培ってきた地域医療での経験は今後の診療に必ず活きてくると自負しております。来年度以降も目の前の患者さんに対し真摯に対応していくことを心掛けたいです。

（大分県　姫島村国民健康保険診療所）

鹿島の地域医療

松元良宏

魅力がいっぱいの甑島(こしきじま)

私が勤務している薩摩川内(せんだい)市鹿島(かしま)診療所は、鹿児島県本土から西方約四五キロメートル沖合の東シナ海に浮かぶ甑島列島にあります。甑島列島は上甑島、中甑島、下甑島の三島で構成され、大きく里地域、上甑地域、鹿島地域、下甑地域の四地域に分かれ、医師常駐の市運営の診療所がそれぞれの地域に一カ所ずつあります。鹿島診療所は鹿島地域にあり、住民基本台帳に基づく町の人口は令和二年四月一日時点で三八三人、六五歳以上が五四パーセントという高齢化のかなり進んだ小さな漁港町です。鹿島町だけでなく島内の各地域で人口減少と高齢化が進んでいますが、自然の魅力として、キビナゴやタカエビをはじめとした四季折々の海産物、海洋深層水を使用した芋焼酎、白亜紀の地層が顔を見せ

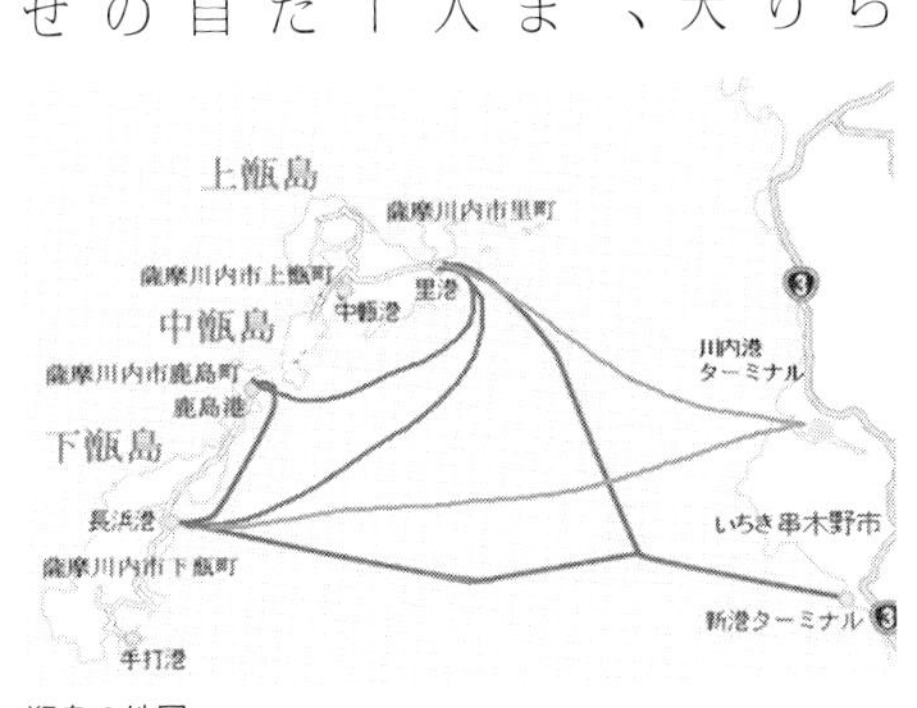

甑島の地図

る圧巻の断崖絶景、夏に見頃を迎える鹿の子百合、文化的な魅力として、無形文化遺産に登録されているトシドンの風習や各地域に伝わる伝統舞踊、武家屋敷の街並みや恐竜化石ミュージアムなどの魅力が満載です。また、島民はどこの地域も打ち解けやすい性格の方が多く、小・中学校の運動会や文化祭に地域住民も合同で参加して地域行事として盛り上がるなど住民自体の活気がありとても魅力に溢れています。

ドクターコトーは一人ではなかった

甑島といえば、ドクターコトーのモデルとなった瀬戸上健二郎先生が長年にわたり勤務された手打(てうち)診療所が下甑地域にあります。私のいる鹿島地域からは車でアップダウン&カーブの続く険しい山道を車で走っておよそ四十分のところです。令和二年四月からは離島・へき地医療支援を行っている合同会社ゲネプロの代表である齋藤学先生が手打診療所に赴任されております。当院が外来診療のみで入院病床がなく、検査機器もレントゲン、心電図、血算測定器、エコー、上部消化管内視鏡のみのため、入院加療が必要な患者や、CTなどの検査が必要な場合は設備の整っている手打診療所か本土の病院に紹介しています。急患の場合は手打診療所で加療できる内容であれば救急車搬送、本土の高度医療機関でないと加療できない場合はフェリー・高速船といった定期便やドクターヘリ・自衛隊ヘリ、漁船などを利用して本土へ搬送を行っています。また、これまで里－上甑間、鹿島－下甑間は陸路でつながっておりそれぞれ人の往来がありましたが、令和二年八月に上甑－鹿島間をつなぐ甑大橋が開通したことで甑島列島が全て陸路でつながり、北の端から南の端まで車での往来が可能となりました。里地域の里診療所には自治医科大学の大先輩である鹿児島県七期の鈴木済先生が、上甑地域にある上甑診療所には瀬戸上先生と同じ鹿児島大学第一外科ご出身の堀川佳朗先生がご勤務されており、メディアでは瀬戸上先生だけがドクターコトーとして注目されていましたが、長年にわたって地域に寄り添い離島医療を実践されているベテランの先生方が各地域におり、連携させていただきながら、離島医療の一端を担うという大変貴重で光栄な環境にいます。

鹿島住民と自治医科大学卒業生

鹿島以外の地域の診療所には一人の先生が長く勤務されておりますが、鹿島診療所だけは、自治医大卒の義務年限内医師が一～三年交代で勤務しています。昭和五六年に自治医大鹿児島県一期卒業生の宇田英典先生から卒業生の勤務が始まり、私で二一代目となります。令和二年度で、卒業生が勤務を開始して四〇年目という節目の年ともなりました。私が鹿島診療所に着任した当初から住民の方々は温かく親切に迎えてくださり、とても頼りにされていると感じました。これは一期生から代々継続して、医療アクセスの困難だった環境にある鹿島住民へ近接性と包括性をもって医療を提供し続けており、住民から自治医大卒業医師への厚い信頼があるからこそだと思います。特に住民から厚い信頼があると感じたのは、私が鹿島診療所に赴任した初日のことで、もうすぐ二年が過ぎようとしていますが今でもその時のことが鮮明に心に残っています。

平成三一年三月当時、鹿島診療所勤務を県庁から命じられ、二年間の初期研修と一年間の実務研修を終え、いよいよへき地勤務だ！と意気込んで新天地へ向かう決心をしていましたが、甑島は大学一年生の夏期実習で数日訪れて以来でした。生活のことでは卒後一～三年目を過ごした奄美大島にあったようなコンビニや大型スーパーはなく、医療体制に関しても本土や二次～三次救急まで担える病院のあるような大型離島とは大きなギャップがあり、苦労しかないのだろう、と内心人生の波乱の幕開けのように想像し、恐れを抱きながらの赴任となりました。妻が出産のため栃木に帰省しており、先に一人で数カ月過ごさなければならないという心細さに打ちひしがれながら、三月三一日の夕方にフェリーの最終便で甑島にわたりました。十九時過ぎに下甑地域の長浜という港に到着しフェリーを降りると、辺りは真っ暗で港の薄明かりが灯っただけの肌寒い場所でした。そこから外灯のない紆余委蛇の山道を自家用車で走りながら、自分はどこに行くのだろうと恐怖心を煽られて二〇分ほどかけて鹿島町に到着しました。町にも外灯はほとんどなく、集落内の狭い道を診療所を目指して進んで行くと、真っ暗な公民館の前で何やら人が大勢集まっていました。促されて車から降りると冷たい風が吹く暗闇の中、周辺の住民が私を出迎えに集まってくれていたのです。赴任の挨拶をすると幼稚園生からご老人まで手を握って「鹿島へようこそ！これからよろしくお願いします！」と言葉をかけてくださり、これにはいたく感激し、「この人たちのためにこれから全力を尽くすぞ！」と、とても前向きな気持ちにさせてもらいました。そうして、その日は慣れない新居にもかかわらず、ぐっすりと眠り翌日より診療所での勤務をスタートできたのでした。

診療所勤務の実際

初めての一人診療所の勤務開始にあたっては、鹿島診療所に長年勤務されているベテランの看護師さん方のサポートをいただいたことに加え、歴代の先生方の残してくださっていた患者引き継ぎ資料や電子カルテ・院内機器の操作マニュアルなどが豊富にあり、不自由なく診療を開始できました。鹿島診療所で現在行っていることとしては、急性期患者の初期診療や慢性疾患診療などの外来診療業務と訪問診療・往診、鹿島幼稚園・小学校の学校医としての学校保健委員会参画、鹿島・下甑地域乳幼児健診活動、特別養護老人ホーム鹿島園の嘱託医、薩摩川内市運営の特定健診事業や予防接種事業への協力、学校や特別養護老人ホーム職員の健診の実施などです。

平成三一年四月～令和二年三月までの患者構成としては、受け持ち患者四五二人（男性二四七人、女性二〇五人）で、乳幼児が十一人（うち一歳半未満が四人）、小・中学生が五三人、十六歳～六四歳が一六六人、六五歳～七四歳が九四人、七五歳以上が一二八人（うち九〇歳以上三三人、百歳以上なし）でした。年間の受診者数は平成三一年四月～令和二年三月で四五五七人と、一日あたりおよそ二〇人となっています。患者人数が住民数よりも多くなっている要因としては、夏季や冬季の長期連休中に帰省者の受診があったこと、甑大橋工事の作業員（主にベトナム人留学生）や鹿島外の事業所の健診の受診があったこと、島内の他地域からの患者受診があったこと、令和二年一月～三月に日本国内で初めて新型コロナウイルス感染症患者が確認された際にいわゆるコロナ疎開者が当地域にもあり、普段の内服の処方継続希望等で当院に受診があったことなどが挙げられます。

診療内容としては、全国各地で活躍していらっしゃる先生方の診療所と比べると一人診療所で外来のみのため特段ハードなことはなく、一日の受診者も多くないので一人ひとりじっくりと話をしながら診療ができます。ただ、住民からの健康相談や受診の相談は三六五日自分に来ますので、プライベート時間も完全には気が抜けません。しかし、緊急を要する対応が必要なことは稀なため特に苦痛は感じていません。むしろ、患者さんからの受診外での相談をしっかり聴いて問題を解消してあげようと努力することで、よりその人の抱えている健康問題を生活環境も知りながら深く理解して適切な対応ができるのと、重篤な転帰をたどる前に対処できるため逆にこちらも助かっていると感じます。

そうはいっても年間を通すと島外搬送も少なからず行っており、平成三一年・令和元年度に当院から直接島外へ搬送した人数は六名(ドクターヘリ三名、自衛隊ヘリ一名、定期船一名、漁船一名)でした。内容としては、ドクターヘリが急性心不全と肺炎による呼吸不全が一名ずつと横紋筋融解症疑い一名、自衛隊ヘリが小児の鼠径ヘルニア嵌頓、定期船が熱中症によるhypovolemic shock疑い、漁船がインフルエンザ感染による急性肺炎でした。特に、自衛隊ヘリや定期船、漁船搬送では付き添う必要があり、初めての高速船搬送時には乗り物酔いで患者よりもグロッキーになってしまいました。その次の漁船搬送時には学習して酔い止めを飲むなど対策して乗り込む余裕ができ無事に搬送できました。こういったことは離島ならではの経験とも思いますが、可能なら離島でのこのような緊急搬送をより円滑に利便的にできるようなシステムが構築できないか模索していく必要があると感じています。というのもドクターヘリ以外の搬送方法は患者にとっても医師にとっても負担が大きいからです。しかし、ドクターヘリは天候と時間に左右され利用できるタイミングが限られます。自衛隊ヘリは要請してから到着までの時間が三~四時間とかかり緊急性がかなり高い場合に使いものになりません。フェリー搬送は乗り込める港が多くアクセスしやすいですが本土到着まで二時間半~三時間かかり自衛隊ヘリと同じです。高速船はフェリーよりは早いものの便数と発着の港が限られておりタイミングが合わないことが多く、漁船は一時間程度で本土に着くものの乗り込んだら最後、船内は狭く波の突き上げがありとても医療処置が行える状況ではありません。搬送手段の洗練化と選択肢を増やす以外には島内にかなり高度な対応を行える施設を作るしかありませんが、そのためには総合病院程度の施設とマンパワーを確保する必要があり行政活動に参入しなければなりません。現時点で自分にできることを模索しながら、住民への医療提供体制がより良い状態となるように行動していきたいと考えています。

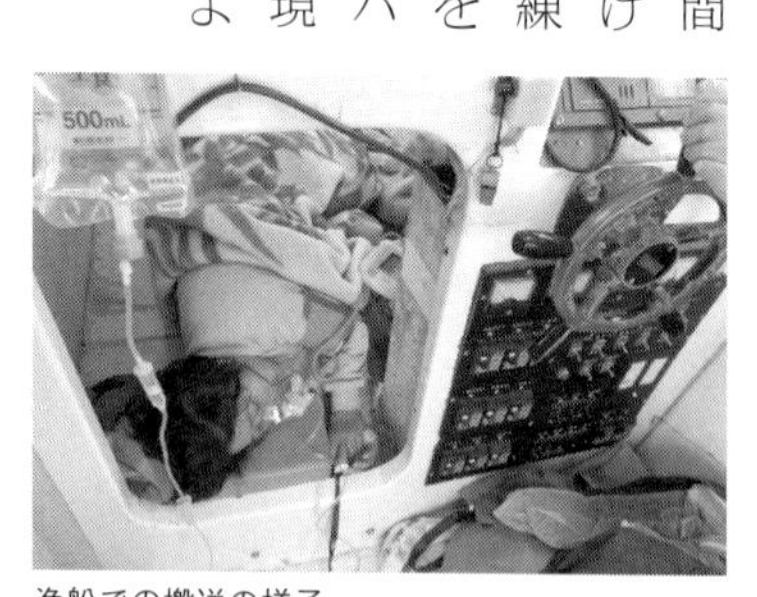

漁船での搬送の様子

一人の鹿島住民、甑島島民として

医療のことを書き連ねると、辛そうなことばかりが目立ってきますが、自然も文化も人も魅力がいっぱいの島で一人の島民、住民として生活もしているわけで、仕事とプライベートの境界が曖昧にはなっていますが、とにかく島生活を楽しんでいるというのが一番の実感・感想です。甑島はどの地域も人口流出により少子高齢化が進んでいる日本の過疎地域でも最先端をいっていますが、少ないながらも同じ子育て世代の家庭や少し先輩にあたる家庭があり、自分の親世代、祖父母世代の住民がおり、家族共々親切にしていただき、子どもを地域の宝のように可愛がってもらい、生活のいろんな面でお世話になっています。してもらったことはお返しし、それが繰り返されて助け合いながら暮らしている、素晴らしいコミュニティです。

また、甑島は鹿島をはじめ各地域で剣道が盛んで、小中高大と剣道をしてきた私にとっては自分の得意を生かすことができる環境です。仕事終わりには小学校の体育館で小中学生と一緒に汗を流す日々で、各地域の小中学生や指導者・保護者とも稽古をする機会があり、交剣知愛の付き合いでいろいろな方と親睦を深めています。

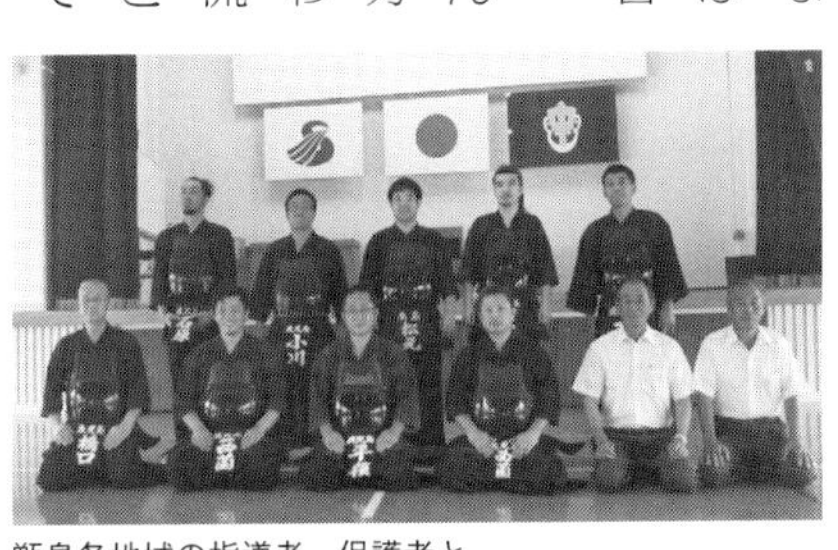
甑島各地域の指導者、保護者と

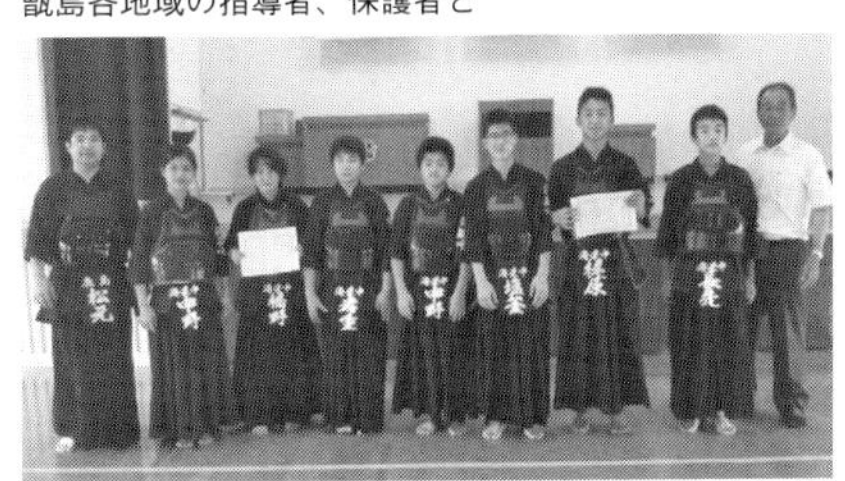
指導している鹿島の中学生と

鹿島診療所の今後

令和二年八月二九日に甑大橋が開通したことで甑島が陸路でひとつながりとなりました。新型コロナウイルス感染症流行の最中にあっても旅行客が肌で実感できるほど増え、いつ感染者が島内で発生するかということに気を揉むほどですが、もともと若年人口の少ない甑島内の各過疎地域は一層の少子高齢化、過疎化が懸念されます。

甑島一体化・効率化のための事業として各地域の診療所が統合再編される予定となっていて、鹿島診療所は今後は上甑診療所と合併し、そこからの出張診療となる予定です。具体的な業務の移行時期は未定ですが、薩摩川内市からの住民説明会では鹿島住民の反対の声は強く、特に鹿島は陸路でつながっても上甑診療所や手打診療所からは距離が遠く、これまで徒歩圏内に医師が常駐していた現実がなくなってしまうことへの住民の不安は大きいです。鹿島村時代から自治医大卒業生の派遣制度を独自で取り入れ、先輩たちが住民に寄り添い住民と共に築いてきた鹿島の地域医療の歴史を、住民の方々の診療をしたり、近所付き合いをしたりする中でひしひしと感じ、できることなら今後も自治医大卒業生が常駐する診療所にしてもらいたい、なんなら自分がこのまま居続けたいと思うほどです。しかし、甑島各地域の人口と診療所の経営状況を鑑みて、採算がとれていないという問題があり、合理化の論理には全く敵いません。

本当に出張診療所化するのか、このままの状況を保つのか不透明な面もありますが、行政の政策と住民の意向が上手く折り合いがつく形となるように診療所所長として自分にできることを模索している日々です。

（鹿児島県　薩摩川内市鹿島診療所）

第三章

地域医療とJADECOMのものがたり

公益社団法人地域医療振興協会 理事長　吉新通康

はじめに

「地域医療振興協会（JADECOM：通常ジャデコムと言っている）の歩みを、学生時代の様子も含めて書いてほしい」というので、都合の悪いことは忘れてしまうのだが、努力してみた。協会職員のほとんどは未だ現役。従って、安全で、重要な平成十年ぐらいまでの記録となった。それ以後も知りたい人の期待を裏切ることとなって申し訳ありません。

第一部　自治医大一期生

第一節　創設された自治医科大学へ

大学入学の頃

毎日ホルン漬けの高三の時、ベートーベン第九の全楽章を、「世界初！　高校生が演奏」と新聞で騒がれるほどに、人生を捧げていた。翌年は、浪人。昭和四六年の秋、宇都宮の実家に戻った時に、「石橋の先に医大ができる。へき地に行く代わり、学費はタダ。受けてみたら？」と親父が言う。

「石橋か！　医者は、伝統や学閥が重要らしい。新設医大じゃ、苦労しそうだな」

そして、第一期生として自治医科大学に入学。「へき地医療、頑張ります」と面接で誓う。「本当に、へき地に行くの？」と世間の厳しい疑いの目に、「嘘は申しません」と答えた。

自治医大生は、全員奨学金で学費免除、さらに生活費貸与（三万円）、もう一つおまけに、全寮制の三大特徴。ただし、卒業生は全員、出身都道府県での九年間の義務年限がある。

そして私はというと、大学の地元栃木県出身の一期生。特に頼まれもしなかったが「他の都道府県からのゲストを迎える地元ホストとして、これから自治医大と楽しく頑張るぞ」と心に誓った。

石川雄一君（広島）、遠藤秀彦君（岩手）、奥野正孝君（三重）、柴野良博君（岩手）、赤木重典君（京都）ら、目立つ一期生の仲間と「自治医大という栃木にある無名の新設大学を、何とか世間が知る大学にしたい」との思いで活動開始。はじめから手法を誤り、戸別訪問販売や学習塾（ともに失敗）、さらに、宇都宮の酒場のステージからの夜の十五分ラジオ番組「コンパからの

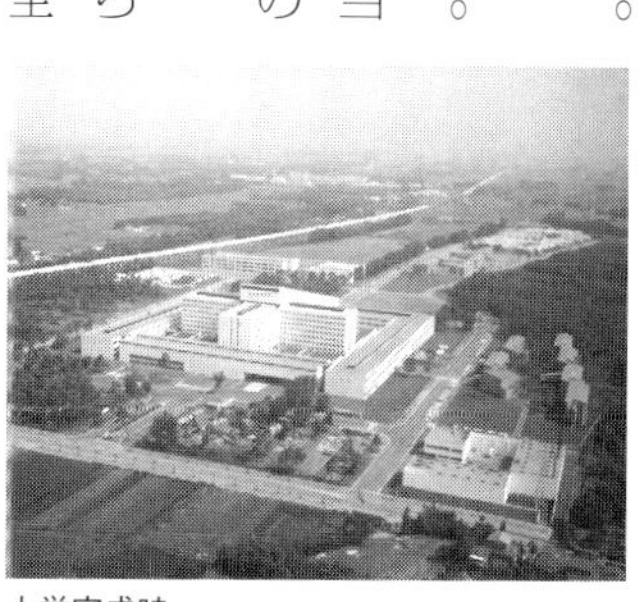

大学完成時

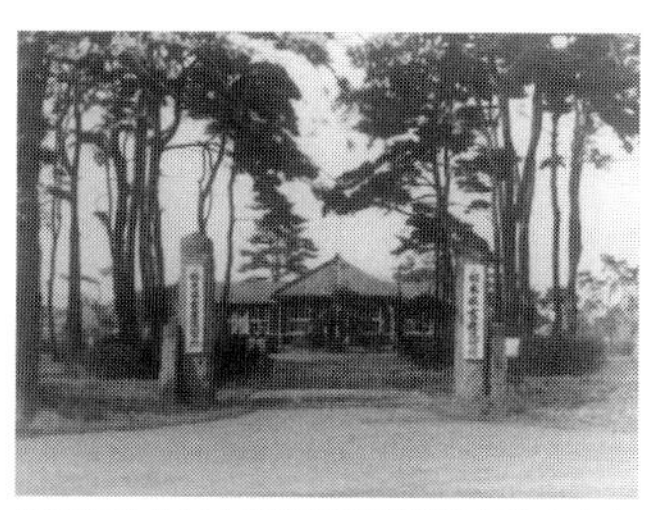

自治医大は栃木県畜産試験場跡に作られた

生演奏」のバイト、コピーバンドのフォークソングクラブなど、目立つことに精を出した。

学生は一〇八人と少なかったが、一人で十五ぐらいクラブの名簿に名を連ねているツワモノもいた。私は、さらに学年が進むと、ビッグバンド、学園祭準備委員会そして医師国家試験対策委員会、と機会があればそのたびに恥をかき、さらに失敗を伴う事業で、人生経験を豊富にさせてきた。冒険と挑戦。要は、反省が身に付かない性質だった。

学生だが、早く社会で一本立ちしたいと焦っていた感じもある。

当時は、宇都宮でも「じちいだい？ そんな大学は聞いたことない。慈恵医大じゃないの？」と指摘され、訂正までされた。「何とかならないのか？」とがっかりしては、必死にもがいていた。これらの活動で、われわれなりに互いに成長していたのだと思う。

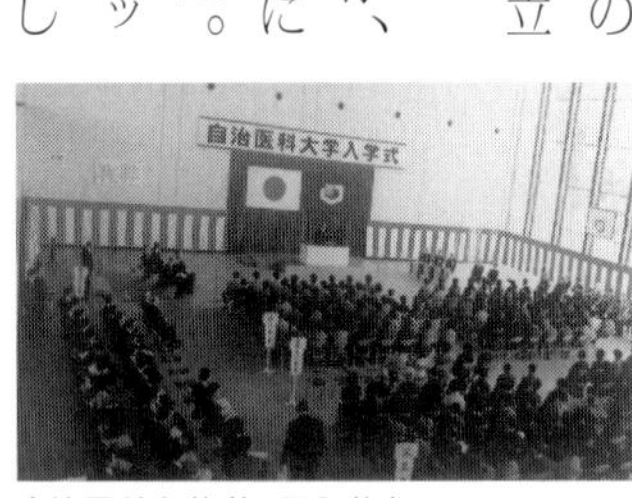

自治医科大学 第1回入学式

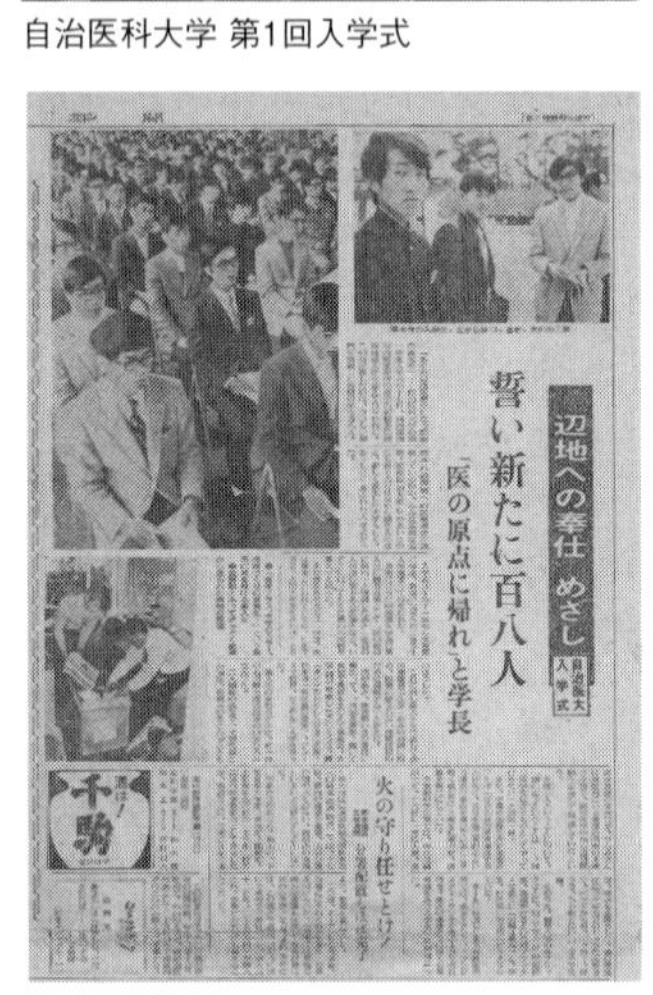

辺地への奉仕めざし

自治医大入学式

誓い新たに百八人

「医の原点に帰れ」と学長

読売新聞記事

第二節　恩師と仲間たち

今のJADECOMは皆さまのおかげ

数年前、病院グループの売り上げランキングというのがあって、地域医療振興協会は六位だという。「日本赤十字社、国立病院機構、恩賜財団済生会、地域医療機能推進機構（JCHO：同級の尾身茂先生が理事長）、沖縄徳州会、JADECOM…」「へえ〜。凄い」。

高久史麿会長にお話しした。「何かの間違いじゃないの？」にっこりと素直なご意見。ごもっとも。ちょっと前までは何もなかったのだから仕方ない。もう一度しっかり見た。やっぱり、間違いじゃない。

昭和六一年誕生の協会が、今日の基礎をつくるべく最も厳しく大変だった時期は、平成四年の石岡第一病院の開院から平成九年の共立湊病院開院後の数年までぐらいだろうか。協会の持つ、ヒト・カネ・モノ・情報・タイミング・企業文化（六つの資源と言う）を駆使し、持てる力をフルに試した時期だった。最も大事な資源は、やっぱりヒト・仲間だ。

現在、診療所から四〇〇床を超えるような種類の違う施設を八〇も運営できるのは、優秀な各施設の管理者、地元医局の専門医とへき地の自治体で豊富な経験を積んだ自治医大の仲間に恵まれたからだ。

もちろん、協会の都道府県支部、施設の指定管理での理解、地方財政措置そして補助金など、数々の幸運のおかげでもある。

へき地医療では、自治医大の建学の趣旨である「望ましい地域医療」を具現化するため、自分の担当する地域の医療だけでなく、さらに他の施設で困った仲間を支援するネットワークが重要。協会の八〇の施設は、そのものが協会の地域医療のモデルで、相互に助け合うシステムができ、さらにこの輪が広がっていく。

へき地医療に重要なこと

地域医療には、人口減少で生活が不便、自然が厳しいといった「へき地」本来の問題、医師の生涯教育などで知識や技術など「医師」として遅れてしまうという心配や、現場での災害救急や各種保健事業、経営やコストの調整など診療以外の対応・対策も重要な課題になる。

そして、継続的に行政や地域の組織をリードし、調整、活用できる「社会的マインドを持つ総合医」としての能力が期待される。

一方、へき地に限らず第一線の医師に求められる基本は、昔から「一に居ること、二に居ること、三、四がなくて、五に居ること」、つまり地域に「居る」ことだ。また、「へき地の医師は、三十代は自己の技量に悩み、四十代は子弟の教育に悩み、五十代は自己の老後に悩む。忙しくはないが、常に拘束される」とも言われる。同僚医師には、家族と離れる一人勤務者も多い。長い期間だと我慢を強いられ、つらい。

おいしい特産物、緑豊かな山々、大海原…。へき地の魅力は尽きない。しかし、それにしてもつらいのは、拘束されることだ。さらに遠隔地ということで、人にもよるが人生の選択肢が減る。自由度が少ない。

この厳しい制限を代診などで軽減し、また、出産、子育て、教育、老後といったライフサイクルに見合った人事、ポストや専門医や総合医といった個々人の特性に見合った人事が可能になったら、皆、へき地の勤務に納得できることだろう。へき地医療は、むしろいいことづくめ。皆が一度は経験したい職場になるだろう。本来そうあるべきだ。そうしたい。そのためには、一定のルールをつくり、仲間を増やすことだ。地域に働く医師の組織をつくる、われわれの目指す目標だ。まだまだ道は遠いが…。

医師側だけでなく、地域も医師確保では苦労している。もちろん、医師に厳しい目もある。「地域医療は政治。こじれると厄介だ」と言う人もいる。小さな問題でも、長くしこりが残る。

へき地勤務は地域と波長が合ってくると楽しい。地域の人たちとの語らいを通じ、皆顔見知りになるのは時間の問題。どんどん分かるようになると、地域の歴史、力関係、実力者…次々と見えてくる。

話は変わるが、へき地診療所の近くには、なぜか必ず世話焼きというか「幸せのバアサン（親しみを込めて)」がいて、いろいろなことで助けてくれる。医師がいるかいないか、診療所の状況をライブで地域に知らせてくれる。いわば「放送局」だ。

もちろん、外出先から診療所へ戻ると「キンちゃんに熱があるから診てほしい」などの急患情報も教えてくれる。

時々、地元のおいしいものも分けてくれる。絶対味方にしないといけないオバアサンだ。西伊豆の安良里では、一五〇〇人の人口で名字が高木と藤井の二つだけ。地元の人は屋号と名前で覚える。「伊豆屋のタマちゃん」といった具合。しばらく誰のことか、分からない。まだ何も知らないのに患者の悪口を言ったりしていると診療所の職員の親だったりする。それこそ、「幸せのバアサン」に聞けば、即座に適切な情報が入る。

また、診療所がサロン化してくると、デンキ部屋(温熱療法)が賑やかになる。朝一番で「地域の立ち話に必要な情報」が入る。どこの娘がどうした、誰がどこへ行った、などと噂話で盛り上がる。「サロン化」を批判する向きもあるが、地域が活性化する数少ない安心の集会場でもある。

医師同士で仲間を気遣い、様子を聞く、助け合う。こういった文化は、「へき地の一人診療所」には大抵、縁がない。求めても実現は困難だ。個々の経験は貴重だが、情報にしにくい。他の医師に診療内容を知られたくない。いろいろなモノが交流や支援を拒む。

協会では、医師不足で困っている地域や、そこで働く医師を支援する仕組みを、これまでの経験をもとに何としても構築し機能させたい。代診の斡旋ができるほどにはまだ医師が足りないが、限られた仲間で応援し合う形はできつつある。

代診、海外研修、各種研修会などを織り交ぜ、さらに子弟の教育などにも配慮した人事を行い、ポストなどを調整しながらへき地の勤務を魅力ある職場にしたい。まだまだ将来本命になる海外のへき地との交流事業は道半

へき地等代診実績 2019年度

代診先施設	延べ日数
東京都神津島村国民健康保険診療所	440
三浦市立病院	124
市立根室病院	101
南魚沼市民病院	92
公立長生病院	88
伊東市夜間救急医療センター	74
沖縄県立北部病院	63
東峰村立診療所	54
長崎県対馬病院	53
宗像市国民健康保険大島診療所	52
北杜市立塩川病院	48
中津川市民病院	48
福智町立方城診療所	48
伊豆赤十字病院	43
下田メディカルセンター	42
高野町立高野山総合診療所	41
新宮町相島診療所	30
山添村国民健康保険豊原診療所	23
大崎市民病院	22
国民健康保険南部町医療センター	19
伊是名診療所	17
長野原町へき地診療所	13
渡名喜診療所	13
町立厚岸病院	12
大崎市民病院鳴子温泉分院	12

代診先施設	延べ日数
粟国診療所	12
城里町国民健康保険七会診療所	11
小田原市国民健康保険片浦診療所	11
長崎県五島中央病院	11
長崎県上五島病院	11
長崎県上対馬病院	11
長崎県島原病院	10
伊江村立診療所	10
栗原市立鶯沢診療所	9
座間味診療所	8
南大東診療所	7
岐阜県立下呂温泉病院	5
中津川市国民健康保険蛭川診療所	5
阿嘉診療所	5
四万へき地診療所	4
御杖村国民健康保険診療所	4
留萌市立病院	3
伊平屋診療所	2
北大東診療所	2
常陸大宮市国民健康保険美和診療所	1
日光市立国民健康保険栗山診療所	1
日光市立湯西川診療所	1
美浜町丹生診療所	1
鳥羽市立鏡浦診療所石鏡分室	1
鳥羽市立桃取診療所	1

ば、もっと積極的にやらないと仲間は増えない。

たくさんのへき地の診療所を束ねる

離島、豪雪地域など地域ごとに状況は異なる。へき地診療所の一人勤務の医師を支援したい。

協会では、地域医療の充実には「拠点病院、総合医、地域医療ネットワーク」の三つで構成される要素が重要と考えている。ここでの総合医は、制度の総合診療医でなく、幅広く調整や問題を解決できる医師を言う。

協会がこの点を重視し、やってこられたのも、自治医大の教えをベースに、その時々の体験といろいろと有能な仲間に恵まれ、互いに連携できたからである。いつも誰かが調整役になり穴を埋めてくれていた。誰かがやってくれている。

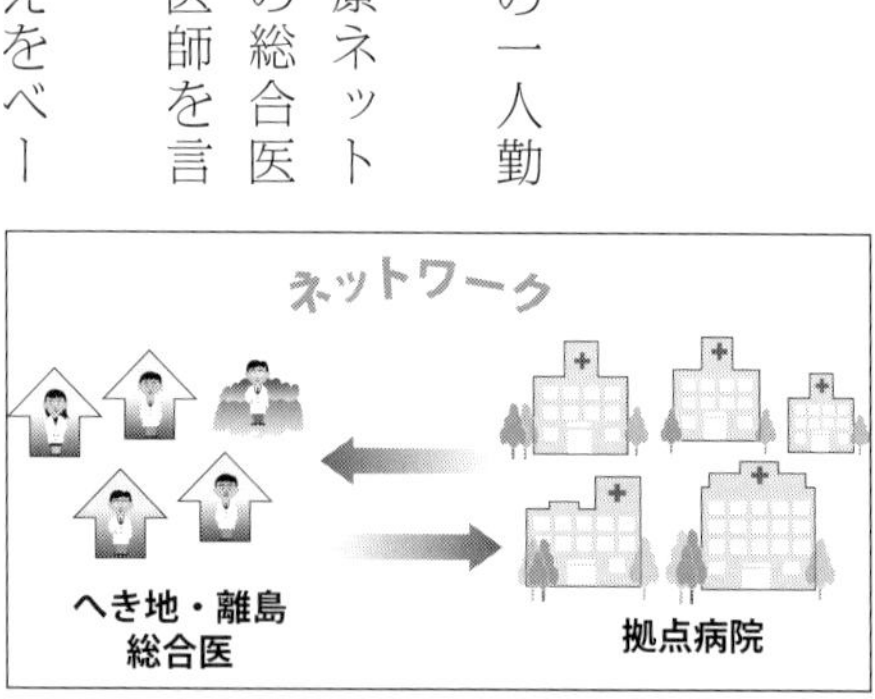

地域医療の充実を構成する要素

中尾喜久先生のリンゴの話

私は、よく初代会長の中尾喜久先生の「リンゴの話」を思い出す。

リンゴはおいしくて皆が欲しがる。果樹園には大量のリンゴの木が並んでいる。時間をかけじっくり育てれば、収穫期になると採っても採っても採り切れないほど実を付け、おいしいリンゴを食べられる。

中尾先生は、学生や医師をリンゴに例えた。時間をかけ皆を真に有用な医師に育てればいいのだが、現実では十分な研修も与えず、地域に早く来いと急がせる。青く酸っぱいだけのリンゴを地域の人々は食べ、いずれ果樹園どころか、リンゴの木も枯れてしまう。

研修中の自治医大卒業生を、医師がいないからと研修途中であっても地域に派遣する。結果、本人も耐えられず奨学金の返還というケースもあった。「このままでは、皆、辞めてしまう」と自治医大卒業生への対応を嘆く中尾先生の、お気持ちの入ったリンゴの例え話だった。

中尾先生は、協会の設立、拠点病院や代診を出す仕組み（ドクタープール）をどう構築するのか、その中で中核的病院が重要だとアドバイスされた。この考えは、髙久史麿先生のへき地保健医療計画で「へき地医療拠点病院」として実現し、機能している。

中尾先生は、協会や皆が勤務している施設にもよく奥様とご一緒に足を運ばれた。六合、石岡、湊、揖斐、丹南…。これらの訪問時に「地域医療の望ましい姿」を議論したことが、国のへき地保健医療計画に反映

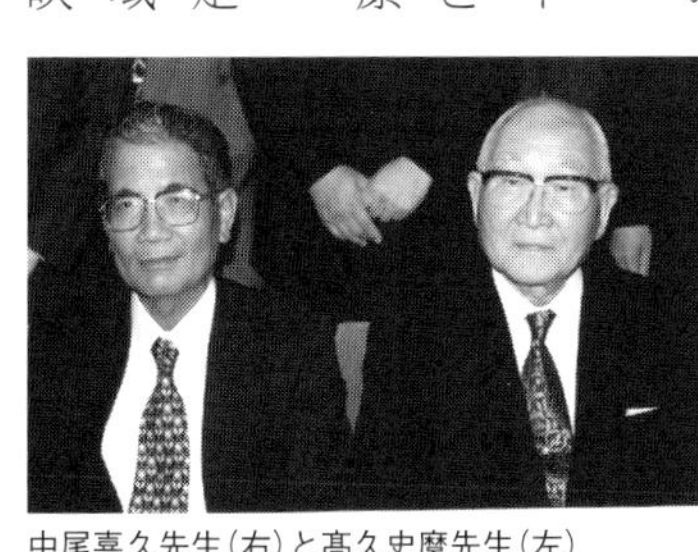
中尾喜久先生（右）と髙久史麿先生（左）

され、協会にとっても大きな基礎になっている。

中尾先生は、病床の適正化を図る医療法改正や国立病院の統廃合にも大きく関わられ、これらが、その後の協会の基礎となっていくこととなった。

髙久史麿先生

卒業して数年、一期生が母校にほとんどいない状況で、私は同窓会長としていろいろなことに関係させていただいた。髙久先生には卒業前後の頃からお世話になった。特にお世話になったのは、国家試験の自治医大の対策委員長としてご迷惑をかけた際、ご対応いただいたことだ。しかしながら、初期研修中の卒業生への各都道府県の対応や地域医療学講座の開設のみならず、東大に移られた後も、自治医大副学長として自治医大同窓会にも出席された。ある教授が「東大教授で、プライマリ・ケアについて話ができるのは髙久先生だけ」とおっしゃっておられた。詳しくはないが、髙久先生は、系統講義などの新しい医学教育を導入され、たくさんの教科書を書かれ、地域医療の教育でも長崎の離島ワークショップ、日光での六年生に対する補習など多くのことを始められた。自治医大誕生時のいろいろな経過、教員確保の楽しいエピソードも伺った。こんな話は滅

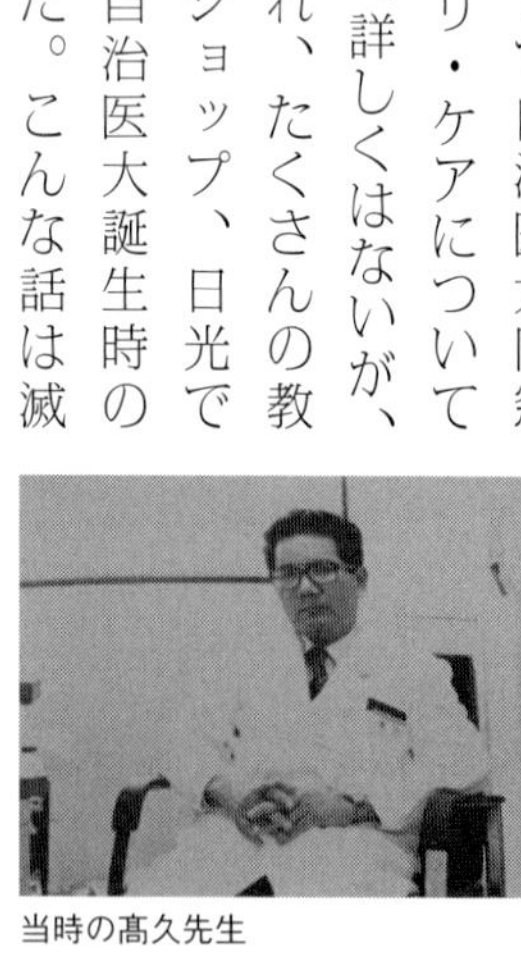
当時の髙久先生

多に聞けない。髙久先生のユーモアはいつも楽しく、感心させられた。

実は協会のかなりの施設は、髙久先生からのご依頼・ご紹介が関係している。石岡第一病院、国立湊病院、東京北社会保険病院、練馬光が丘病院。これらの施設は髙久先生から、紹介・打診があって、われわれが着手し、運営するようになった。

髙久先生は少しでも時間があれば、テニスクラブに向かわれる。たくさんの大会で優勝されていることも、よく知られている。ほんの少しでも時間があれば連絡をいただき、相談できる。私も安心して大きな企画に手を挙げられた。

毎年お正月には、大勢の仲間と髙久先生のお宅に押し掛け、奥様にも大変なご迷惑をお掛けした。東京大学医学部長、国立国際医療センター総長、自治医大学長、日本医学会会長など、重責を担われてこられたが、いつお会いしても親しい友人のように話しかけられる。

髙久先生の実績の中でも、自治医大学長の立場で何度か「へき地保健医療計画」の座長として新しい「へき地保健医療体制」をまとめられ、へき地医療をシステム化されたことは、わが国のへき地にとっても、協会にとっても大きかった。

中尾先生が関係された地方の病院を充実させ、そして、無医地区を減らそうという「へき地中核病院＋巡回診療＋へき地診療所補助」は、引き継いだ髙久先生が委員長の時に、診療所の運営や、計画、人材の派遣なども含む「へき地医療支援機構」「へき地医療専任担当官」「へき地拠点病院」などの基本的なユニットとそれらの役割が明確になり、わが国のへき地医療の組織やシステムが完成した。

また、「マルチメディアとへき地医療情報システム」の分野では先進的にシステムを取り入れられ、へき地医療を遅れた医療分野から、遠隔画像やテレビ、ネット通信、ドクターヘリなどを駆使しへき地医療拠点病院を中核とするへき地医療の仕組みを構築された。

しばらくして、これらのいくつかを活用し、へき地医療を実践する役割を協会が担うという仕組みができたことは大きなことだった。

細田瑳一先生

細田瑳一先生にお世話になった中でも最も印象に残っているのは、卒業時、先生の大学構内の教授住宅での卒業式のお祝いで、何とびっくり本物の寿司屋さんがいて、ネタが揃っていておいしい寿司をごちそうになったことである。

細田先生は、一期生がまだ義務年限の半ば、まだまだ自治医大の仕組みが地についていない時期に各都道府県でいろいろな議論がなされている厳しい状況の中、髙久先生の後任として卒後指導委員長になられた。全国自治体病院協議会の「自治医大卒業生研修病院長会議」に、私も自治

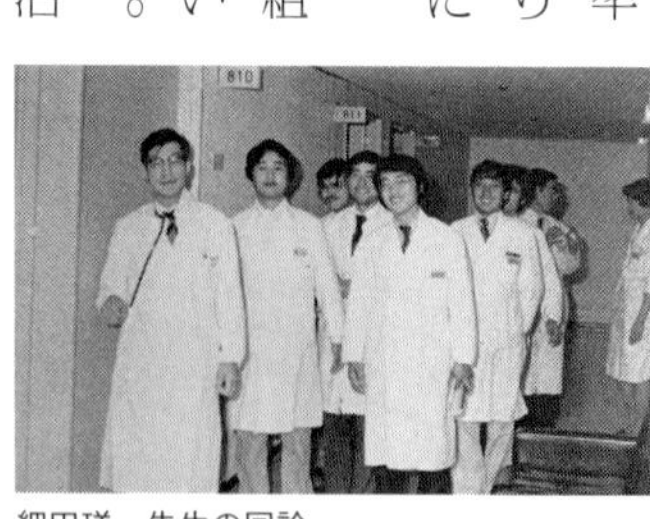
細田瑳一先生の回診

医大同窓会長としてご一緒するようになった。この会は諸橋芳夫会長が議長を務め、各県の研修病院長からは研修の状況の報告があった。中には、卒業生の処遇や態度などで厳しい意見や質問もあったが、これを細田先生は全くものともせず、即座に卒業生の立場でベストな答弁をされた。私は自治医大卒業生の研修病院長の先生方に「一生懸命頑張ります」以外何一つ言えなかったが、細田先生のおかげで安心してこの会に参加することができた。先生はその後、東京女子医科大学病院長、榊原記念病院などを運営する日本心臓血圧研究振興会の理事長として活躍された。

卒後指導委員会、大学の第二病院委員会、評議員会などでご一緒させてもらうようになって、適切に状況を把握分析し、その場にふさわしい対応をする能力に敬服した。いつも、無駄がない。歯切れよく、状況の分析に優れ、最適な答えで皆が納得した。

例えば第二病院をめぐっては一気に問題が吹き出したが、いつの間にか「循環器を中心とした病院」で大きな混乱は落ち着いた。われわれも単行本「いま、へき地医療は」を講談社にお願いして出版し、店頭に並べてもらった。

中尾先生、髙久先生、細田先生、御三方のビッグネームのおかげで今日の自治医大・協会組織の基礎ができたのだと思う。

言うまでもないが、皆さん、とても芸達者。中尾先生は、石川雄一先生と山本リンダの「こまっ

「いま、へき地医療は」

ちゃうナ」を踊られた。髙久先生は、「五番街のマリーへ」「青葉城恋唄」を熱唱。細田先生は「愛染かつら」をご自分で歌われ、かつ踊られた。オーボエも演奏なさる。

三人の偉大な恩師にはほんの一瞬かもしれないが、一生に一度の直接指導を受ける幸運をいただき、自治医大に感謝している。

この時期は、もちろん多くの素晴らしい教員や、学校法人の理事の方々と自治医大の将来を議論した時期でもあった。皆さんとても前向きだった。

多くの先生方に感謝

石岡第一病院はじめ、協会の初期というより大学入学以来ずっとお世話になっている、出席番号が私の次で実習や学生寮で不幸にもいつも一緒になってしまう吉野淨先生。山梨、伊豆で、急で無理なお願いにも文句ひとつ言わず今もお世話になっている小池宏明先生。現在伊豆今井浜病院院長で、湊病院以来散々ご迷惑をおかけしている小田和弘先生。そして、いつも大変な時に笑顔で支援してくれた折茂賢一郎先生。白崎信二先生。「月刊地域医学」の編集に関わり地域医療研究所長である山田隆司先生。丁寧に経営指導にご尽力いただいている沼田裕一先生。コンピュータの木下順二先生。協会の発展に尽力し、今後も活躍を期待している多くの皆さまに、この紙面をお借りして改めて感謝したい。

協会がここまで三五年間無事に発展できたのは、つくづく素晴らしい恩師、底抜けに明るい仲間と自治医大の仕組みのおかげだと思う。へき地医療には、確かにしっかりした組織、それを動かすシステムが必要だが、自治医大やわれわれにはさらに、素晴らしい仲間がいた。全寮制で結束は文句なし。そして、仲間としていろいろな冒険をした。

この三五年間、自治医大卒業生がどんどん増え、へき地医療が改善してくるようになった。自治医大の仕組み、教員、学生寮、全てが役立っている。

昭和三一年から十一次までの「へき地保健医療計画」で、高久先生が座長を務めていた時期を含め、国の仕組みが整備され、「へき地医療拠点病院」「へき地医療の施設を結ぶ情報システム」も整備された。

一方、病院運営の民営化や交付税などの地方財政措置も明確になってきた。協会では八〇の医療施設を運営しているが、この三五年間で、われわれ自身も変化した。今、地方の中小病院の再編が課題になっている。中小病院の多くは、少ない人員で縦割りの専門各科が高額な機器で高度な手技を行っている。今後は、地域には専門も大事だが、より幅広く地域の医療ニーズを満たす回復期の機能が充実するよう、再編しなければならない。

第三節　大学生時代の思い出

大学一年生の夏期実習

昭和四七年、初めての夏休み。今や自治医大の年中行事の夏期実習だが、へき地を訪問する第一回の実習が行われた。学生、教授など教員数名、県庁の担当課、地元市町村の事務などがメンバーだった。

訪問地は栃木の那須エリア。公的病院をまず訪ね、その後、満州開拓団の引き揚げ集落を訪ねた。卒業したらこんなのどかなところに来るのかと風景に見入っていた。

先輩のいない一年生。何も知らなかったので、まあ、一生こういったところにいるのが自治医大卒業生の仕事だと真面目に思った。

その後の展開は予想と違った。

八〇歳ぐらいの医師と看護師が紹介された。「開拓で満州へ、そして満州からの引き揚げと、常に先生は人生を地域の人と共にした。この医師がどれだけ苦労をして住民を守ってくれたか」「不作の年は地域の人と木の根をかじって飢えをしのぎ、苦楽を共にした」という。那須で開拓の仲間の健康を預かり、人生を共にしてきた医師と看護師だ。

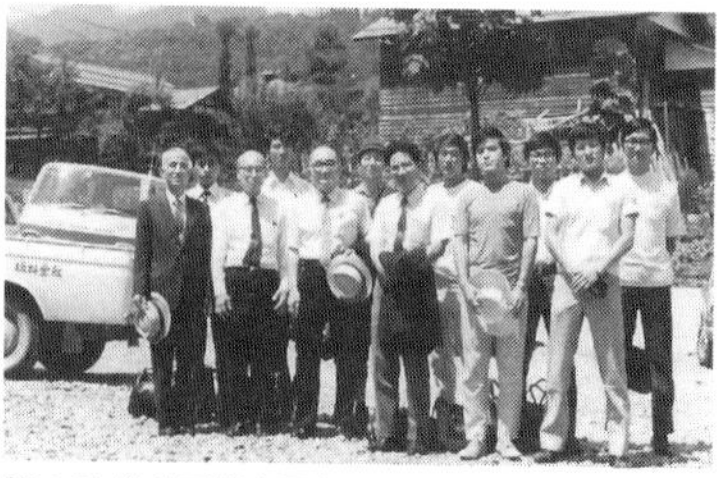

第１回 学生夏期実習（昭和47年長野県）。中尾先生、髙久先生も同行。

その老医が挨拶の中で、「これからのへき地医療は、しっかりした組織が大切。医師一人では何もできない。大きなシステムがなければ、へき地医療はできない」と力説された。

「これから自治医大の一員としてへき地医療の大きな組織とシステムをつくることになるんだ」と思う一方、へき地医療では飢えをしのぐために木の根っこをかじることになるのか？…と、強烈な印象で実習を終えた。

学園祭

一年生の秋、世間では学園祭の季節。しかし、まだ学生数一〇八人で、自治医大構内は建設中の大学病院の現場を除くと小さなものだった。学生の一部は建設現場の人手不足を補うため、ヘルメットをかぶって文字通り母校の建設に携わった。

そんな中、「学生も少ないし、とても学園祭などは無理だ」という大学の幹部を尻目に、「無名の自治医大だが、学園祭ぐらいできる。皆でやってみせる」との思いで、第一回学園祭実行委員会ができた。

何せ実績もなければ、先輩もいない。資金もない。急造の実行委員会の委員の中には、資金集めに大学に納入予定の機器メーカーの本社に行って、一口百万円の高額の寄付金を、何口かお願いして回った者もいた。しかし、大学の担当に連絡が入って呼び出され、こっぴどく叱られたとか。

学生は一人ひとりが学園祭実行委員会のメンバーのようだった。普段、寂しい寮にお客も入った。学園祭、クラブそして歓迎会など学生寮で行われる行事は、いつも最大の楽しみになった。初年度はまず大成功を収めた。

学生数一〇八人の小規模大学とはいえ、全寮制で皆同じ釜の飯を食い、しかも全四七都道府県から集まっている。だから、入学したてから毎日、故郷や家族のこと、将来の夢を語り合った。毎日の自己紹介と人生相談、これが楽しかった。夢の語らいは一年や二年では終わらない。入学直後から、教職員の家に泊まり込んで毎晩のように自治医大の夢を話し合う者もいた。この頃の教職員や同級生との夢の語らいが現在、自治医大の重要な基礎になっていると思う。

実家を離れ栃木にやってきた学生、当時食事や相談で散々ご迷惑をおかけした初期の教職員の皆さま、実家代わりにお世話になった先生方（特に教養の）に感謝したい。

揺りかごの学生寮と教員との語らいでこれから飛び立つ土台、さらにエネルギーと自由な発想を蓄えていたのだと思う。

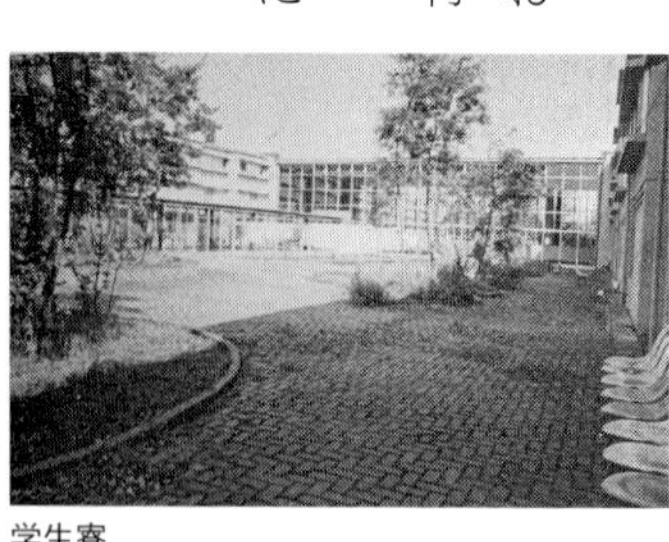
学生寮

ルート4オーケストラ

大学二年の夏、三重の鳥羽市の答志島に行った。三重県の奥野君の育った島だ。漁師さんの健診や採血の検体確保、さらに事務の手伝いと遊びを兼ねて行った。初めての鳥羽の港は、海なし県で育った私にはとてももの珍しく眩しかった。この頃自治医大は、病院もまだ建設中で教員も少なく、学生が人気のある先生方の後を追いかけているような状況だった。

大学四年の頃。学園祭が重要な事業だった。華はダンパ（ダンス・パーティー）である。実行委員会の収支が黒字で終わるか赤字で終わるかは、当時はダンパの売り上げと後夜祭の模擬店での売り上げが握っていた。開学四年、すでにクラブがたくさん活動し、フォークソングクラブや、合唱、小さなオーケストラも活動していた。

ロックとソシアルダンスを実行委員会として準備するのだが、ソシアルダンスでは学園祭で近くの大学のビッグバンドを呼んだ。自分たちで用意できればいいが、ピアノ、マイク、ドラム、その他もろもろで三〇〇万円。自治医大の学生では高嶺の花、無理だった。依頼したバンドの荷物運びも手伝ったりしたが、ご機嫌を損ねてはいけないと気は遣うし、結構なストレス。なにせ、彼らがとても楽しそうに演奏して、しかもそれが収入になるのが魅力的だった。「これだ！」と、やはり自分た

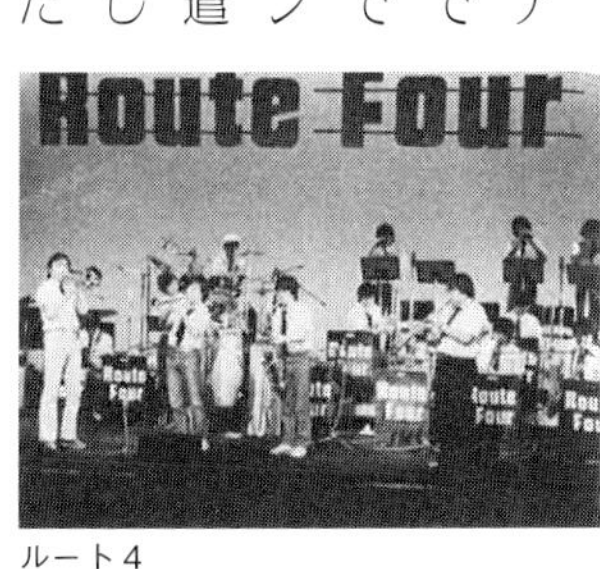

ルート４

ちでバンドを持って練習し、コンサートで演奏し、ダンパを開催する。それを部活動とするのが良いという結論に達した。

居ても立ってもいられず、車を借り、仲間と御茶ノ水の中古楽器屋の集まるスズラン通りで楽器を買って、なんとかビッグバンドは完成。関口忠司君の命名で「ルート4（フォー）オーケストラ」が誕生した。最初のレパートリーは、やさしい練習用の十四曲。メンバーは、ほぼ全員素人。今や新型コロナウイルスで有名な同級生もテナーサックスでメンバーにいた。はじめ、ルート4は「チンドン屋」だとか「小学生の学芸会」と言われたが、それで結構。自分たちが満足ならいいではないか。

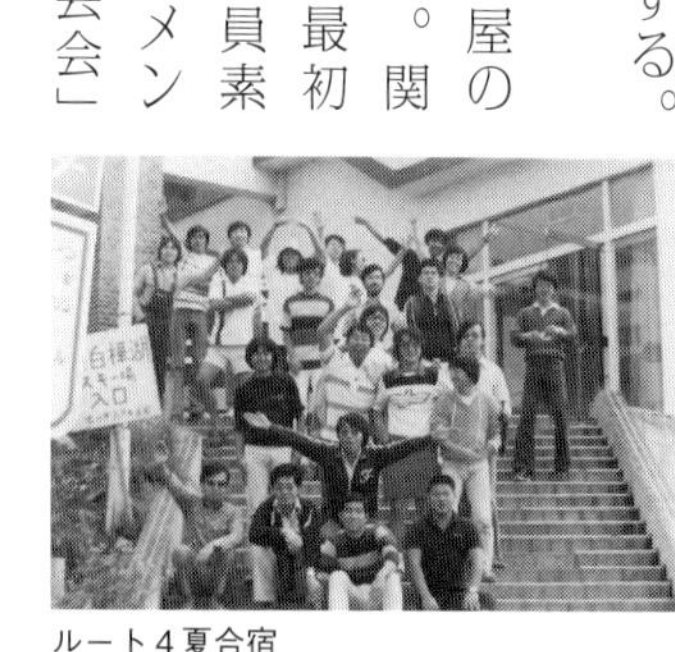

ルート4夏合宿

しかしながら、よく練習して上達も早く、またダンスのリピーターを増やすために、部員の数名が中心になってダンス教室も始めた。営業は実力に似合わず好調で、創部二年目にはいろいろな大学から学園祭に呼ばれて（相当売り込んで）、ピアノ、マイク、いろいろな機器購入で二六〇万円ほど掛かったが、積み上がった部員からの借金も一年で返せた。

広い大学のルート4部室は、そのまま照明を落とし、ミラーボールとスポットライトを設置し、コカコーラの小ケースを引っ張り出すとダンパの会場になり、月例ダンパを開催し、たくさんの教員や病院のスタッフに来ていただいた。教室で会わなくても会場で初めてお会いする先生もいた。

思えばこの頃、一緒にクラブをつくった藤原篤君や田尻下孝夫君たちが熱心だった。二人はなかなか如才なく、要領がよかった。予定の作成、作業の連絡、相談、報告、チームワーク、目標や情報の共有がいかに重要か、勉強させてもらった。私は、高校時代のオーケストラの経験のおかげでバンマスになったが、報告・相談がないとよく怒られた。これを意識して改め、やり過ぎるくらいオープンにすることにした。これは同窓会、協会も同じ方針で、大いに役立っていると思う。関係者で、報告、相談、それから戦術、戦略の共有まで重要だ。スローガンだけでは組織はバラバラで、前に進まない。

学園祭でも、ダンパでも、コンサートでもいろいろな事業、しかもより大きな事業を実現するには、よりしっかりした組織と中身、そして報告・相談が必須。そのうえで目標、戦略を共有すること。何といっても良い仲間そして連携、最後に夢が必要だ。ルート4は変化した。部員が増え、看護学生もメンバーになり、短期間に大変貌を遂げた。

最初から形はなく、随時変化して、形が出来上がっていく、そしてどんどん変化していく。長く留まっている組織などない。「これで良い」はないのだ。組織も構成メンバーも、あっという間に変化することを知った。事業においても同じ。自分も組織も変化する。一つの作業でもステップが多いほど関係者と相談・分担し、共有しなければならない。新規事業

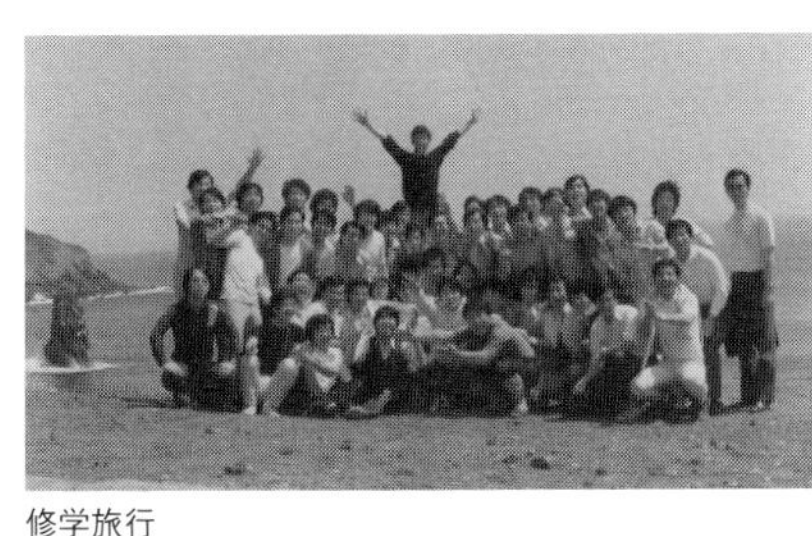

修学旅行

に着手して結果が思わしくなかったり、予想外の変化が起こったり、悪い結果に落胆し嘆くことになるが、要はその失敗の後どうするかが大切だ。

私自身、実は今も失敗して相談、報告することはどちらかというと苦手だ。この点はよく仲間からも指摘され、注意される。「聞いてない！」。細かい連絡は苦手。

このあたりの怠慢さ。イケイケはいいがその後の処理が大いに問題。情報を共有しないことで迷惑を掛け、失敗する。自分らしいじゃないか、じゃすまされない。

国家試験対策委員

そして、同じノリで、六年生では国家試験対策委員長となった。医師国家試験対策。そんな怪しげなモノ。存在さえ知らなかったが、これが各大学の代表者からなる医科大学連合とでもいうべき立派な組織だった。

高校の同級生が都内の某大の国家試験対策委員長で、まとめ役的存在。皆が自治医大のT教授の情報を欲しがっていた。各大学の代表が東京に集まり、国家試験の出題者の教授が学内で使用した過去問題を集め解答に解説を加えて、配る。各大学代表者は、近況を報告し合い、新たな資料を自校に持ち帰り、クラス全員にコピーを配る作業が仕事。

出題委員の一冊にまとめた過去問題解説集は「ピンク本」と呼ばれ、都内の医大での国家試験受験生間では必携の対策本として君臨している。つい数カ月前までその存在すら知らなかった自治医大などの新設医大は、こちらから積極的にいかないと、声が掛からないのかもしれない。ただ自治医大には、他大学の対策委員が情報を喉から手が出るほど欲しいT先生はじめ、有名な教授が多数いらっしゃった。この世界での自治医大関連情報の株はうなぎのぼり。

私の国家試験対策委員長としての仕事は、「対策委員会で関連の情報を仕込む、印刷する、そして自治医大で有料の会員に配布する」が一サイクル。しかもこの国家試験対策委員長は、「国家試験に落ちる」という曰く因縁付きのキワモノ。私などは、委員長でなくても国家試験に落ちたところで「やっぱり」と誰も驚かない程度の成績。六年夏の終わりに成績不良者を集めて特訓セミナーが日光の研修所で缶詰めになって開かれたが、なぜか私は選考に漏れた。勉強していなかった連中は日光で特訓。そして、優秀な者は、寮で勉強している。その間に最も出来の悪い自分は、一人東京に情報を仕入れに行く。国家試験はどんどん迫ってくる。ああ！これじゃ逆だ。

「内科のハリソンもセシルも、最新版を英語で読んで覚えたよ」という優秀な連中は、国家試験で不合格圏にいることも顧みず皆に貢献する私が、資料を抱え、寒風の中、東京から雪交じりの栃木に戻るたびに「もう、何か新しい問題集ないの？」と催促する。ああ！

第二部　同窓会の設立と活動開始

同窓会の誕生

卒業前の暮れの十二月、同窓会をどうするかという議論になった。これから義務年限などで自治医大の卒業生の人生がどうなるかわからない、皆で結束していこうと、年会費三万円の高額会費の自治医大同窓会が誕生した。

初代の同窓会長は、私、吉新が担当となった。自治医大は、「卒業生がへき地の義務を果たして初めて成功」と言われる。母校を離れてからの卒業生の動向が大学の価値を決める。同窓会の活動が極めて重要になるに違いない。「へき地医療のため大きな組織、機動力のあるシステムをつくろう」という意気込みで昭和五二年十二月同窓会準備委員会が誕生した。全都道府県に会員のいる活発な同窓会（沖縄は一年遅れ）。一〇〇人会員で予算が三〇〇万円だった。

国家試験対策にまつわる話

話は前後するが、あの国家試験のための対策委員会を始めたとき、六年生は一〇〇人だったが、そのうち会員にエントリーしたのはたった数人。従って、東京と栃木の旅費や印刷費が経費になるが一人四万円ぐらいが分岐点で儲けなし、もしくは少々持ち出しの価格で事業を組んだ。

ところが、数カ月後の国家試験直前には、対策委員会に無関心だった優秀な諸君も、試験が近づくにつれ「まさか、自分が落ちたら…」と不安も募り、最終的にほぼ全員が国試対策の会員にエントリー。結果、一五〇万円ぐらい残ったと思うが、「吉新、あの国試対策委員会、結構な黒字になったんじゃないの。当然、同窓会で使うんだろ」という適切な助言を得て、結局、残余金は丸々同窓会の初期運転資金となった。国試対策では、村山直樹先生、竹田津文俊君にも大変お世話になった。

ところで国家試験対策は、果たして役に立ったのか？ ズバリ予想問題は当たったのか？ という疑問が残る。国家試験では自治医大はトップの合格率だったが、そこは言えない。試験終了直後に「おまえの銅像が立つぞ」と何人かに言われたが、いまだに銅像はない。国家試験対策委員長だった私も、「対策委員長は落ちる」との期待に沿えず合格した。

国試対策委員長の時、中尾学長が呼んでいるというので、同窓会や国家試験の準備で何かまずいことがあったかなどと思いつつ学長室に入った。中尾学長が「週刊誌で国試の対策委員がいろいろと情報確保で暗躍している話が出ている。T教授も出題者の一人で週刊誌に具体的に騒がれている。お前が火の元だろう。こういう活動はやめなさい」とおっしゃる。正直、しょげた。国試対策委員長はもう辞めよう。これからどうしようかと広い学長室から退出しようとしていたところ、出口で秘書の飯田さんが「中尾学長が『またソファに戻るように』とおっしゃっておられる」と言う。

再び席に着くと「一度、始めたからにはこういう狐と狸の化かし合いは負けてはならない。みんなやっている。他に負けずに頑張れ」と言うのだ。負けるな、どんどんやれとおっしゃるのだ。

卒業

自治医大卒業式はその後のわれわれの人生を象徴していた。当時権力を誇っていた日本医師会の武見太郎会長が卒業式に参加された。「小山駅から白バイとパトカーが先導してきた」という。

武見会長の講話は「都道府県がつくった自治医大はこれから大きく発展するだろう」という内容だった。

もっと行政寄りの組織ができ、自治医大の卒業生がそこで活躍するということであったのか、意味するところは具体的に分からなかったが、武見会長のお話は大きな組織とシステムが、医療行政を束ねる都道府県

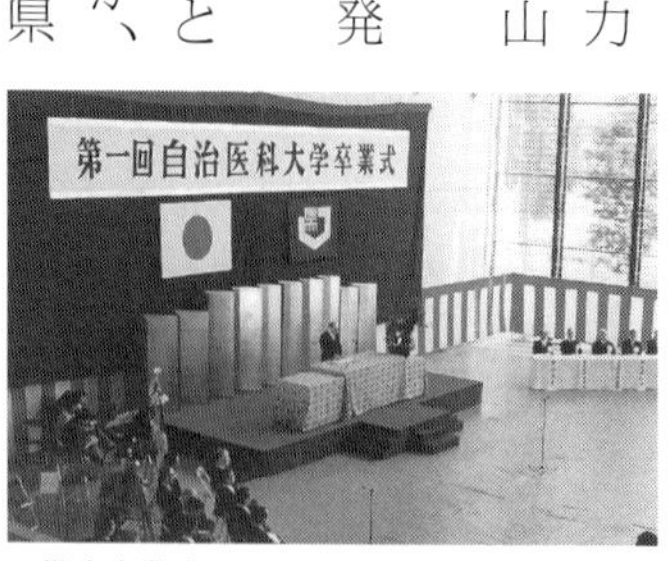

1期生卒業式

の意向をくんだ形で出来上がるだろう、自治医大卒業生がそれを担うことになるということを意味していたのだと思う。

卒業式は、みんなが集う最後の機会。全員母校を離れ、遠く出身地に戻る。卒業の頃、教員の先生方が自宅に卒業生を招いてご馳走してくれた。中尾先生のお宅。髙久先生のお宅。細田先生のお宅。五人、十人と押し掛けた。先生方に大変ご迷惑をお掛けした。そして国家試験。自治医大一期生は、九九パーセントの合格率で全国一位だった。当時、発表は地元に戻ってしばらくしてからだった。学内では先生方が本当に喜んでいた。

同窓会活動開始

さて、私は栃木県出身ということで、他の仲間が地元に帰っていなくなった母校の附属病院で研修することができた。

教育や親業はよく弓矢に喩えられる。自治医大が弓、学生が矢。放たれた矢によって弓が評価される。一期生の矢は放たれた。

多科ローテート（すなわち、内科、外科、小児科、産科の四科を含む）研修が始まった。その合間に、散々お世話になった大学事務部学生課の隣に同窓会室をいただき、同窓会事務局を設けた。常勤職員なしで、自

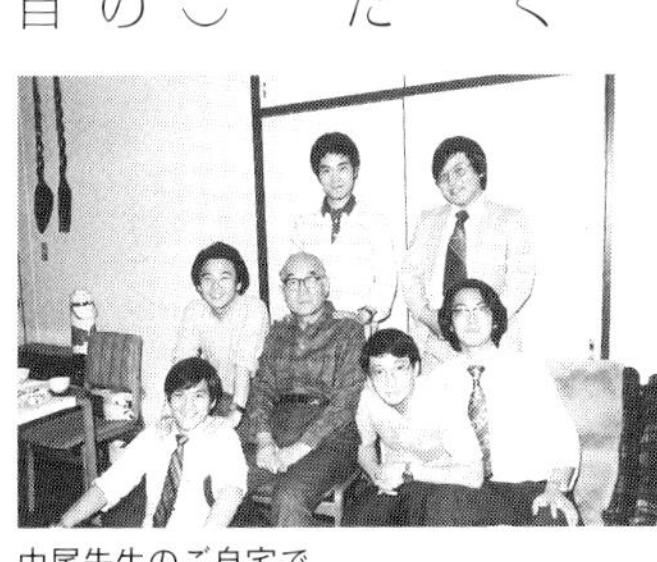
中尾先生のご自宅で

治医大同窓会活動開始。若干資金に余裕があったため、私だけでは経理は危なっかしい。そこで会計の不安と、業務停滞の不安を払拭すべく、二年目から最初は非常勤ながら同窓会で事務職員を雇用した。早速、会報、会誌を発刊し定期の集会を開催した。事務局の応援や運営で箕輪良行君や塚田次郎君そして、古谷耕資郎君、新鞍誠君、今道英秋君など多くの学生が協力してくれた。

自前の事務局と学生の応援のおかげで、集会、議事録、会報・会誌の出版など、しっかりした運営が可能となり、どんどん増える同窓会の会員に母校や全国の会員の様子を伝えることができるようになった。

第一回の同窓会総会は昭和五四年一月十三、十四日に五七名の一期卒業生を集めて大阪で開催された。

研修内容、勤務、医局の状況。それぞれの仲間が置かれている状況があまりにも違い、自治医大卒業生に対する対応が研修病院でとてつもなく大きく違うことが分かった。

中には、いじわるとも差別とも思える扱いをされている者もいた。へき地の医師の養成が全国で始まった。こまめに皆の問題を持ち寄って解決していく必要がある。自治医大同窓会では、出席しにくい。じゃあ、「地域医学研究会」にしようということで正式に名称が決まった。

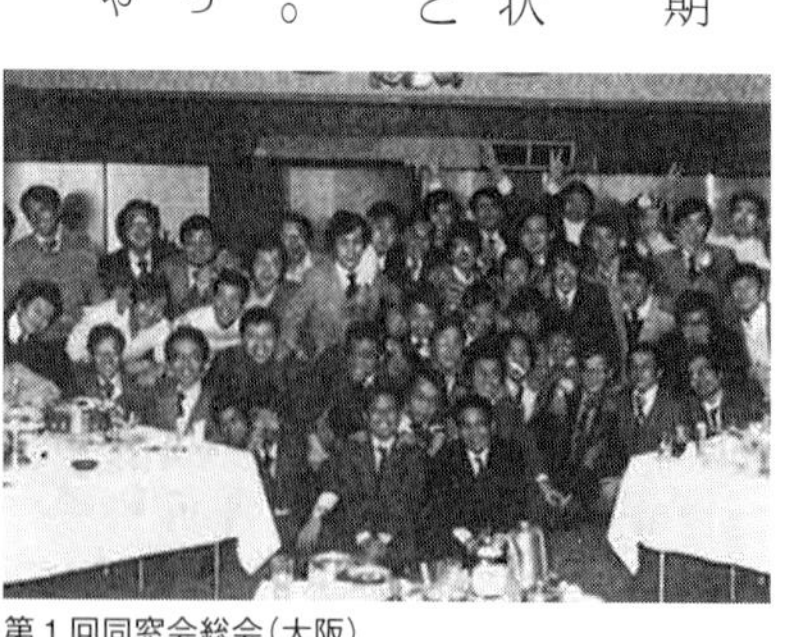
第１回同窓会総会（大阪）

第三部　卒業後に待っていたこと

初期研修、多科ローテート

自分自身の初期研修は昭和五三、五四年。栃木県技術吏員の身分。本邦始まって以来の多科ローテート研修を自治医大附属病院で実施した。「へき地での実践力・即戦力」を期待された新しい研修方法だった。多科ローテート研修というのは内科、外科、小児科、産科の四つの診療科を基本とし、さらに整形、泌尿器、放射線科などでそれぞれ数カ月研修した。他県の卒業生がいないので、大事にしてもらった。一つの診療科に三カ月の研修が原則だったが、各診療科で、特有のコモンディジーズ（日常よく見る病気）の大学病院での診療を見せてもらい、後の地域病院での診療の確かな財産となった。

研修を終えて医師不足のへき地・離島に仲間が勤務しはじめ、大活躍している話が聞こえだした。谷底に落ちた小鹿の骨折を治した卒業生の活躍を聞き、盛り上がったこともあった。研修という点では、この二年間の初期研修が、最初で最後。あとは現場での教育となるが、自治医大も都道府県に対し、地元大学に人事を握られ義務の履行に支障がないよう、大学医局での研修ではなく自治体病院での研修をお願いしたと聞いた。

確かにへき地の義務を有する若い医師を一般のストレート研修の仕組みで教育したら、研修した組織に流れてしまい、へき地で活躍する医師に育てることは容易ではない。結局その医師はへき地には行かないだろう。へき地医師確保の奨学生制度があったが、義務の終了者は、自治医大以前は三割以下と聞いているが、自治医大の資料では平成三〇年までで、義務後三九九八名中九四パーセントが義務を終了している。

病棟医長に言われた「お前らは医局を知らなすぎる」の言葉

私は毎週のように、卒業生の結婚式や同窓会の会議で出張。「病棟にいないのは、研修医として問題」と指導医が憤慨していた。週末のお出掛けが十週続いたことも何度もあった。他大学と違い、卒業直後から全国バラバラに散ってしまう自治医大。一期生かつ六年間の全寮制やクラブ活動で培った絆。「久しぶりだ。顔が見たい、話したい」。元来簡単に出席依頼を引き受けてしまうお祝い、お祭り好き。結果、週末の出張は研修医の方が多くなってしまう。

ただ、われわれは、たくさんの診療科のローテート中だし、卒業生組織の意味や重要性を説明したが、ある教授から「うちで研修したことは、他言しないこと」と、言い訳無用の厳しい御沙汰があったこともある。

医局からも「身の程をわきまえろ」とのことでレッドカードになった。この話、ダンマリを決め込んで隠しておこうと思ったが、とっくに知られていた。ある診療科では、医局会でローテート研修中の卒業生を医局員にするかしないかということが目の前で話された。投票の結果、医局員にはならないこととなった。母校でも、二年でいくつもの診療科で短い期間研修して回る卒業生に、厳しい評価もあった。教員、スタッフ、研修医、卒業生、「わが国のへき地医療のための大学」は、診療科によって、対応の濃淡はいろいろだった。

同窓会総会で

昭和五五年。第一線で卒業生が勤務を始めた頃、自治医大で第二回の同窓会総会があった。初めて第一線に勤務した仲間の活動報告会だ。離島、山間へき地から、勤務地の民謡をＢＧＭに診療所を紹介する者、お国自慢と診療所のプレゼンテーション。医師だが役者が多く、和やかだ。講演ではゲストの諸橋芳夫全国自治体病院協議会会長から「自治医大は全国自治体病院協議会が、政府に何度もお願いしてできた。皆を応援している。しっかりやりなさい」、また、国際聖路加病院の日野原重明先生からは「若い時にしっかり基礎をつくりなさい」と応援や激励をいただいた。

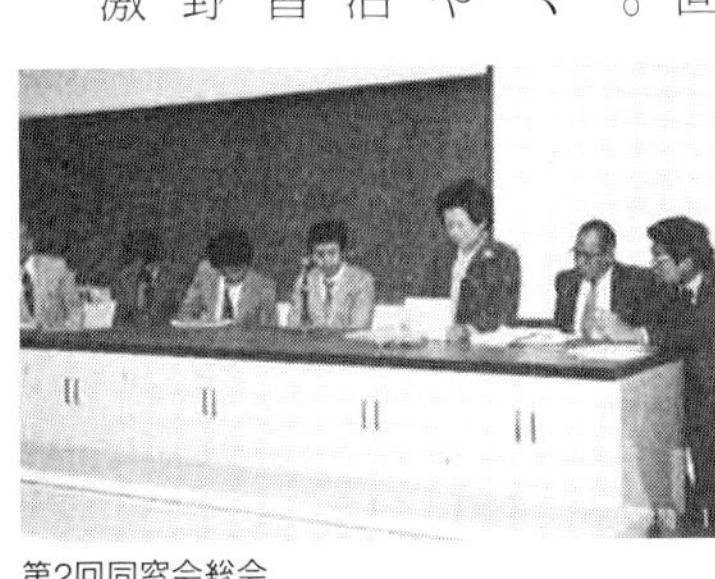
第2回同窓会総会

佐藤文明先生がその頃卒後指導委員長だったと思うが、「卒業生の集まりを、各都道府県で回ることは、お金がかかって無理だし無駄だよ」と、集会が派手にならないようにとアドバイス。また、この総会特集号で学会誌を出すので中尾先生に挨拶文をお願いした。なかなか原稿が届かないのでお願いに行ったところ「地域医療に関係する機関誌もよいが、二年に一度、同じテーマで特集を組むような商業雑誌のまねごとになるなら止めた方がよい。大変だが自分たちの雑誌をつくりなさい」と、当時の会報、会誌に厳しいお言葉があった。

確かにその後の原稿集めは困難を極めたが、多くの学生や卒業生に助けてもらい、独特のオリジナル会報・会誌となった。学生による原稿確保のエネルギー維持にお寿司などが必要な時代でもあった。

確かこの頃、同窓会役員は旅費が半分自己負担だったと思う。私は、毎週のように開かれる各都道府県の支部やブロック会議のおかげで全都道府県に足を延ばすことができた。日本全国、動けば動くほど、さらに行動範囲も抱える問題も広がった。

第四部　研修から第一線へ

初期研修後のへき地巡回診療

二年の初期研修が終わった。昭和五五年は、入学後間もない一年生の時に初の実習に訪れた那須の日赤病院に内科医として勤務。外来も入院も診ながら、福島県境にある那須地区の沓石などの無医地区へのへき地巡回診療に従事した。

無医地区とは、五〇人以上の集落で半径四キロメートル以内に医療機関がないか、二〇分で医療機関に到達できない地域を言う。一九七八年当時全国に一七五〇カ所があり、五〇万人以上が住んでいた。令和元年は五九〇カ所、十二万人となって激減している。しかし一方、少子高齢化などを背景にこれから再び無医地区が増えるという声もある。

初期の自治医大卒業生は、まず無医地区を無くすことが目標で、へき地中核病院からの巡回診療で減らす、そしてその後、へき地診療所に勤務することで医師を安定的に定着確保することが期待された。本来、研修↓へき地中核病院↓へき地診療所という絵が出来上がっていた。しかし、へき地もさることながら、所得が改善し、増大する国民の通常の医療や救急需要、高度化する中核病院の機能を満たすのにも医師が少なく、自治医大卒医師に期待が掛かった。

さて、へき地巡回診療は、週二回。午後一時に事務一名、看護師長一名、私の三人で、薬の入ったものと血圧計などの入ったジュラルミンの箱二個を積み、ワンボックスカーで一度に二カ所回った。無医地区の診療施設といっても廃校になった小学校の守衛室や民家を使った。五人から十人ほどの診療が終わると、季節によっては、隣の部屋に患者さんたちがつくったキノコ汁ができていた。巡回診療は、地域の皆さんが集う楽しみになっていた。

十周年宣言と地域医療学講座

ある日。自治医大の髙久先生から電話があり「地域医療学講座をつくるから大学に戻ってこないか」というお話をいただいた。この頃、同窓会では「昭和五六年に『開学十周年宣言』を卒業生の総意として出そう」という話が持ち上がっていた。

へき地医療は義務内の自治医大の卒業生だけでは、とても足りない。「われわれは義務後もへき地医療に従事するので、総合医の確立と生涯教育のため第二病院をつくってほしい。大学に、地域医療学講座をつくり、人事や医療計画で都道府県に助言できる仕組みをつくってほしい」という内容だ。

また、はじめは地域の医療計画などにわれわれの意見を述べる機会をつくってほしいとしていたが、「同窓会を公益法人化し、へき地医療を公益事業にしたい」ということも後から追加となった。

自治医大に戻ってからの仕事は、自治医大地域医療学講座の立ち上げ、十周年宣言の実現。しかし実際は、へき地の義務を果たさず修学資金を返還する者への説得、問題のある都道府県やその県人会回りが主たる業務だった。

卒業生の代表として自治医大卒後指導委員になり、虎の威をお借りして、同窓会で話し合ったことを大学の運営に反映できる組織にしようと活動を開始した。

卒業生の動向が、大学の将来を決定する。これは自治医大の宿命だ。都道府県の卒業生の情報収集や分析には、学生時代のクラブ活動や全寮制の人脈が役立った。

「一期生は神様、二期生は天皇…」これは冗談でよく言われたが、実際序列はなかった。皆、自治医大を誇りに思い、本当に仲が良かった。

前沢政次先生と、地域医療学講座運営開始

初期の卒業生が修学資金を返してへき地に行かないことにでもなったら、自治医大は大変なことになる。卒業生の義務の完遂こそが、自治医大の最重点課題だ。

二期生の箕輪良行先生、坂口敏夫先生、そして外山千也先生が、卒業生が母校に残らない

ように同窓会を盛り立て、助けてくれた。特に、箕輪先生は医学教育や臨床研修に熱心で、「研修カリキュラムでいろいろな手技や検査が十分研修できているか」など研修病院の分析を盛んに行っていた。研修の教材や同窓会での「総合医手帳」などを作成、後輩の卒業生に配るなど、研修の重要性を説かれた。

初期の地域医療学講座の活動は、前沢政次先生とプライマリ・ケアの勉強、卒後指導委員会関連の情報収集、学生の夏期実習の準備などに注力した。前沢先生は後に、宮城県涌谷町の医療と介護の先進的な事業を始め、その後、北海道大学の教授になられ、プライマリ・ケア学会に尽力された。卒業生や都道府県の現場と大学のパイプ役であった。

自治医大らしい「地域医療学講座」という真新しい名称。その後宮森正先生、荒川洋一先生、奥野正孝先生などが地域医療学講座で活躍された。

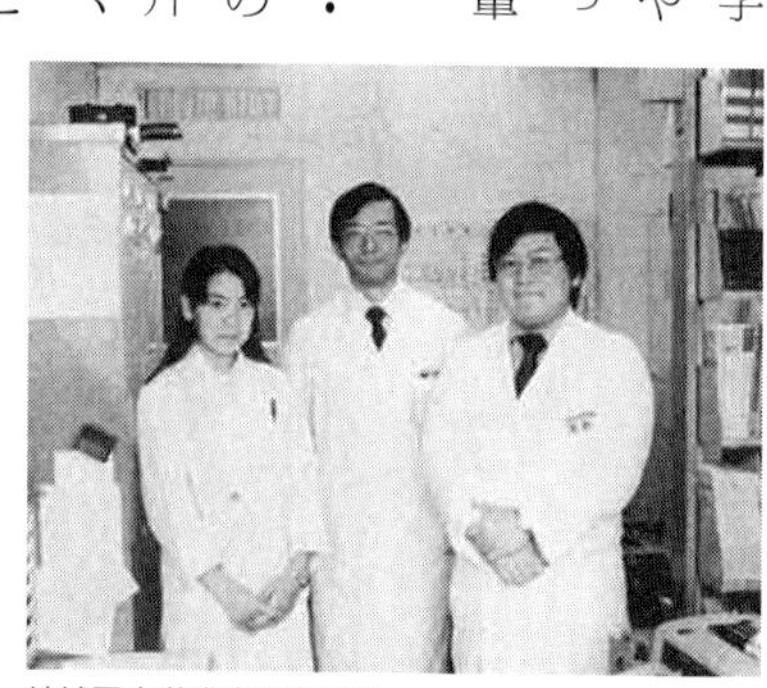
地域医療学講座運営開始

長崎離島ワークショップ「地域医療って何だろう」

地域医療学講座に戻ることになった年、長崎の五島列島で夏期地域医療ワークショップがあるから参加してはどうか、とお誘いがあった。地域医療学講座が始まったばかり。記憶が定かではないが「望ましい上五島の地域医療計画の在り方」というテーマで、定義から用語の使い方まで集団で討議し結論を導いていくらしい。当時の私は、地域医療学講座にいるが正直、「地域医療って何?」と問いかけられても、「何でしょう?」と答える程度、何ら中心となる軸のない状態だった。ワークショップには喜んで参加した。

かつては、地域医療とは「大学などでの先端の医療技術を、遅れている地域に導入すること」だったり、「地域に一生とどまり、住民の啓発に努め、健康や保健で先進的な地域振興の活動を行う」など、スーパーマンの領域の仕事であった。佐久総合病院の若月俊一先生や、旭中央病院の諸橋芳夫先生などがモデルだった。

「地域医療学講座」にいるが、「修学資金の辞退者を説得する」「都道府県の状況を卒後指導委員会に反映させる」のが仕事で、本業の地域医療はスーパーマンを養成する場ではなかったし、明確な目標がない状況だった。

夏の熱風が強烈な長崎空港で便を乗り継ぎ、真っ青な海に浮かぶ福江島へ、細田先生とご一緒させていただき、船で上五島の奈良尾へ、そこから有川の会場に車で向かった。飛行機、船、真っ青な海と空、じりじりと照りつける太陽。栃木出身の私には見るもの全て新鮮で強烈だった。

ワークショップ有川は、「望ましい上五島の地域医療計画の在り方」をテーマとした、一週間の徹底議論の場。岩﨑榮先生が中心になって、教育ワークショップを医療用に改変して、厚生省の補助事業として始まったと聞いた。まだ、二回目だという。後輩になる自治医大の参加学生は、「二回目。洗脳だ」と笑っていた。現在、有川は診療所になり、隣の上五島病院は中核的な病院になっている。また、その数十年後、協会では、ヘリで医師を長崎から上五島に搬送する事業（NIMAS）を七年ほど行った。この事業も令和二年終了とした。時間は流れた。

行政、住民、医療人など、地域の医療、保健、福祉関係者だけでなく地域の住民までもが参加者だった。もちろん長崎県の将来の離島医療を担う修学生、自治医大生も大勢いた。地域医療に関する用語の定義、目標、使い方など、テストやアンケートを通じ「望ましい地域医療」について経験談や講話、行政の計画などの資料をもとに、いろいろな面から洗い出し、明らかにしていく。そのうち自分が積極的に地域医療に関わろうという気になる。修学生には、最高の研修・動機付けだと思った。

私が自分のオリジナルのように使っている地域医療の定義は、実はこの長崎離島ワークショップのパクリ。今、恥じらいもなくこの時のプロダクトに手を加え、協会の定義として使わせていただいている。「地域医療とは、医療人、行政、住民が三位一体となって、担当する地域の限られた医療資源を最大限に活用して、保健医療福祉の包括的サービスを継続的に計画実

地域医療の定義

地域医療とは、医療人、行政、住民が三位一体となって、担当する地域の限られた医療資源を最大限に活用して、保健医療福祉の包括的サービスを継続的に計画実践評価するプロセス

践評価するプロセス」。ちょっと協会用に改編した定義だ。地域医療は計画的なリソースマネジメント。手掛ける事業が大きくなってくると、この定義が生きてくる。

この時、岩﨑先生、細田先生、真栄城優夫先生たちがタスクフォースを務められ、ワークショップの手法と巧みな議論の進め方で、考え方がこんなにも変わるものかと驚いた。二四時間缶詰状態で数日過ごした。参加者が、五島うどん、天然ものや養殖の鯛など特産品を肴に夜も交流を深め、テーマについて徹頭徹尾議論する。数日で「自治医大の地域医療学のスタッフ」らしく「地域医療」を語れるようになった。

総合医の議論と自治医大卒業生の立ち位置

協会でも大きなテーマで議論する際、このワークショップ方式を取り入れさせていただいている。「議論の定義、一般個別目標、阻害促進因子の分析、実現戦略の立案など、協会内で基礎から固めていく」。この方式で、計画を迷わずに進められたことも多い。

講座に出入りするスタッフに、卒業生が増えてきた。そして、後期研修や大学院で戻る卒業生も学内に増えてきた。地域医療学講座が機能しはじめた。すると今度は、講座で「総合医」の議論が始まった。診療所や中小病院に勤務した仲間は、「総合医の役割は明確、地域医療に不可欠」という点では一致していた。「場が総合医を規定する」のだと思う。

総合医の議論はいつも盛り上がったが、一日のワークショップでも、なかなか明確な結論まで至らない。「総合医って専門医なの？」「専門医とするには臓器特異性など、特徴的な分野がないとね」「保険制度上で誕生する。ＮＨＳ（英国の保険）のＧＰ（一般医）だよね。病院専門医以外の地域の医師は総合医なのか？」などと議論が百出する。

保険制度やへき地、中小病院の専門家の確保できない分野の診療など、なかなかその存在を説明するのが困難な問題だった。「一定の地域の医療、保健、福祉など日常病の診療を担当し、必要に応じて高次の医療機関や行政、福祉との調整、紹介することができる医師」とでも言うしかないのかなと思う。

この頃には、自治医大同窓会「地域医学研究会」も大学や地域社会振興財団の支援を受け、運営や財政は安定していた。

大学の期待とは裏腹に、残念ながら義務を履行せず途中で辞めていく卒業生が少し出てきた。しかしながら、彼らが辞める理由は、へき地勤務が嫌なのではなく、自治医大を出たことで周囲からいろいろと耐えられないことがあったというものだった。医師は「二人寄れば閥」というぐらい排他的。入局して仲間になるかどうか、研修施設の派遣元が医局関連だと、へき地勤務であっても、われわれの知らない医局のルールがまかり通る。「技能の世界は、寄らば、大樹の陰」。無所属の一人へき地医師は、「ジプシー」呼ばわりされる。厳しい世界だ。

母屋を持たない自治医大卒業生は、地域にまだ少なかった。自分たちで運営できる拠点病院はなく、研修やへき地医療のシステムを構築するにもそれぞれバラバラで、全体を調整し動かすキーパーソンもまだいなかった。

研修歴などを基準にバラバラに勤務地が増え、分散させられては、いつまでたっても集団になれず、力を蓄えられない。同じ都道府県内でも、はじめは卒業生間の連携も十分取れなかった。また、一部の新設医大ができた県では「自治医大はもう不要だ」と言ってはばからない府県の担当者も出てきた。どんどん勤務地は増え、人事や研修の要望を出すと表出する自治医大不要論は脅威だった。また、「男子、三日会わざれば、刮目し…」と言うが、バラバラの原因には自治医大卒業生間での競争意識があったかもしれない。

自治医大卒業生に逆風？

「公務員定数を削減しろ」という時代。医師で公務員の自治医大卒業生の数だけ、毎年、定数を増やしていくわけにはいかない。自治医大で開催されたシンポジウムでも、学長はじめ教員、卒業生、学生の前で、都道府県の担当者が堂々と、「自治医大は、いずれ医師余りになるので、不要になるだろう」と語った。大学は反論というか反応しなかった。ある西日本の支部会議では、課長が、「遠い関東の一私立医大である自治医大の卒業生の会議になぜ県の担当者が呼ばれるのか？」と参加の要請を受けた不満を冒頭の挨拶で述べた。こちらからすれば、都道府県が共同でつくった自治医大。学生を預かり医師にして返すのが役割なのに、送り主である都道府県の担当が自治医大を一般大学と同じように扱い、さらにまるで不要だと批判するのはおかしい。

卒業生は「なんてわれわれは弱いんだ」と嘆いた。驚かれている向きもあろうが、一期生が第一線に勤務しはじめた時期。まだ実績もなく、年々、卒業生が増える。府県によっては新設医大からも医師がぞくぞく輩出される。自治医大生が、義務後、県職に留まる。その都度、県議会で定数増できるかが問題だった。県を辞めてくれるだろうか？　都道府県にとっても、先が読めない不安な時代だったに違いない。勢い卒業生と県との関係は厳しくなる。担当窓口が整備され、勤務先や研修の条件が細かく調整されるようになった。

「自治医大卒医師は、義務後へき地の診療所もしくは保健所の医師以外は県職に留まれない」といった話が全国衛生部長会で出た。

そんな中、自治医大修学資金制度の契約を辞めるという卒業生が、少数だが実際に出てきた。開学以来、自治医大は、へき地に行かず辞める学生が大量に出ると言われ、神経を尖らせてきた。しかし、辞めてもらっては困る。

突然の勤務の変更、研修の中断。人生の予定が立たないことに対する不満。研修している医局からの誘いや差別。医師としてのプレステージが低いこと。さらに、学位や専門医の取得。勤務や義務への不満。相談相手がいないこと。一方、医師不足自治体からの政治による、派遣や研修予定の突然の変更、新設医大の台頭など。自治医大開学時とは環境が変わってきている。悲観的にならざるを得ない状況があった。

私も、卒業生。修学資金を返還せず、義務は継続するようにと卒業生を説得するお手伝いを担当した。「義務を果たした方がいいよ。専門医も学位も、なくてもいいじゃないか。まずは義務を果たそうよ」…そんなことを言える立場ではないが、直接本人と会って慰留をしたが、時すでに遅し。まあ、全ては決していて、意志は固い。

この頃、卒後指導委員長の細田先生が、「自分たちの土俵（＝へき地医療、総合医、地域医療）で勝負しないと勝負にならない。独自のルールで仕組みと分野をつくらないと、いつまでたっても負ける…」と話されたことが頭から離れなかった。

へき地であっても地元医局の支配の色濃く影響する地域で、孤軍奮闘している自治医大卒業生が、若くして自分の立場を確認しながら勤務するというとても荷の重い義務を負わされる。一方、学位や専門医への研修の機会に恵まれない少数派であることなど、生活や勤務でのちょっとした言葉、支援の少なさ、差別に落胆して「修学資金の返還」に至った者もいた。

自治医大が本当に要らない。医師不足ではなく、へき地医療や行政の医師など、その府県で必要ないなら修学資金返還もやむを得ない。しかし実際はそうではない。医師は全然足りないのだ。

自治医大は、絶対必要だ。孤独で辞めていく卒業生は、今思えば、自治医大創成期の話。

大きな組織そしてシステムが、出来上がる過程での単に一ページに過ぎない。「お金を返して、辞める」意味合いが自治医大の発展段階とともに異なってきている。

総合医論争

へき地医療に相応しい医師。総合医。この定義がこの頃議論された。すでに第一期生は皆、一度は地域での勤務を経験していた。数年後誕生する大宮の第二病院では、地域医療に必要な総合医を養成し、ドクタープールで卒業生を支援しようという計画だった。

世の中では縦割りの専門診療科ばかり。だがへき地では、幅広く診療する総合医が求められている。縦割りでなく水平領域の分野で、プライマリ・ケア、救急医療、集中治療などがそれにあたる。しかし、効率的に研修する方法がなかった。

鹿児島にはすごい先生がいらっしゃって、離島の一人医師で、肺の手術や帝王切開もやってしまう。「ブラックジャック」のようなスーパーマン先生。「すごい！」の一言。憧れるが、われわれにとって現実的ではない。「いや、そんな高度なことはできない。手技ではなく、かかりやすさ、継続性、いろいろなサービスをしてくれるなど…」一般的なことが大切。そういえば、「臓器、診療での特別な医療機器、基礎になる研究分野がないと専門は成り立たないらしい」という意見もあった。

すでに現場を知っている点では、学生の議論とは違っていた。その頃、地方の病院に行くと各診療科の医師はいるが中心の診療科以外は一人で勤務していることが多く、一人医長と呼ばれていた。

そこで、自治医大同窓会の一つの結論として、総合医とは「医療に関するさまざまな組織や施設の運営ができ、社会医学を含む地域の資源を活用することができ、各診療科の一人医長の診療レベルの臨床能力を持ち、加えてさらに高い専門性を持った分野を研究する」者を指すというような結論になった。

「誰か、そんなレベルの高い医師いる？」

「まあその十分の一でも、凄いことだ」

いろいろなタイプの「総合医」がある。大きな病院では全ての診療各科に専門医がいて、総合医は、救急や集中治療のチームのメンバーとして機能する。しかし、小規模自治体の病院でよく見られるが、常勤医が少ないのに診療科の数が多い病院では、医局からの常勤派遣医師が持っている専門以外を、その他の総合医が担当することが多くなる。内科でいえば内分泌内科、血液内科、アレルギー科などだ。

私自身も、石岡や田沼にいた頃は、近くの病院で専門医の手術を手伝ったりもした。研修医時代にローテーション研修で、ほんのわずかだが経験がある。いろいろな診療科で専門医のお手伝いができる「病院総合医」はそんなところからの発想だと思う。病院総合医がいることで、地域の病院での不足を埋められる。医局からの派遣医師は自分の専門以外はまず診療しない。専門医制度が進むほど、中小病院には総合医のニーズが増えるだろう。

さらに、診療所や在宅医療、総合医、地域包括での総合医、ホスピタリスト等があり、現在の協会でも総合医はいくつかに分かれ、家庭医の「地域医療のススメ」、GIM、ICUなどの「JADECOM ACADEMY」といった研修グループが活躍している。「総合医」の能力維持には、一定規模の固定化された施設、施設間のバックアップ体制などを持った複数の総合医で構成するチームが必要だ。そして構成メンバー一人ひとりの高いレベルでの診療能力も必要だ。このチームを横展開していけば、「総合医」のネットワークができる。

最初の総合医の議論は、一九八〇年頃なので、それから四〇年経つ。いつも議論は活発だ。

第五部　同窓会、いよいよ外へ

十周年宣言

昭和五六年に自治医大開学十周年で検討し、発出した「十周年宣言」を受け、昭和五七年頃から、「地域医療学講座」「ドクタープール」「同窓会の法人化」の、三つの将来核となる機能の実現が卒業生の中で検討され、大きなテーマになりつつあった。

まず、「地域医療学講座」では持つべき機能として、へき地の調査研究、病院のマーケティング、人事や病院計画などで自治体への助言・指導など。「ドクタープール」では、総合医の養成、研修。専門医、学位取得、自治医大の卒業生の代診・支援。拠点病院の展開。「同窓会の法人化」では、都道府県支部を強固にし、拠点病院を直接経営して全国規模のへき地の支

10周年宣言

1. 我々は、開学以来のこれまでの努力と反省に立ち、よりよい地域医療のために９年に限らず、一生努力するものである。
この前提として、関係各位に対して
2. 遅くとも卒後５～６年目以降には、地域医療の観点に立った長期再研修を要求する。
3. 日進月歩する医療の世界にあって、真に効果的かつ高度の地域医療の具現化という今日の大命題の解決のために、地域医療の中枢であり卒後教育の機能を持つドクター・プールの開発を卒業生の総意として要求する。
4. 従来の制度をさらに拡大、充実させると同時に県較差の是正等の柔軟な対応を要求する。
5. 本学卒業生の関係する地域医療計画の策定等には、卒業生代表・自治医科大学関係諸機関及び顧問もぜひ参加させていただきたい。

援ネットワークをつくること。以上のようなことなどを話し合っていた。実際、都道府県での医療格差、県内での医療格差は大きく、「十周年宣言」で示されたさまざまな機能がないと、現地だけでは計画的なへき地医療が進まないと考えられた。

地域医療学講座の開始

前沢先生と私で新しく「地域医療学講座」を開始することになった。卒業生は学内に帰りやすい講座ができたためか、出入りする学生、後期研修の卒業生も増えてきた。まず学生に診療所を知ってもらおうと、医局と関係のない診療所の卒業生も気軽に、敷居の高かった自治医大に戻れるようになった。

第二病院の検討、修学資金返済の卒業生の説得、代診、いろいろなことを卒業生の立場で解決しようとし、少しだが、へき地と自治医大の代診支援、学生実習などの事業は、卒業生が母校に戻ることで活動しはじめた。明らかに、自治医大が拠点病院となり、ネットワークとシステムをつくりはじめた。

「自治医大に診療所がない」ので高久先生にお世話になり、大学の周辺の自治会の人たちを呼んで、学内に教育用の診療所をつくる計画を話した。附属病院の中にある、小さいながらも独立した「地域家庭医療センター」の誕生である。小さな薬局機能もあるし往診もできる。

窓口の会計まで自分たちで計算した。地域医療学講座では、国のシンクタンクNIRA（Nippon Institute for Research Advancement）の「我が国におけるプライマリ・ケアの現状」というテーマで研究費をいただいた。日野原先生のご紹介で、私は、奥野先生、箕輪先生、青沼孝徳先生と共に「コモンディジーズ」の著者ジョン・フライ先生を英国ケント州のクリニックに訪ねることができた。広い敷地で陽をいっぱい受けて、インタビューを行った。急性の病気、慢性の病気、それらとプライマリ・ケアの関わり、GP（一般医）のあり方のお話をしてもらった。奥野先生がお話を撮影したテープが図書館にあると思う。NHSの仕組みや開業までの仕組みなど、日本と全く異なっていた。フライ先生の診療所の設備はというと、建物は普通の家の佇まい。機器は、血圧計とスパイロメータ程度と小さなカルテ。レントゲンも心電計もなかった。ロンドン市内のGPが複数で働くヘルスセンター内の診療所も訪ねた。訪問看護師など、当時、日本で馴染みのない医療人が互いに連携し、地域を守っていた。この時訪れたレスター大学では、実習学生をがんで入院している患者宅にホームステイさせて、患者さんの家族の人間関係の変化を観察する教育を行っていた。また、オックスフォード大学では、電子カルテが動いていた。

髙久先生はアメリカに、細田先生は北欧のプライマリ・ケアの視察に行かれ、プライマリ・ケアの重要性を再認識する機会となった。日野原先生にはさらに、オーストラリアへの調査でもお世話になった。砂漠の中のバークという町の診療所では、数人の医師ががんの治療も、お産も担当していた。フライングドクターサービスやシドニーの救急のレベルの高いパラメディックの見学にも行った。医師でない救命士が、レベルに応じて挿管や外傷処置など高度な手技を行っていた。

ある日、中尾学長の部屋に行ったときのこと。「これから法律が変わり、病院を勝手に始めたりベッドを増やすことができなくなる。君たちは、ベッド規制をどう思う？」と尋ねられた。

今思えば、中尾先生はそのとき、第一次医療法改正での病床規制の責任者を務められていた。「じゃあ、もう病院が持てないんですね」といったようなことをお答えした。中尾先生は医療審議会会長で、国立病院統廃合の責任者でもあった。国立病院を統廃合する問題でも電話が掛かってきて大変だとも話されていた。具体的ではないが、日本の医療が、効率を目指し大きく変わる。われわれの時代は、より厳しい時代になると感じた。その後、昭和六〇年に第一次医療法改正が発表された。この時には、後に協会が五つの統廃合対象の国立病院の後医療を担うとは想像もできなかった。

田沼町新合診療所

昭和五八年、「地域医療学講座」の勤務後、初めて診療所に勤務した。これで私も、少し遅れたがへき地診療所長になった。赴任地は、栃木県安蘇郡田沼町閑馬にある新合診療所。妻、一歳に満たない長女と三人で引っ越し。へき地。ソロプラクティス。住宅併設。施設は築三〇年。スタッフは医師一人、看護師一人、そして事務一人の「三ちゃん診療所」。数年間、常勤医師が不在だった診療所だ。

長年使っていなかった官舎の裏隣の古い家は、牛一頭の牛小屋付きの農家。「モー」と時折、叫んでいた。家の風呂は古いタイル張りで、満杯に水を張った浴槽は、三時間で空っぽになった。すぐ新しい浴槽が入ったが、古い診療所は、水回りがまず問題なので注意。

近所のオバアサンに「あんた、どこかで悪いことしたのかい？　じゃなきゃ、こんなところに若い医者が来るわけがない」と、犯人扱いされることから私の診療所勤務が始まった。自治医大からたった三〇キロメートルの地元でこんな状態。母校を遠く離れた同窓生はどんなひどい目にあっているだろう。

妻は赴任して、早速、近所のお葬式の炊き出しに長女を背負って奮闘。近所付き合いは大事。私を「犯罪人だ」と思っていたオバアサンの家だ。隣近所の助け合いがあった。

地域は、人口三千人。二五〇床の県南病院が車で十五分先にあり、さらに佐野厚生病院や足利日赤病院など四〇〇床を超える三次病院まで二〇分だ。

地域の皆さんは、農業と土木業従事者が多い。「田沼町の素晴らしい砂利のおかげで東京オリンピックは大成功した」と言っていた。

若い医師が来たので、町が最新のテレビレントゲン、内視鏡を設置してくれた。近所の郵便局長さんが小さな野菜畑をつくってくれ、毎日かき菜をいただいた。救急車は、来るぞ、来るぞと待っていると、診療所の前をピーポーと鳴らして、通り過ぎていってしまう。二年間の勤務中には、夜以外ほとんど救急患者に対応することはなかった。自治医大の同窓会の業務は、問題なく続けられた。

いつも医者がいる。子どもでも大人でも相談にのってくれる。往診してくれる。地域の人とも身近な存在になってきた。農協の支所の皆さん、隣の駐在所の皆さん。皆よくしてくれた。家も開けっぱなし、鍵いらずの生活。

真夏の深夜、涼しかろうと網戸にへばりつくように寝ていた。目を開けると網戸越し、目の前に人の顔。「先生、薬が切れた。薬くれ」。医者と地域の人たちの距離は、近い方がいいのだろうが…程度問題だ。

次第に信頼関係ができ、地域や人間関係が分かりだすと、面白くなってくる。選挙などでは公立診療所は動かない。

診療所医師の役目は「地域との交流を通じ、地域に貢献すること」と思うようになる。「一に居ること、二に居ること、三四がなくて、五に居ること」が仕事だ。しかし、どうしても外出で居ないこともある。私が遠くの結婚式で不在中、在宅でずっと経過を診ていた寝たきりの方が亡くなった。遠くへの結婚式出席は、不在の時間が長い分いろいろな問題が起きる。死亡診断で、私が戻るのを一日枕元で待っていた家族。私が不在の時に隣の診療所の岡村先生が死亡確認してくれたこともあった。一晩で十件の往診依頼という寒い雪の夜もあった。

中尾先生ご夫妻には、近くの赤間温泉に、研修などで自治医大にいる二〇人ほどの卒業生の家族と来ていただいた。往診で宮内庁御用達のイチゴ農家の残念賞のイチゴをいただいた。とてもうまかった。

私の診療所勤務は、数カ月のものも含めると、青森、栃木、東京、千葉、山梨、福井、静岡の七県での勤務だった。東京の離島では、一週間程度だが、大島、新島、三宅島、父島に行った。ちょっと苦労して、地域が少し分かってからの診療所勤務がとても楽しかった。地域への着陸、動き方、いろいろ貴重な体験をした。後輩や仲間が実績を積んでいる。信頼関係も良好だと、代診も気が楽だ。

第六部　社団法人設立・都道府県会館

昭和五六年の十周年宣言。そして五八、五九年は、同窓会の法人化で盛り上がりを見せていた。同窓会は親睦の学年会中心。社団は、都道府県支部での医療事業を担い、へき地医療を支援するネットワークをコアにしようというのが、当時の自治医大卒業生組織の目標だ。

法人設立の事前協議

自治医大の卒業生組織としては、親睦の学年会中心の同窓会と、もう一つ別な、地域医療や生涯教育など、へき地医療を推進するための公益事業を実践する社団法人の二つがあれば理想的だ。これらなくしては、へき地医療に望ましい組織とネットワークはできない。

同窓会では、社団法人ができるしばらく前に「同窓会が株主」の保険会社(白亜社)も設立していて、栃木県南地域では保険の契約数で優秀な成績を収めていた。

もともと、社団が誕生し東京に移ると同窓会の財源がなくなるので、職員のいる事務局維持に必要な収入の安定を目的としていた。当時、卒業生の死亡が続き、会社で利益が出れば、義務内で死亡した卒業生の遺族の支援(特に懸案だった遺児の教育資金)もできるからという事情もあった。自治医大に出入りする車の数や学生職員数は多かった。学内に会社があり便利だというのが当たった。この事業の成功は、三期生の藤本健一先生の功績が大きい。この頃私は、社団設立の事前交渉で、なかなか設立許可が下りず厚い壁にぶつかって苦しんでいた。

これまでの活動や議論をまとめた地域医学研究会会誌と同窓会報を風呂敷に包み、小脇に抱え、霞が関の厚生省を訪ねること十数回。設立も危なっかしいが、定款に「病院事業ができるよう」と記載するかどうかが大きな問題となっていた。当然ながら、「定款に記載がないと病院事業はできません。ですから、病院事業を始めたら定款変更を許可しますので、連絡ください」と言われた。しかし、そもそも定款の変更がないと事業はできないので、社団法人ができても、病院事業はすぐにはダメだということだ。

「吉新。お前なあ、社団法人というのは功成り名遂げた立派な老人が、長年やってきた仕事が世間に認められて、はじめて許可されるものだ。お前らにはまだ無理だ。今はやめておけ」と言う、ある財団事務局長。

何人かの同窓会法人化の反対派教職員にもにらまれた。でも今更、やめるわけにはいかない。

ある日、中尾学長が、厚労省に行く用事があったとき「ついでに社団法人の件、お願いしておきましょう」とおっしゃられた。そこから法人設立までの道のりは早かった。担当のメンバーも若い担当一人から複数名となり、デスク隣のパイプ椅子も会議室での椅子になった。

広域化と社団法人

大学の企画委員会が開かれ、広域化が問題となっていた。卒後のことや第二病院では同窓会長として企画委員会などに呼ばれていたので参考人として参加をしていた。自治医大に対する需要が都道府県によってかなり異なる。一期生が義務を終えるが、県によっては自治医大不要論すらある。入学、卒業、義務内、義務後のタイミングで、自治医大に対する需給に合わせて、県の壁を払い、卒業生の再配分をすることを検討しないといけないという話だ。卒業生にしてみれば義務後以外は、とんでもないことになる。入学を全国にしたら、合格者は首都圏だけになる。そこにはへき地は少ない。そうなったら自治医大が崩れるとの議論もあった。

われわれは社団をつくり、九年の義務後に卒業生自ら需給調整を行う、本部は「都道府県会館」という案を出したら、無事通った…というより議論はなくなった。都道府県では本当に新設医大ができて医師が余ることを心配している可能性がある、義務明け対策として社団法人は重要だと応援してくれる先生もいた。

委員のお一人の石見知事会総長が社団法人の原案に「都道府県会館に事務所を設置」と記載されているのを見て、部屋を用意しなくてはとおっしゃってくれた。これで東京、それも都道府県会館に事務所ができる。「社団法人地域医療振興協会」の誕生が目に見えてきた。

田沼町新合診療所勤務も終了し、古巣の地域医療学講座に二年ぶりに戻る。そして一日か二日目。妻が引っ越しの荷ほどきを始めようという時に、今度は、山梨の都留に行ってほしいと頼まれた。すでに山梨の都留市の助役も来ている。「市立診療所を黒字にして、その実績で市立病院にしてほしい。公設民営で、今度できる『社団法人』に管理委託することも考えている」とのこと。早速引っ越し、当時、地域医療学講座のレジデントだった前松戸医師会長の和座一弘先生と着任した。医師は二名。その他、自治医大から非常勤の応援をいただき、運営した。

公設民営：地方自治法、公の施設と管理委託

山梨県都留市は、人口三万三千人。十九床の市立診療所は、屋上から大きい富士山が見え、町の中心にあった。住宅が併設。これまでは東京にある大学の系列で医師三名の派遣で運営されていた。「診療所が黒字になれば、市立病院を管理委託で運営しよう」と、市から説明があった。十九床の病床の稼働率こそが、収支の鍵。泊まり込みのような生活、そして山梨の仲間の応援、自治医大からの代診支援。二名の医師の頑張りで、救急車を断らず受け入れると、次第に収支が改善してきた。

問題は新病院構想に対する根強い反対派。ある朝、誰の仕業か分からないが、私の車のフロン

トガラスが粉々に割られていた。夜間、反対派が酔って私を玄関先に呼び出し、頭を殴られることも数回あった。「この町にお前たちの全国展開の橋頭堡をつくらせない。絶対潰す」が口癖の人もいた。山梨の小池宏明先生、河口湖にいた川合耕治先生が、よく訪ねてくれ支援してくれた。恩はいずれ山梨以外でお返しします、そうなれば、それこそまさに「都留の恩返しだ」などと笑っていた。時々隣町の富士吉田に家族で買い物に行った。行く途中に見る甲斐の富士山で、何度も厳しい状況で萎えた気持ちを、もう一度ガンバロウと膨らませた。

一方、市立病院の新設はまだまだ霧の中。議会の全員協議会に呼ばれたが厳しい意見ばかり。特に収支見通しが大切と実感。厳しい市の財政で、新しい市立病院は、都留市には贅沢な金食い虫として、反対の人には認識されていたのかもしれない。地域医療は政治だと思った。

市立診療所の十九床の入院の稼働率が上がり黒字が見えてきた。すると、市立病院計画は承認され、実質準備がスタートした。それにしても、入退院の激しい有床診療所の黒字をキープするのは至難の業。救急や外来がいくら多くとも、結局、有床で看護師、薬剤師、検査技師など病院並みの職員の陣容で、収支は入院の稼働率が少し下がればあっという間に赤字になる。結局、医師が休まず救急の患者に対応し、稼働率を上げるしかなかった。

市立病院を協会が運営するには定款の変更が必要

社団法人は大詰めであったが、定款の病院運営ができるかどうかの記載の問題があった。昭和六一年、設立前の定款などの事前協議が行われていた。定款で可能な事業には、地域医療に関しての医学生への支援、へき地医療の調査、総合医の推進、無料職業紹介所など、一部を除き同窓会でもできる事業ばかりであった。もっとも社団法人化する目的は、組織に必要な定款に「へき地医療を実践し、支援する医療施設の運営管理」の事業認可を入れること。これは、結局、病院を実際に運営して実績をつくってから定款変更で行いましょうと認められなかった。市立病院の管理委託の話があったから都留に来たのに、「管理委託の都留市立病院」は残念ながら実現しなかった。定款への記載は、実績がないので病院の運営で事例をつくってからと言う厚生省の担当、一方、病院運営できるよう定款変更をお願いしましょうという自治省の方々。話し合いは、ずっと平行線。結局、医師不足のへき地の医療機関の運営を受託し、卒業生組織が運営を担う公設民営構想は、六年後の石岡第一病院までお預けとなった。お役人同士の議論は、考え、信念そして行動は揺るがない。すごいと思った。

東京葛飾京成医院時代

昭和六一年四月六日。設立総会を経て、社団法人としての協会は五月十五日、自治、厚生両大臣の許可でついに誕生。都道府県会館に事務所も狭いなりに持てたが、日本の山間・離島にあるへき地医療を支援するために地域医療を論じる協会としては、情けないほど小さかった。もちろん、研究、会議や調査などの事業は良いが、病院を運営する事業の定款変更は、さらに五年以上必要だった。

都留を去るにあたり、自治医大から後任の先生が着任された。

私は旧内務省官僚の依頼で、東京都葛飾区立石にある京成線沿いにある民間医院に勤務することとなった。中尾先生は、「カネもうけの上手なお年寄りの言いなりになるな」とおっしゃった。

東京の下町にある、お年寄りの療養中心の診療所。ここは都留と同じ十九床だが、それを上回る患者が入院療養していた。多くは身寄りのない患者ばかり、さらに患者のベッドサイドには、真っ白な白衣ならぬ前掛けの付き添いがやはり二〇人ほど。付き添いと患者、ともに身寄りのない方たちで、これがある日、見事に入れ替わる。ざっと四〇人、時間

発足パーティー

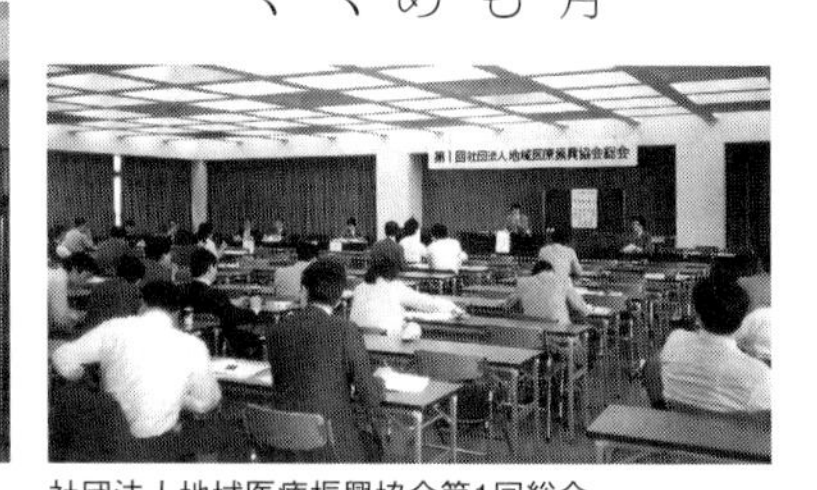

社団法人地域医療振興協会第1回総会

の半分は自身の療養、残りは付き添いの仕事に従事している。療養環境は、基準は満たしているが、質素だった。

超過入院は一定額を減額されて請求されていた。一人ぼっちの身寄りのない地方出身者が、東京で老いる。その人たちを収容する、ビジネスモデルだ。

この頃、東京都のある同級生は義務を中断。修学資金を返還し、別の道を検討していると連絡がきた。今、まさに引っ越しの準備中だという。これはまずいと、中尾学長につないだ。進路変更せずに、肝炎ウイルスの研究生活に入ることで済んだ。

この昭和から平成の時期は社団も組織として未熟、同窓会は社団をつくって抜け殻の空っぽ状態。しばらく社団の体制固めに力を入れる。同窓会は、白亜社が活発だったのに比べほぼ休眠状況になり、その後、学内の卒業生で再生同窓会が動き出す。しかし、やっぱり任意団体。キーパーソンが定まらず一時盛り上がるが続かない。「同窓会」では、事業展開はやっぱり無理だ。昭和六〇年代。社団の誕生。一期生義務明け。第二病院の誕生。次の時代の足音が聞こえてきた。天皇が崩御され、昭和が終わった。葛飾立石の診療所を和座先生に交代し、私は地域医療振興協会の本部で、協会の整備に着手した。

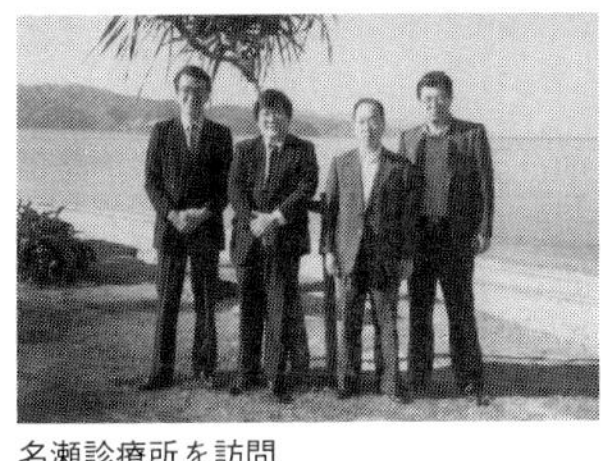

名瀬診療所を訪問

六合温泉医療センター誕生の話：公設民営

平成元年ごろ、六合村に代診に行くことがあった。人口より天然記念物のニホンカモシカが多いらしい。所長の折茂先生が中国出張で代診に呼ばれた。長野原からずっと山奥で、古い施設は患者数が少なかった。新しい施設で、協会の管理受託はどうかといった話をしたら、トントン拍子で決まる。最終の話し合いの日、午後一時頃からの役場の会議中に雪が降り始め、二時間ほどで膝の高さにまで雪が積もった。その晩は湯平温泉に泊まった。協会初の老健と有床診療所の複合施設の予定地は人里離れた六合村の、さらにもう一つ人里離れた入山地区の、尻焼温泉を眼下に望む高台にあった。前日の雪が風で舞い、周囲には何もないので寂しさもひとしお。ふるさと創生の一億円で着工に喜ぶ村長を尻目に「折茂先生。協会はこんなに人が少ない六合が最初の施設。こんな辺地じゃ、最初で最後の施設になりそうだ」と笑った。

平成五年九月一日、六合温泉医療センターの開院式。折茂先生はタキシード。中尾先生からご挨拶をいただいた。「自治医大卒業生が、自ら組織をつくってへき地の医療施設を運営しようとしている」と褒めていただいた。大変喜ばれていた。

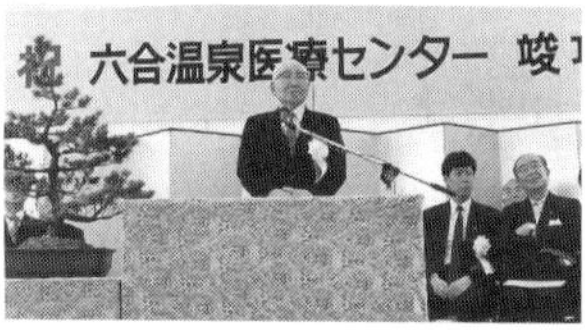

六合温泉医療センター竣工式

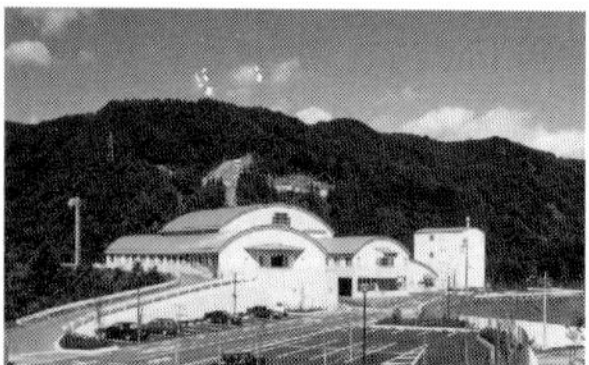

六合温泉医療センター

へき地診療所の、公設民営の優れた点は一人の医師が張り付き状態から、週に一日休むとか、施設に同じ組織から代診の医師が来るというグループ・ダイナミックスをうまく活用できる点だ。自分で準備するのではなく、仲間に頼めば良い。看護師も事務も、突然の非常時にも支援をもらえるというのは、へき地診療所に大きな安心感を生んだ。後方の支援は、へき地医療の重要なシステム化の一つだ。本格的な規模でへき地をバックアップする拠点病院の確保はこれからだ。

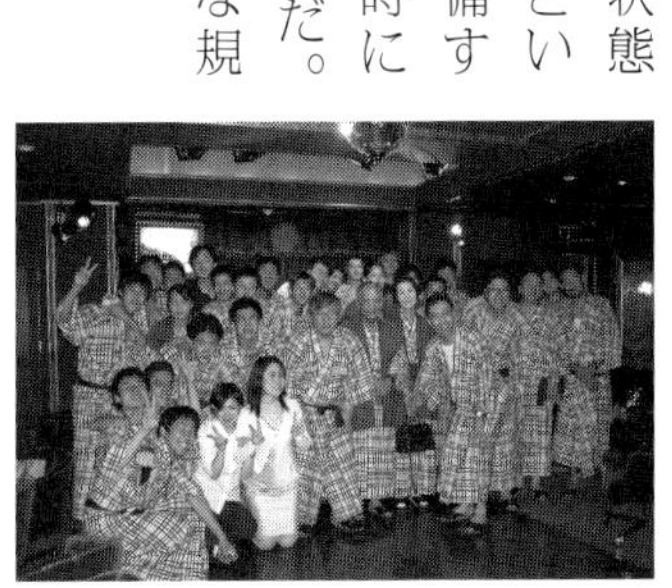

群馬県の夏期実習に高久先生がいらした懇親会

第七部　時代は平成になった

平成に時代が変わった。大宮医療センターが開院したことにより、後期研修などで卒業生も全国から関東に戻ってきた。総合医を養成し、へき地の医師の生涯教育やドクタープールとして派遣を担う「第二病院」が、大宮医療センターとして実現した。しかし、つくってほしいとお願いした卒業生が少ないとの声があった。医師確保が十分でないと運営も大変だし、話が違うと病院の幹部に言われた。

救急救命士養成のために当時設立された東京研修所に行ってしまった仲間もいた。自治医大卒業生は、人気で引っ張りだこだった。どんどん人を集めても、学内外に流れてしまうようだった。

そんな時、日本最大の民間医療法人徳州会の徳田虎雄理事長にお会いする機会があった。赤坂見附の本部へ行き、長いじゅうたんの通路を経て理事長室に入った。白板があり、全施設の患者数、入院数が判る。とてもがっちりした体形で、「自治医大の卒業生も、これから医師余りの時代がくる。一緒にやらないか」というお誘いを受け、いろいろとお話しした。

この頃、せっかく誕生した社団法人を活用して、経営難の自治体病院を管理受託できないかということが何度か議論されたが、実現には至らなかった。

石岡第一病院：定款が変更される。俺たちの病院

髙久先生から「茨城県の石岡第一病院という老人ホーム併設の病院が医師確保困難で経営危機となった。譲渡を前提に協会で医師を派遣し運営をしてみないか」とのお話があった。まず私が、平成三年四月着任。一二六床の病院に医師は五人確保できていた。

この病院を一年間運営したのち、譲渡する約束で、前任の医師たちから交代した。同窓の医師で必死に働いた。吉野淨、深川裕明（故人）、佐藤純一、大場義幸、池田真人（故人）、そして私の六名だ。このメンバーがいなかったら、今日の協会はない。平成四年七月に待望の定款の変更を終えて、譲渡となった。しかし、石岡第一病院は、築十年以上経過し、土地は借地であった。地域に競合する機関が少ないという点は、魅力的だった。

定款変更も実現し、晴れてへき地医療を支援する医療機関の運営もできることとなった。石岡から、小笠原、三宅島など東京の島々への支援によく行ったが、実は協会の病院として運営できるまでには、まだ重要な案件が残されていた。

購入するお金がない

築十年以上経過、土地は狭く借地。なんと、石岡第一病院の譲渡価額は十二億円になると

のこと。これを購入する資金は、実はなかった。あんなに一生懸命にやって黒字にしたが、利益も含めオーナーの元にいってしまった。自分たちの収入は給与のみだけである。仲間の医師からも不満が漏れ、雰囲気も悪くなった。

私の甘さだ。困った。早速、自治医大の同級生に募金のお願いをすると、約七〇名の仲間から合計数億の担保提供の申し入れの話があり、この話を自治医大の理事に相談した。「そんなに集まったのか」と大変驚かれて、「それほど石岡第一病院が必要なら債務保証をしてあげましょう」と、なんと母校(正確には全国知事会自治医大特別委員会)が、借金の後ろ盾をしてくれた。ありがたい。

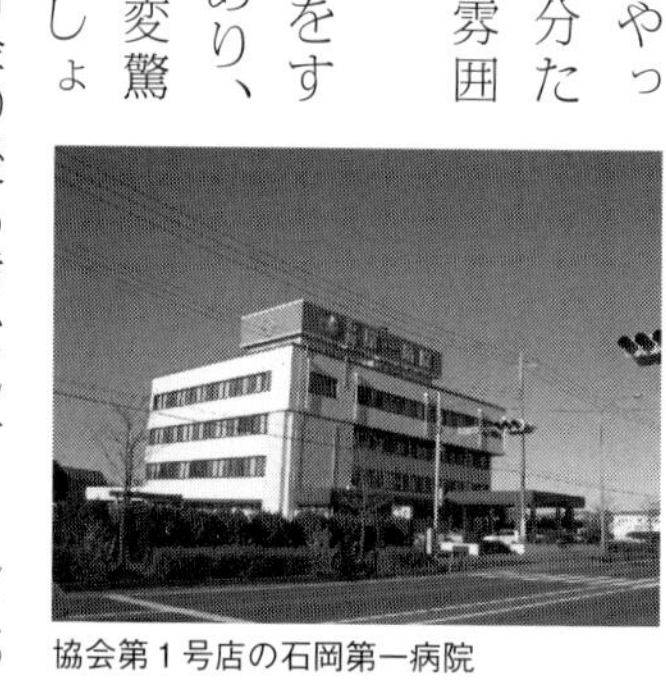
協会第１号店の石岡第一病院

これでやっと、定款の変更の交渉もできる。自分たちの病院が持てる。そして平成四年七月に無事石岡第一病院が譲渡され、晴れて社団法人地域医療振興協会の第一号病院になった。もちろん社団法人の定款も変更され、へき地等を支援する病院の運営管理事業ができることとなった。

協会施設になってからは、栃木の自治医大本院や大宮医療センターにはサポートでお世話になった。医療の確保に、石岡第一病院の拡大も検討したが、制限は多かった。隣地の確保に菓子折りを持って出かけたが、いつも持ち帰って、私が食べた。

第八部　南伊豆町湊へそして、安良里へ

平成四年七月三〇日、石岡第一病院の譲渡契約も無事終わり、開設者が変更になった。自分たちの病院第一号ができた。そんなある日、東大に移られていた髙久先生から石岡第一病院に電話があった。そしてその直後、静岡県の保健福祉部長からも電話。「伊豆の国立湊病院は廃止対象なのだが、社団としてその後の医療に興味があるか」という話。「しばらくは国立のままだが、自治体病院にして管理委託も可能かもしれない。ただし、今後は医師を確保してもらわないと困る。どうか？」もちろん「ハイ」。以前、国立湊は地元の医療法人が引き受けると聞いていたが、その話はなくなったらしい。とにかく行ってみよう。

平成四年十二月、一人で南伊豆に向かった。思えば会長の中尾先生が関係していた国立病院の統廃合法案が成立したのは昭和六一年。当時、中尾先生から、「これから病床規制で、『ここで新しい病院を始めます』と言って病院ができる時代ではなくなった。君たちには大変な時代になった」と言われたが、もう六、七年も経っている。石岡から下田まで六時間。地元の町長が待っていてくれて国立湊病院へ。トンネルや入り江をくぐり抜け国立湊病院の門を少し行くと白砂清松の別世界。遠くに神津島や新島がよく見えた。大正時代に海軍病院で開院、傷痍軍人の受け入れ、そして結核病院として変化してきた国立湊病院は、伊豆半島のほぼ最

南端、伊豆で最も美しいといわれる弓ヶ浜にあった。「伊豆は、南に行くほど素晴らしい」がこの頃のキャッチフレーズ。したがって、ここは伊豆で一番素晴らしい病院だ。

石岡から南伊豆へ：平成五年四月

数カ月して平成五年四月、石岡から伊豆に向かった。国立湊病院に着任したが、医師は不足、順天堂や名古屋の国立病院に支援してもらって運営していた。自治医大生はいない。片っ端から応援を依頼し、大急ぎで招集した。医師確保は厳しかったが、小池先生が山梨の塩川病院から、折茂先生が開院準備中の六合村から二六〇キロメートル、新車を飛ばして馳せ参じてくれた。院長は静岡の二期生の小田先生が適任と思い、こちらに来てくれと浜松の病院に毎朝のように呼びかけた。電話がいつも大事なカンファの最中とか外来検査中とか大切な時間に掛かって、あまりにもしつこいので「オーケー」と生返事をしてしまったとか？

今、やっぱり小田先生にお願いして良かったと思う。ご本人には迷惑だったかもしれない。小田先生が務めていた病院の理事長は、小田先生を引き抜かれてしまったと嘆いておられた。

状況説明と、梅田容弘先生はじめ応援をしてもらおうと何度か佐久間病院に行った。当時静岡支部の中心は、佐久間病院だった。夏期実習の発表会などにも私も担当で行ったが、またた行けといわれてもどう行ったのかよく覚えていない。同じ静岡県だが、佐久間と南伊豆は半端な距離ではない。

その後、国立湊病院には、名古屋の医務局長が事務取扱で就任され、私は副院長になった。国立病院で大事な辞令交付式が名古屋の東海北陸医務局の管轄であった。伊豆からは東京の方が近いのだが、静岡県の伊豆は東海北陸医務局が担当で、「辞令交付式」は医務局長から直接交付された。大臣、局長、院長とポジションで辞令交付の序列があるらしい。

赴任時、国立病院統廃合に反対の人たちもいた。宣伝カーにスローガンと反対のペイントが目立っていた。聞けば地元の議員さんらしい。

南伊豆騒動が始まる

まず、国立病院は過疎地にあっては地域の病院だが、なんといっても二つの点でメリットがあった。まず国立なので地元自治体の財政負担がいらない。そして、医師確保、職員確保で困らない。国の問題だ。戦時中の強制徴用で先祖代々の土地を奪われ、収穫を減らしたことは地域の記憶にいまだに焼き付いている。今度は一部返しますというわけだが、地元に戻すといっても簡単に「分かりました」とはいかない。土地の問題だけではない。建物は老朽化し、五階建ての新しい建物は改修したとはいえ、震災で傷んでいた。国立を地元に移譲し、改修となると諸費用で十三億円程度の資金が必要らしい。受け皿として、広域自治体からなる二次医療圏の地域中核病院として開設すること、所在地の南伊豆では困難なので広域市町村で移譲の受け皿(一市六町村で構成する一部事務組合)を用意すること、以上が移譲のポイントであった。

賀茂村安良里診療所がカギ

そんな中、連絡が入った。「国立湊病院」を、「地元市町村が構成する一部事務組合に譲渡する。そしてその病院を協会が管理受託する」という内容だ。管理受託であれば、自治体が心配する「医師確保」「赤字で補正予算」の二つの問題をクリアできる。

一方、静岡県県議会で「構成市町村のうち安良里のある賀茂村から、過去に患者が全く国立湊病院を受診していない。これじゃ県が支援したくても、患者が誰も行かない賀茂村が入った組合はできないでしょう」という質問があったと連絡が県からあった。

静岡県の地域医療計画では、二次医療圏である賀茂医療圏は伊豆半島の先端にある。地域住民が買い物などで出かける方向とは、全く逆だ。

国立湊病院が移譲され、地域の中核病院になる。受け皿は地元市町村の組合。これであれば、受け皿で移譲に必要な財源支援を県から出すことができる。医療機器の更新や、施設の整備ができる。

反対に移譲がなければ、組合はなく、財政支援も少ない。機器の更新費用も少なく、医師確保も限界、立ち枯れだ。

さらに、廃止の決まった国立湊病院が存続する限り、協会が国立病院の医師を確保しなければならない。これがずっと続く。

安良里から国立病院への救急や紹介での患者の受診増は移譲に向けての絶対条件。安良里は国立湊病院へも六〇キロメートル、順天堂長岡病院へも六〇キロメートルと同じ距離。湊へは婆娑羅峠越え、順天堂へは船原峠越えが必要。国立湊病院は風光明媚だがその先は太平洋。順天堂はその先は大型店舗や百貨店のある三島や沼津、さらに東京や名古屋につながる。「患者は川上の湊方向には行かない」。

安良里、宇久須の二つの集落が賀茂村を構成する漁師町。安良里は遠洋漁業の盛んな地だ。巾着湾といって、湾口は狭いがずっと一〇〇メートル幅ぐらいで一キロメートル程度は入り江が続いている。加山雄三さんの真っ白な光進丸が入り江の奥に係留されていた。サンマ船が十隻ほどあったそうだが、現在は二隻に減ったという。二千人弱で高齢化が進んでいた。きれいな港だなどと何度か見学に行ったが、「ここからどうしたら患者に湊へ行ってもらえるか？」と困っていた。

そんなとき、その安良里のある賀茂村から連絡が入った。「安良里診

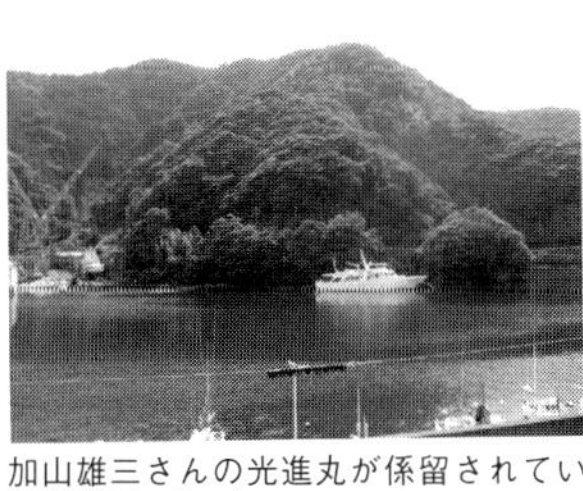

加山雄三さんの光進丸が係留されていた安良里の入り江

療所の先生が高齢で次の医師を探している。施設を無償で貸与する委託開業だが、誰かお医者さんいませんかね」

もちろん夢のような話で飛び上がって喜び、すぐに「医師はいます」と返事。前任の医師に私物のエアコンとソファの支払いを終え契約。診療所長には私が赴任。

国立湊病院の副院長を小池先生にお願いし、平成六年一月一日へき地診療所ながら伊豆最初の拠点ができた。その月から救急車は、三島方向の船原峠越えでなく、下田方向への婆娑羅峠越えになった。もちろん症状や疾患で振り分けた。

患者さんたちが電気と呼ぶ、超短波、低周波、ホットパック、マッサージ器などを数台置いた。この電気部屋が大人気。そこでの話は、地域の最新の情報だったらしく、みんな情報交換を十分楽しんでいたようだ。

安良里診療所は、四畳半の待合室、二畳の事務兼薬局、十四畳の診察室、レントゲン六畳。民家を改造したような診療所だった。電気の部屋は二〇畳ほどで、しばらくして建て増しをした。二階は医師住宅として住み込んだ。地域は漁師町で朝が早い。漁港が整備され、漁船が並んでいた。毎朝、元漁師の爺さんたちが、港にやってきて海を見る。天気が良いと「いい凪だ」と言っていた。

国立湊病院から小田先生たちが安良里の診療所に来て、ギターをかき

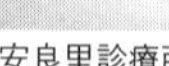
安良里診療所

鳴らして大声で酒盛りが始まる。自分たちの勤務する国立湊病院がどうなるのか、誰も分からない。安良里診療所は古いが木造なので徹底的に改修した。初年度患者数は延べ二万四千人だった。

賀茂医療推進協議会、静岡県、湊始まる

国立湊病院の受け皿の準備は、伊豆半島南部の広範な一市六町村からなる賀茂地区医療推進協議会だ。

賀茂村の患者の流れの問題は解消したが、問題は改築費の不足分である十三億円の資金確保。土地は協会が職員を継続雇用することで特別措置されほとんど無償譲渡。しかし、その他の改修などの資金がないのだ。

河津町の櫻井泰次町長が、国立病院の賀茂地区医療推進協議会の会長だった。櫻井町長は、いわば地元の責任者、まとめ役であった。ご自宅が河津の七滝のホテルを経営していた。そして、「河津桜の発案者」としても有名な方。いわば、観光伊豆の中興の祖だ。

国立病院の譲渡話は難航していたが、ある日、ご自分の軽自動車で天城峠を越えて安良里に訪ねてきてくれた。「このままじゃ進めない」。私ももう伊豆に来て四年が経っていた。

「十三億円。湊病院への支援。お願いとお礼に行こう」。自治医大の吉原孝司常務が、突破

口を開いてくださった。静岡県が、賀茂地区の医療のため支援してくれるということになった。

お礼に行こうと静岡に向かった。吉原常務は、石川嘉延知事と大学、自治省と同級生だという。何よりも国立湊病院の改築に必要な十三億円を県が補助をするということ、これで、最大の難関は突破できた。

しばらくは運営を国立湊病院で行い、やっと平成九年十一月に、協会の管理受託で共立湊病院が誕生した。この間五年が経っていた。開院を祝う会のパーティーでは「快哉を叫びたい」と石川知事と吉原常務が何度も繰り返され、喜んでおられた。

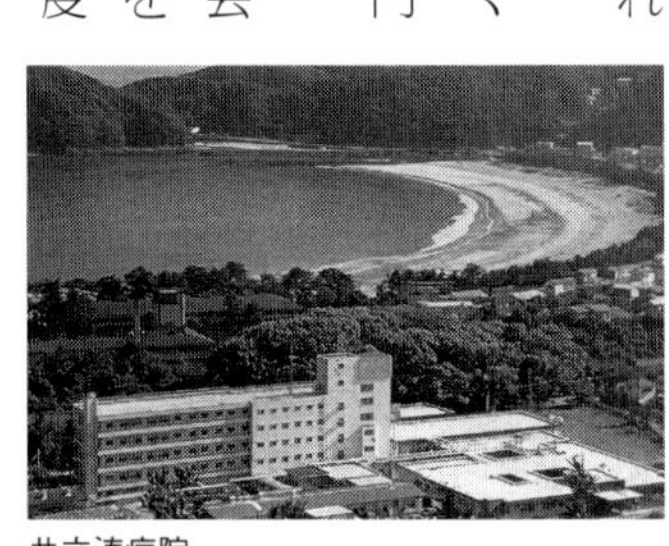
共立湊病院

この頃、宇都宮の高校からの後輩の坂口敏夫先生、伊野田繁先生、共に二期生で優秀な二人にはいろいろな場面で助けてもらった。特に伊野田先生には、眼科でいくつかの協会の初期の施設でお世話になった。国立湊病院でも眼科は大変人気で、病院の立ち上げに助けてもらった。伊野田先生は残念ながら平成二〇年六月急逝された。

尾身先生、万歳

この時代、平成十年頃のトピックとして忘れてならないのは、尾身茂先生のWHO西太平洋事務局の地域事務局長選である。国際公務員の選挙は、ルールがない。違反もない。何でもありだ。選挙前の対策が重要だ。域内三一カ国の厚生大臣の投票で決まる。対抗馬の対立の候補もさまざまな応援を受けているらしい。政府が応援しているという噂もあった。一方、われわれは政府なしで、弱小JADECOMとその他の浄財で頑張るしかない。期間中、日本の窓口の財団から連絡が入り「もう少し支援は何とかなりませんか?」「ハイ頑張ります」といったやりとりが続いた。厳しかった。しかし、選挙は勝った！「尾身茂先生、万歳！」

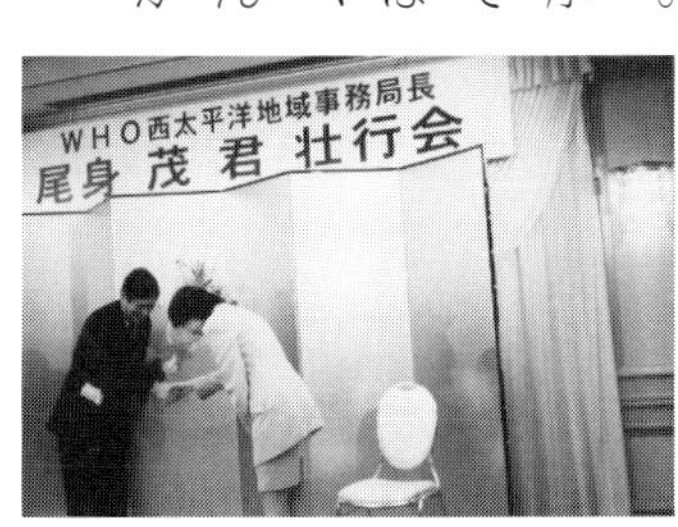

尾身先生壮行会

第九部　共立湊病院以後

公設民営ということ

小さな自治体では、「医療の確保は重要で、町村長選挙にも影響する」と言われてきた。遠隔地での医療が確保できているかどうかは、その地域にとって大きな問題だ。ただし、経営問題もある。最近人口減少や高齢化が進むが、昭和三〇年代、四〇年代に建てられた施設で何とか継続して医療を確保している施設では、建て替えは地域の将来像を予測して作成する。町村の合併や一部事務組合での変化などが加わるとさらに難しい推計となる。地域の実情に合わない施設を見ることもある。

医師確保と赤字問題で医療機関の収支の補正予算を組み、議会の了承を取り付けるのは大変である。この二つが自分の自治体で病院を持つかどうかを悩ますと聞いたこともあった。いっそ運営委託すれば、医師確保も収支も契約先の問題、大きな変化がなければ、一定額以上は民が負担するということでやってはどうかという計画もある。協会としてはこれを積極的に進めるようになった。これは六合村や国立湊病院を通じて、職員が頑張れば、黒字転化は可能という自信を持ったからである。

共立湊病院で経験したのは、想像を絶する好成績を出したのに対し地元は大喜びするばかりで「協会への管理委託料は要らないでしょう」と、初年度から運営の支援などはいただけなかったこと。われわれも地域の新病院が良くなればと我慢したが、やっとたどりついた契約再締結では、ほとんど知らないメンバーが専任され、地元の医療法人が選ばれるとのうわさが毎日聞こえた。評価のあまりのひどさに、共立湊病院の再立候補はしないこととした。

今もはっきり覚えているが、再契約の締め切り時刻の五時を迎えたのは、夕焼け小焼けのチャイムが響く院長室だった。「地域医療は政治だ」と思った。

その後、地域医療振興協会に残りたいという職員と共に下田に移り、さらに現在の今井浜に移ったが、患者さんに迷惑をかけないよう受け入れは確実に確保した。

岐阜県　揖斐郡北西部地域医療センター（山びこの郷）

そんな中、ルート4オーケストラの後輩の山田隆司先生が勤務する久瀬村診療所で新たに施設をつくる構想が出てきた。一度、梅雨末期の大雨の中、数日代診に行ったことがあったが、この時は前回工事中だったトンネルが完成し、二つくぐり抜けたらあっと言う間に久瀬村診療所にたどり着いた。

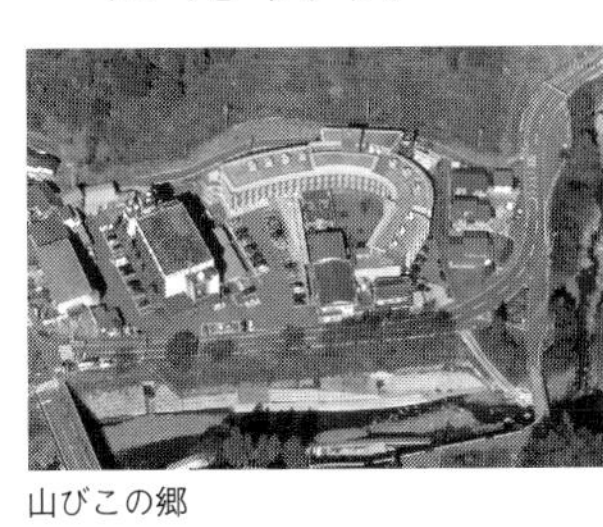
山びこの郷

揖斐川に面した久瀬村の中心地は、正直、六合村と同じようにさびれていた。だが、やっぱり、元気なオバチャンがいた。今回は診療所職員。ご夫婦揃ってお世話になった。計画は山田先生を中心に検討が進み、久瀬村他三村で組合をつくり、人口二千人を対象に十九床の有床診療所と五〇床の老人保健施設、さらに温泉入浴の複合施設を管理委託で運営するというものだった。

過疎の進む地域で「こんな立派な施設、いつまで運営できるか」と心配したが、二〇年を経た今も全く健在である。過疎地域の複合施設は、雇用の場の提供、特に若い女性が看護師、介護職員、事務員として地元に就職できる機会を生み、過疎のスピードを遅らせ、生活に必要な商店を守ることができる。過疎地の医療機関は、いろいろありがたい経済効果も期待できる。

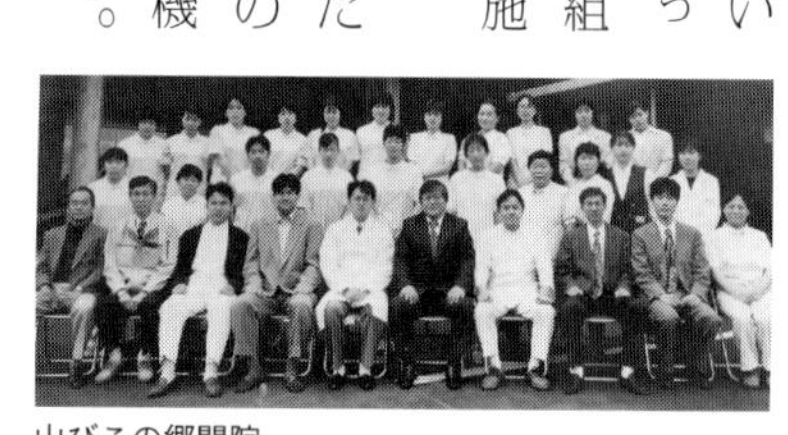
山びこの郷開院

福井県清水町

その後、地域医療振興協会の国立病院の自治体移譲、公設民営の計画は福井県の国立鯖江病院、静岡県の国立伊東病院、石川県の国立山中病院と進められた。

国立鯖江病院も、国立病院の地元自治体への移譲と協会への運営委託を前提として進められ、中尾先生が進めた国立病院統廃合の対象施設である。スキームは共立湊病院と一緒だ。

ただ、共立湊病院のように医師が少ないわけではなく、特定の医局の医師も多く、国立病院に就職した医師もいた。医師は、われわれだけでは到底充足できないので医局の了承を取り付け、一緒に運営することが大切だ。

公立病院や国立病院では、民間に比べ処遇は必ずしも良いというわけではなかった。かつて、民間と公立病院では、医療の進歩とともに新しい機器が誕生すると、公立であれば、何とか最新の機器を整備してもらえるが、民間はそうはいかなかった。したがって、専門性の高い新しい機器が導入される分野ほど、予算の付く公立病院に勤務しようとしたと聞く。そして、機器のさらなる充実が確実であれば、次の派遣人事も用意される。

しかし、公設民営では、収支なども考慮せざるを得ず、国立の時のように協会以外の方に重要ポストをお任せすることはできない。責任の重い幹部の人事は、徐々に協会関係者に入れ替わる。この国立から自治体へと移譲し民営する計画だが、医師を派遣している医局からは、派遣医師の「即刻引き揚げ」「計画撤収」「残って共存」「非常勤支援」などいろいろな選択肢の声が聞こえてくる。これまで運営していたところが、国の直営から公設民営になるのだから、予定の医師が来ないなど、後任医師確保で大変になることもある。したがって重要ポストは残っていただく、引き続き医師派遣をお願いする条件を整えるなどの調整は必要になる。

説明と納得を尽くし、国立病院の地元自治体に移譲し、協会が管理受託するというステップごとに、関係者にアナウンスし、丁寧に進めるしかない。説明と了解が重要だ。

平成十年、地元市町村から依頼があり、福井の国立鯖江病院の隣町にいる清水町診療所の布施田哲也先生に国立の副院長になっていただき、移譲を進めることになった。私は後任として静岡の安良里から福井の清水町に着任。平成十一年夏。真夏のカンカン照りの日で、伊豆から数名が引っ越しの手伝いに来てくれた。差し入れのアイスがうまかった。

清水町では、夏と違って冬は大雪で、毎朝冬の稲妻を経験した。夏の夕方の栃木の雷もすごいが、福井の真冬の早朝雷も負けずにすごい。私の持病のケネディ病という球脊髄性の筋萎縮症がこの頃進行しはじめた。階段をうまく上がれない。往診が大変になった。筋力増強に自転車を買ったが、筋力はさらに落ちた。

福井県人会の会合に出て、医師集めのお願い。まだ、自治医大卒業生は少ない。医師確保を調整しつつ、計画を進める。福井から東京の協会本部の常務理事会にも休まず出た。木曜日、外来を午前で切り上げ、昼に小松空港から羽田へ。午後六時開始の常務理事会で司会をやって、上野発十一時の寝台列車で翌朝六時金沢へ到着、空港で車を回収して九時からの外来。リモートはなかった。まあ、今はとてもできません。

青森県東通村：平成十年度二月

青森の下北半島の東通村は、尻屋崎などで降りしきる雪の中ジッと立ちすくんでいる「寒立馬」が有名だ。福井県の公立丹南病院がオープンしてすぐ、東通診療所がオープンするまでの間、白糠診療所に二カ月間勤務した。球脊髄萎縮症のケネディ病はさらに進んでいて、靴を脱いで上がる高い床の家の往診がきつかった。白糠診療所は事務机と医師の診察机は壁一枚だったので、壁に穴をあけてカルテの出し入れをした。診察机から十歩で全ての部屋にアクセスできるようにしたが、患者が少ないのであまり意味がなかった。それよりも、東通村の寒さは本物で、寝室の窓にバラが伸びて窓ガラスの一部が割れ、そこから風と雪が入った。時に近くの旅館から通ったりもした。ある夜、ふすま一枚隔てた隣部屋にどうも富山の置き薬屋さんが二人で泊まっているようだった。「今度、白糠の診療所に医者が来たらしいぞ。俺たちの商売、心配だな」と小声で話していた。無医村は置き薬が大活躍していた。もちろん、ここにもオバアサンがいた。しかし、いつもの元気なオバアサンではなく、独居。腰が痛く不眠で悩んでいるという。置き薬は使わないらしい。深夜に電話で、診察依頼。オバアサンの家はすぐ目の前だが、雪が風に舞っている。診療所の電気を付け、ストーブを付けた。数時間待たないと暖かくはならなかった。しかし、やってこない。どうしたんだろう？　心配しているうちに、朝になった。本人はよく寝てから目を覚まし、電話してきた。「あの後、よく眠れたので診療所に行かなかった」と言っていた。

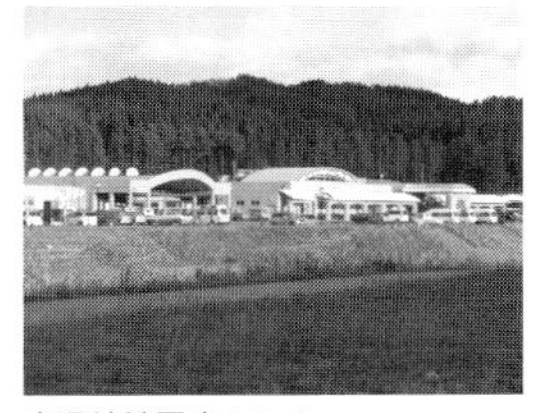
東通地域医療センター

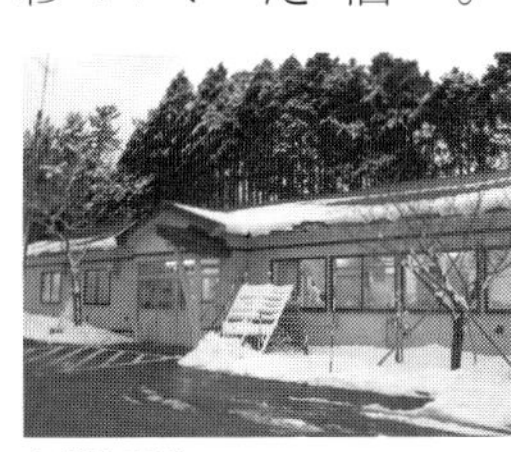
白糠診療所

第十部　地域医療はどんどん変化する

へき地医療の方向性　―本物かどうか―

卒業後へき地に勤務すれば学生時代カネのかからない、四七都道府県が共同で設立した自治医科大学に入った。一期生として入学し、全寮制でいろいろな可能性に挑戦した。卒業後はたくさんの診療科で研修をした。そしてへき地医療を充実させるための組織と「総合医」という新しい医師像の必要性を知り、さらに、組織とネットワークを動かすシステムが必要だと思って地域医療振興協会というへき地医療の土俵を皆でつくり頑張ってきた。

組織が安定するよう地域ごとの拠点を確保、そこを中心とした周辺の協会施設との連携、若い研修医の確保、拠点間の活発なネットワーク連携を目指して、まだまだ小さいが少しずつ規模を拡大してきた。

へき地医療であれこれ考えると、つくづく裾野の広い分野だと思う。拠点、へき地、これらを結ぶ十分なネットワーク。いずれも欠けてはならない。

その中には、救急医療、プライマリ・ケア、コモンディジーズ、在宅、介護、施設マネジメント、経営医学教育と、きりがないほどトピックがある。地域の行政との駆け引きがあり、地域の実力者や住民から計画に反対されることもある。へき地に行った経験のない人でも、へき地医療については容易に発言する。特別固有なものなどないから口出しできる。しかし、へき地医療は、実際に経験するまで分かりにくい部分も多いし、いろいろな分野がある。これをカバーするには、それなりの教育も、代診も、支援も必要だ。

そこで、へき地を担おうとする団体をつくり、運営しようとした。すると、さらにいろいろな問題にぶつかる。これでよいということがない。

自治医大は、目的別医大の一つで、へき地医療という「わが国の医療の難問題の解決」を目指している組織だ。今後も、この問題を解決するには医師確保、地域医療で関わることになる。われわれは義務年限があるが、終了しても自治医大の卒業生だ。仲間と目標を実現するため、組織とシステム化を図り、それらをネットワークとして活性化していくことが大切だと思う。大学は弓、学生は矢で、入学して半世紀。矢は放たれ社会的な義務は果たしたが、まだまだ本来のへき地医療の解消まで矢は届いていない。矢はなかなか束にはならない。

「へき地医療は、医師確保と同義語」と言われ、多くの医師が敬遠する分野だ。何らかの傾斜や魅力で誘導することが必要で、参入する医師が増える仕組みを考えなくてはならない。地域医療振興協会では独自の奨学金も運営しているが、同級生全員がへき地に行くという環境で育たないと、周囲に左右されやすく決意は環境で揺らぐ。

「へき地勤務の終わりが明確。次に来る医師が決まっている」と、安心して地域に出てもらえる。へき地では「次が来ないと辞められない」のだ。

へき地医療の組織運営は、シンドイ。「へき地医療は居ることが仕事」。つらい仕事だ。

組織が大きくなると分業が進み、役割が自己目的化してくる。それぞれの組織の自動能が高まり、やがて独立・分裂の危機を迎える。

大きな組織の中で、期待できる機能を果たさない。そうならなければいいが、未然に人事の中枢、資金の管理など明確な権限の集中と適切な権限の移譲をコントロールする意思決定のメカニズムが必要だ。

パンデミックや災害などを経験し、組織をつくり、さらに相互に支援し合うシステムをつくり、規模を拡張し柔軟に成長していく。われわれの場合、同窓会をつくり、仲間や賛同してくれる人たちを加え、へき地医療の社団法人を母体としてつくり、定款を変更し、公設民営の拠点に機能を持たせ、担当地域の地域医療のネットワークを構築するというステップを経てきた。振り返ると大事業である。

仲間が困ったときに助けにきてくれた。石岡第一病院の譲渡での債務保証、共立湊病院組合への静岡県からの財政支援。自分たちだけではどうしようもない部分もあった。母校の自治医大、都道府県に助けていただいた。心から感謝申し上げたい。

協会と自治体施設の指定管理

最近、「わが町の病院の運営を検討してくれないか？　何か基準があるのか」と聞かれる。公益社団法人地域医療振興協会ではこれまで、四つの条件を満たす場合を着手条件としてきた。

一　**支部の合意があること**。

施設運営に当たって地元の都道府県支部が合意していること。

二　**キーパーソンがいること**。

事業に熱意があり、思い入れが強い場合などである。

三　**収支が見込めること**。

協会は民間であり、指定管理で運営する場合でも収支は重要だ。もちろん、自治体病院が目指すのは、救急、災害そしてへき地医療などの不採算を担うため。

四　**地元自治体が、事業に熱心であること**。

ただ、一部事務組合では、構成自治体がまとまらないと、事業に対して負担や受益で違いが生じ、方針が決まらないことがある。また、地域の意見、財源や収支見通し、そして議員の所属政党の方針などを背景に反対派がいると、まずなかなか前に進まない。

指定管理の条件

1. 都道府県支部の合意
2. キーパーソンの存在
3. 収支の見込み
4. 地元自治体の事業への熱意

平成十八年、地方自治法改正で変わる公設民営

管理委託から指定管理になり、社団法人などの民間でも公共的団体しか受託者になれなかったが、平成十八年に改正地方自治法で、それまでの公共的団体（社団や財団など）から、団体であれば特段の制限はなくなった。公園やスポーツ施設など、公の施設は公設民営が進められている。ただし病院は、病院の診療方針、医師患者関係、職員の確保の困難さなどで、簡単に代われる事業ではない。

若い医師に魅力の事業

地域医療振興協会では、米国の三つの大学と研修で関連を持っている。離島医療を担うハワイ大学、広大なへき地医療を担うオレゴン健康科学大学の家庭医療学講座、トーマス・ジェファーソン大学。これらを通じ、海外のへき地医療交流も盛んになってきた。オレゴンでは協会からアメリカに二年間の留学も始まった。そして、家庭医療学に寄附講座を設置、寄附教員を確保できた。

「総合診療医」のモデルがより身近になるような活動にも力を入れていきたい。また、へき地の特定ケア看護師のモデルを勉強する格好の場にもなると思う。三期生の佐藤隆美先生が

教授を務めるトーマス・ジェファーソン大学の医学教育部門で、髙久会長主催の「髙久レクチャー」も始まった。高度な病院での診療看護師の在り方などを、交流を通して進めたい。医師研修はハワイ大学、オレゴン健康科学大学、その他の職種の研修はトーマス・ジェファーソン大学に主にお世話になっている。この四年で二六〇名余りの協会職員が参加した。昨年は、トーマス・ジェファーソン大学の看護学部責任者が協会施設を訪問するなど、交流は盛んになってきている。もっと参加者を増やし、交流を深め、へき地医療について互いに状況を理解し話し合いができるよう、より親密な関係にしていきたい。

専門医制度の影響、分断の足音

数年前に始まった専門医制度。へき地やへき地診療医師にとって、促進因子になってほしい？　プライマリ・ケア医、地域医療医、総合医など、協会が誕生した頃にいろいろな用語を検討した。英国とは保険制度が違い、いずれも日本ではこれだという結論までいかない。定義が曖昧ということもあるし、プレステージが低いから敬遠したいという声もある。専門医制度が医師の分断の始まりになっても困る。

要は、総合医は地域の医者。日常レベルの縦割りでない水平領域の医師だ。地域に腰を下ろし、地域の行政や組織と連携を取り、日常診療や救急、そして地域の将来に見合った次の医師を連れてくる。そんな医師が、私の総合医像だ。

地域医療振興協会三五周年。全国組織としての悩み

今、自治医大は設立五〇周年を迎えつつある。各都道府県にはほぼ一〇〇名ずつの仲間や後輩がおり、研修や地域医療に貢献している。

創生期には修学資金の返還、自治医大不要論の高まりなどがあった。一期生が義務年限を終了し、一サイクル終わるまでは、問題も組織も、拡散の一途だった。

協会も二五の病院を運営するまでになった。また、各都道府県に一つの施設に五名、十名と、同窓の者の集まる病院がみられるようになった。もちろん、地域医療振興協会がこれらと連携し、さらに安定してへき地医療に集中して貢献できるようなネットワークができればいいと思う。これからの重要な課題だ。

地域の人口減少は続く。だが、日本の医師は七五歳でも約半数が活躍している。人口の少ないへき地診療所などは、高齢医師の活躍の場だ。全寮制での経験ではないが、仲間と協同で、へき地の施設を運営するのも施設の所在地や規模によっては有効だと思う。ただ、それなりにバックアップ体制の確保は必要だ。また、人口減などで地域の医療需要が弱くなり、医療機関の再編などで別な課題が生まれてくるかもしれない。地域医療の現場は急速に変化する。

運営施設と開設年
（2021年5月1日現在）

◆基幹型臨床研修病院：8施設
●病院：17施設
△複合施設等：10施設
○診療所：38施設
□介護老人保健施設：7施設

No.	開設年	施設
1	H4	●石岡第一病院
2	H5	●六合温泉医療センター
3	H5	○西伊豆町安良里診療所
4	H10	●揖斐郡北西部地域医療センター（山びこの郷）
5	H10	●東通村保健福祉センター
6	H10	○白糠診療所
7	H11	○西伊豆町田子診療所
8	H11	●公立丹南病院
9	H12	●日光市民病院
10	H12	●磐梯町保健医療福祉センター（瑠璃の里）
11	H12	○東通村診療所
12	H12	○奥日光診療所
13	H12	◆伊東市民病院
14	H13	○揖斐川町春日診療所
15	H13	●西吾妻福祉病院
16	H14	□介護老人保健施設にっこう
17	H14	◆横須賀市立うわまち病院
18	H14	●湯沢町保健医療センター
19	H15	□東通村介護老人保健施設（のはなしょうぶ）
20	H15	△公設宮代福祉医療センター
21	H15	●市立恵那病院
22	H15	□東京北医療センター介護老人保健施設さくらの杜
23	H16	◆東京北医療センター
24	H16	◆市立奈良病院
25	H17	●公立黒川病院
26	H17	○いなずさ診療所
27	H18	□伊東市介護老人保健施設みはらし
28	H18	△地域包括ケアセンターいぶき
29	H18	△おおい町保健・医療・福祉総合施設（なごみ）
30	H18	●村立東海病院
31	H20	△志摩地域医療福祉センター
32	H20	●飯塚市立病院
33	H20	●市立大村市民病院
34	H20	○奈良市立柳生診療所
35	H20	○奈良市立田原診療所
36	H20	●上野原市立病院
37	H20	○山北町立山北診療所
38	H21	●台東区立台東病院／台東区立老人保健施設千束
39	H21	◆東京ベイ・浦安市川医療センター
40	H21	○上河津診療所
41	H21	○シティ・タワー診療所
42	H22	◆横須賀市立市民病院
43	H22	○奈良市立月ヶ瀬診療所
44	H22	○奈良市立都祁診療所
45	H22	○明日香村国民健康保険診療所
46	H23	●十勝いけだ地域医療センター
47	H23	△女川町地域医療センター
48	H23	○与那国町診療所
49	H24	●伊豆今井浜病院
50	H24	○関市国民健康保険津保川診療所
51	H24	◆三重県立志摩病院
52	H24	◆練馬光が丘病院
53	H24	●越前町国民健康保険織田病院
54	H24	●公立久米島病院
55	H24	○嬬恋村国民健康保険診療所
56	H24	○伊豆下田診療所
57	H25	○真鶴町国民健康保険診療所
58	H25	○今泉記念館ゆさあかり診療所
59	H26	△六ヶ所村医療センター
60	H26	○戸田診療所
61	H27	○にしあざい診療所
62	H27	○揖斐川町谷汲中央診療所
63	H27	○米原市地域包括医療福祉センター
64	H28	○加賀地域医療支援センター
65	H28	□介護老人保健施設市川ゆうゆう
66	H28	○鳥羽市立長岡診療所
67	H28	○竹富町立黒島診療所
68	H28	○奈良市立興東診療所
69	H29	○日光市立小来川診療所
70	H29	○恵那市国民健康保険山岡診療
71	H29	○千早赤阪村国民健康保険診療
72	H29	○国頭村立東部へき地診療所
73	H30	□恵那市介護老人保健施設
74	H30	□介護老人保健施設富谷の
75	R1	●あま市民病院
76	R1	○古里診療所
77	R2	○君津市国保小櫃
78	R2	○おきたまフラワー
79	R3	○竹富町立竹
80	R3	○とくぢ地域医

昭和五六年の「十周年宣言」には、総合医養成と医師派遣機能のドクタープール（第二病院）をつくること、医療の在り方を研究提言する地域医療学講座を設けること、全国に医療機関を運営してネットワークを活用し、さまざまな調整や事業展開をする公益社団法人をつくること、という三つの方向があった。そして、それぞれ誕生した。

これらを推進してきたが、現在、それぞれが強い連携で稼働しているわけではない。地域医療と言いつつ最大限にリソースを活用できていない部分だ。誰かが少しずつ手繰り寄せて、本来の望ましい形を完成させなければならないと思う。

一万人の職員と八〇の施設からなる地域医療振興協会では、人材の確保・教育、組織の運営、管理、維持、四五カ所のへき地医療診療所などのプライマリ・ケアの実践、八つの地域の基幹型研修病院の運営、地域医療の啓発や各種集会の開催と、やることがたくさんある。見渡せば大きな複合体である。組織をバランスよく、血の通った組織にしていくことも、適切に拡大することも重要だ。

東日本大震災からもう十年

平成二三年三月に、東日本大震災が起こった。協会の職員約四〇〇名が延べ三千五百日ほど、被災した女川町立病院へ数カ月の期間、支援に行った。

スケジュールや連携の情報は、支援の間、協会の全施設をカバーするシェアポイントサーバーで共有できていた。

「これこそ、拠点とシステム、そしてネットワークの地域医療振興協会の力だ」と思った。

海抜十六メートルの高台にある建物の一階まで到達する二〇メートル近い大津波に襲われた病院は、ガレキを片付け救護所として活躍した。全国の施設からの支援者は毎週、永田町に前泊し、朝にバスで女川へ向かった。一部の医師は、ヘリで東京の新木場から二時間程度で女川病院の駐車場に着いた。このヘリの便利さは極めて有効と評判だった。

長崎の離島と本土間でNIMAS（長崎県離島医師搬送システム）として、令和二年まで約七年間、協会のヘリで医師の搬送事業を行った。そして今、その役割を長崎病院事業団に引き継いでいる。

女川町立病院は震災の半年後である平成二十三年秋、協会の指定管理で女川町地域医療センターとして運営が始まった。スイス赤十字から十四億円の寄付のお話があり、日本赤十字社で同センターが推薦された。被災した施設が改修され、機能は回復した。そして一年後、関係者が集まって、震災からの一日も早い復興を誓い、女川の再生を願って協会主催でパー

NIMAS

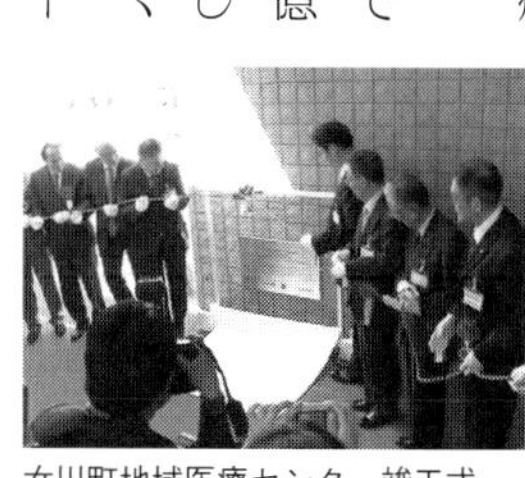

女川町地域医療センター竣工式

ティーが開かれた。

この時、白い鳩をかたどった風船が何百、何千と女川町地域医療センターの空に舞った。

大震災から、既にもう十年。

地域医療では、時間の流れは重要だ。時は足早に通り過ぎてゆく。待ったなしだ。

あんなに一生懸命皆で頑張った六合村、湊、石岡も安良里も人が代わり、姿を変えている。地域の医療は、どんどん変化していく。

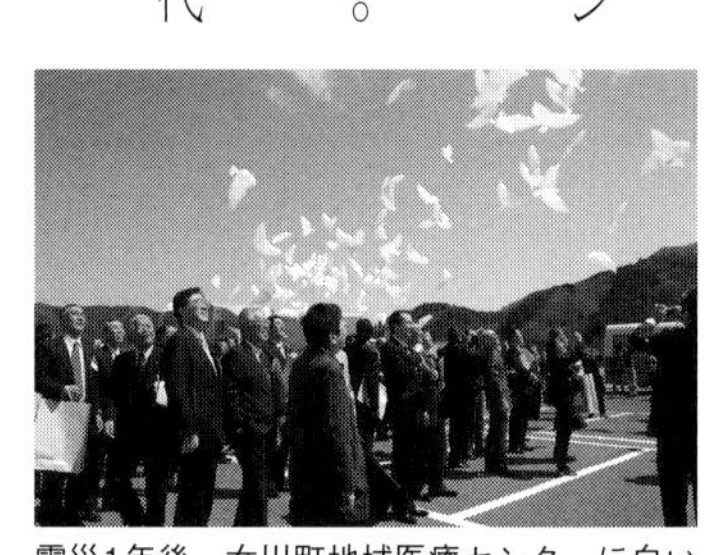

震災1年後、女川町地域医療センターに白い鳩が舞う

第四章

自治医科大学
第1期卒業生（1978年卒）が語る！

—目的別医大として創設された自治医大の成果とその要因—

自治医科大学1期生11人と、自治医科大学創設時に中心的な役割を担った髙久史麿前学長をインタビューしました。インタビューでは、以下の①〜③を主なテーマとし、補足として④、⑤についても意見を伺いました。

〈テーマ〉

①　自治医科大学の制度・医学教育は創設の目的に効用があったか？

②　効用があったとするとその要因は何か？

③　自治医科大学の医学教育への課題や反省点はなかったか？

〈補足〉

④　この先10〜15年間でやりたいことは？（仕事でもその他のことでも）

⑤　総合診療専門医を増やすにはどうすればよいか？

（聞き手）

吉新　通康（公益社団法人地域医療振興協会理事長）

宇田　英典（公益社団法人地域医療振興協会シニアアドバイザー）

北村　聖　（公益社団法人地域医療振興協会シニアアドバイザー）

第４章
自治医科大学第１期卒業生（1978年卒）が語る！
ー目的別医大として創設された自治医大の成果とその要因ー

石川　雄一……296
奥野　正孝……307
尾身　茂……319
北村　邦夫……327
佐々木將人……335
志賀　清悟……348
渋間　久……356
関口　忠司……363
山本ひろみ……373
宇田　英典……382
吉新　通康……392
髙久　史麿……402

石川雄一先生（広島県出身）健康学習学会名誉会長

◆全寮制で培った関係性

宇田英典　これから自治医科大学の出席番号順に登場していただき、お話を伺いたいと思います。1番手は石川雄一先生です。石川先生は医療の中でも、「目の前の患者さんを健康にする」という考えで、啓発活動などを行っています。

まず吉新通康理事長から、ひと言お願いします。

吉新通康　1期生のわれわれにとって学生の時はとても楽しい6年間だったし、卒後の義務年限はいろいろ問題はあったけれど、それなりに通過することができました。そして今、定年の歳を過ぎて、それぞれの人生を歩んでいると思います。ところが、改めて集団として自治医大というものをみると、まだ小さいし、日本列島に根の張り方も弱い。せっかく中尾喜久学長、高久史麿先生はじめ立派な先生方に教わったのに、われわれはみんなバラのままです。今、人生の最後の時期に入りつつあるわけですが、この辺でもうひと花咲かせたいと思うのです。この歳になったからこそ、それぞれこれまでの持ち場を離れていろいろな活動もできるだろうし、経験を積まれ社会的に地位も高くなっているので、それをエネルギーにして、自治医大に入学して一緒に学んだメンバーとして、日本のへき地医療、医学教育に貢献するようなことができたらと考えています。そのようなことで、皆さんからぜひご意見を伺いたいと思い、今回アンケート調査を実施しました。さらにおもしろいご意見をいただいた12名に、インタビューをしたいということになりました。先生はその中のお一人です。

宇田 今日は主にテーマの3点を中心にお話を伺います。その後自由にご意見をいただければと思います。

石川雄一 まず、自治医科大学の制度・医学教育は成功だったか、失敗だったかということについては、基本的に成功だったと思います。

成功した要因は、まず全寮制であったこと。全寮制で、いつも仲間と喜怒哀楽を分かち合い、時に喧嘩もしたり、一緒に悩んだり、といった時間を共有できた、その絆というのは卒業して40年経った今も続いていて、それが力になっています。

◆1期生がレールを敷いた

石川 次に1期生だったということ。例えば野球をやりたくても自分

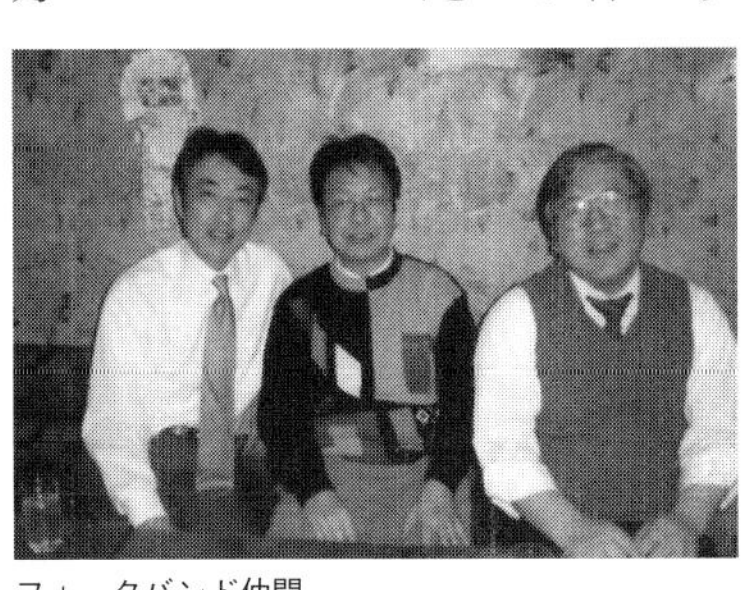
フォークバンド仲間

が野球部をつくらなければできないという環境に置かれた。レールを敷くところからやらなければならないというゼロからのスタートで、それが学生時代に身に付き、卒業してもレールをつくる面白さを感じながら研修医時代を迎え、その後地域に飛び出していくことができた。1期生だったということも非常に大きいと思います。

私たち学生だけでなく、教授陣も1期生でした。いわゆる医学を提供するだけではなく、専門分野を越えて、人間、地域の健康生活につながる何かを教えなくてはいけないという思いを、どの先生方も感じていて、授業以外の場でも学生と接していただき、学生と一緒に自治医大の医療をつくり上げていくという環境だった。それが成功につながったと思います。

◆自分で考えつくり出す教育、医学を超えた社会的教育を

石川　自治医大の教育について考えることですが、私はハーバード大学の医学教育プログラムのNew Pathway Programに参加した経験があります。そのプログラムでは午前中は教授とスモールミーティングをして午後からは全く自由なのですね。活気あるコミュニケーション手法を活用し、医学生に考える力、マインド、表現力を習得させていました。講義による知識伝達型スタイルだけでなく、学生が自由に考えたり体験したりして、人を育成

していく。そういったカリキュラムも自治医大に必要だと思いました。

また、自治医大のカリキュラムには組織づくり、経営などの現場の地域医療の展開に重要な項目は含まれていません。経営や組織運営をどこかで特別に学んできたわけではないのに、地域医療振興協会を創設し、展開できる吉新通康先生というとてつもない怪物が、まず1人いました。彼のような人を育てるにはどうしたらよいのかという、人材育成や人的マネジメント教育、あるいは経営学教育などの幅広い視点でのカリキュラムが求められます。今後中学校で投資信託の授業が始まると言われていますが、医学の枠組みを超えた幅広いカリキュラムも必要かと思います。特に今回のアンケート調査では自治医大6年生である44期生にも同じ質問をしていますが、44期生は「医療以外のことに興味をもっている」という人が結構な割合でいました。「再度受験するとしたら医学部を選択しない」という人も28・4%いる。「へき地医療を学んだ結果、それをベースに将来多分野で活躍できるようになる」といった可能性を学べるような、あるいは体験できるような、総合的にみたカリキュラムにしていかないと、自治医大の魅力が若い人の目には映りにくいのではないかと思います。総合性と集合性という言葉を考えると、多科のいろいろな診療科を幅広く学ぶ集合医学だけではなく、へき地に行って行政と関わったり、いろいろな民間経営陣と組んだり、環境文化を含め病気の治療・予防にとどまらず、人間・地域の健康対策を総合的に学ぶカリキュラムが自治医大には大切です。

自治医大がこれまでやってきた教育は他大学と比較すると一歩進んでいると思います。さらに時代が新しいカリキュラムを求めていると感じます。若い人の意見を聞いたり、社会の大きな動向をみたり、今回のコロナ禍を含めて、時代がどういうふうに変動しても、それに適応していける、そういった能力が付くような教育体制をつくっていく。それは単に講義や実習の中だけでなく、例えば先述の寮での体験も大切です。かつて「理不尽が世の中には存在してもいいんだということが勉強になったのが、寮生活での最大の学びです」と言った後輩がいますが(笑)、理不尽が良いとは思いませんが、さまざまな体験がこれからの医学教育では求められるのではないかと思います。

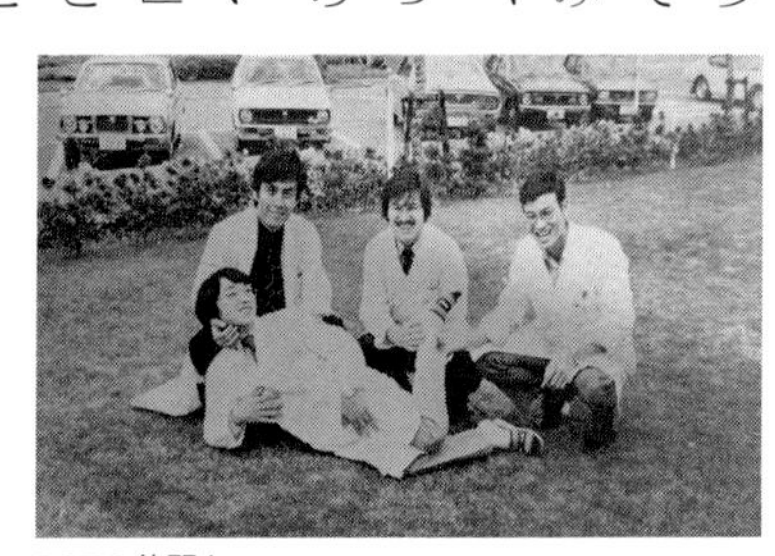
BSTの仲間と

◆地域から学ぶことができた

吉新　私は栃木県出身ですが、栃木県に自治医大ができたけれど、自分の育ったところからは20㎞ぐらい離れたところで、あんな田舎に行くものか！と思っていました。そういう意味では都落ちという感じで、若干劣等感のようなものがあって、自治医大を何とか世間に知られる存在にしたいと思って、自分たちなりに目標をつくりました。昭和47年に自治医大ができて、われわれが卒業して10周年のときに、自治医大に地域医療学講座をつくってほしい、第二病院を創設して総合医を養成してほしい、拠点病院をつくりたい、という3つの「10周年宣言」をしたのを覚えていますか？

石川　覚えています。

吉新　それを一つずつ、1期生のみんなでクリアしていったというのが、やはり大きな財産になっている気がします。

北村 聖　石川先生、1期生には先輩がいないわけで、ロールモデルもいない中で、こんなユニークなことをどんどんできたのはどうしてですか。

石川　実際に離島医療をやっているときには、指導者がいないので、地域の人たちから学んだと思います。何も整っていなかったからこそ面白かった。卒業生は、苦しみ、大変さも含めて、その中に面白さを感じながらやってきた。それは同窓会や地域医療振興協会といった横のつながりがあったからでもあり、その風土をつくったベースはきっと寮生活にあるのではないかと思います。それからクラブ活動ですね。寮生活やクラブ活動を通して、人と人とのつながりを大事にする風土が芽生えていって自然と身に付き、それが地域でも発揮されたように思います。

宇田　冒頭、先生は自治医大という制度、医学教育は成功した、創設の目的に効果があったと言われましたが、それを先生が判断される具体的なエピソードがあったら紹介していただけますか。

石川　要因分析的に言うと特にこれというものはないのですが、ただ自分の中に自治医大を卒業したというプライドがあって、はっきり人に言い切ることができる。私は仕事で人前で話す機会が多いのですが、「私は自治医科大学を卒業して今があります」と自信をもって言えます。そう言えるということが成功だと思います。

ただ時代は確実に変わっていくし、われわれ1期生がレールをつくるところから始めたように、これからの学生、あるいは教員の皆さんも、新しい時代に合ったものを創設してほしい。それがこれからの課題だと思います。

北村　自治医大成功の一番の要因としては「全寮制」をあげられたのですが、44期生と1期生の間にはギャップがあります。それについてはどう思われますか。

石川　つながりを望む人と、できるだけ個別性を望む人がいる中で、人とつながるということに対する社会全体のとらえ方が異なってきているのではないかと思います。

宇田　時代のギャップですか。

石川　それもありますね。寮生活も今はいろいろな工夫がされているようですが、一方で、聞いたところによると問題を起こさないように管理が進みすぎていて、人とのつながりが疎遠になってきているのかもしれません。私もよく分かりませんが。

宇田　われわれは、あの全寮制で純粋に育ったのかな。

吉新　いや、われわれがやりすぎたんですよ(笑)。

◆Well-beingに貢献できる医療人育成を

北村　この先10〜15年で何がしたいですか。

石川　キーワードで言えばWell-beingですね。将来を考えた場合、特にへき地の社会がどんな変動を今起こしているかを考えると、SDGs(Sustainable Development Goals:持続可能な開発目標)で言われているような項目をうまく調和していくことが、いわゆるWell-beingな生活につながっていくのではないかと思います。SDGsの17の項目の中で、病気に対する対処というのが非常に重要な一つだと思います。総合的な視点に立って本当に人が健康に生きる、Well-beingに生きるとはどういうことかということに対するアプローチができる医療人を育成することがこれからの時代は大事かなと思います。

北村　総合診療専門医がなかなか増えませんが、どうしたら増えると思いますか。

石川　医学生でも1年生、2年生の頃は、総合的に多面的に診ることに憧れる人は多いと思いますが、学年が上がってくると、「私は循環器です」と、単科を求める傾向にあると感じます。やはり総合診療医の魅力を感じてもらえるように、いろいろな形で仕掛けていかなければいけないのではないでしょうか。

北村　どうやって仕掛けますか。

石川　それを伝えていける指導医も育てなければいけませんね。やはり単科の専門医の魅力は分かりやすい。輝いて働いている総合専門医と医学生が頻回に会う機会を増やすことが大切です。

◆自治医大卒業生としての誇り

吉新　卒業後、地域に医者として出た当初はソロプラクティスばかりでしたが、協会をつくって、グループで地域とお付き合いするようになると、やはり医者は地域社会をつくっていく一種のリーダーでなくてはいけないと思うようになりました。地域にある格差を平らにしたり、ある意味では産業を興したりという可能性もあると思うのですね。地域医療も、地域をつくるというような意味での地域医療がこれから求められていくと思うので、そういった理想郷を少しでも実現していくような組織に、協会はなっていけたら面白いと思うのですね。

石川　なるほど。吉新先生が言われた地域医療というのを、地域と医療に分けて、どっちに力点を置くかというので、いわゆる医療を通して地域をつくるというのを**地域**医療。もう一つは地域で医療をやる地域**医療**。現状は医療のほうに力点が置かれていると思うのですが、歳を重ねていく、あるいは経験を重ねていくと、医療を入口にしてどう地域をつくっていくかという。地域というのは自分の住んでいる地域から、県、日本、そして地球をどうするか。これからは健康と同じくらい環境が重要課題になります。生涯の仕事として広がりと深みの両輪がある方が人生としては絶対面白いと思います。だから正しくやるということと、面白くやるということをうまく調和させて、われわれはもう60半ばを過ぎた歳になりましたので、多面的にいろいろ活躍して、両輪を兼ね備えた総合医療は素敵だなと若い医師が感じてくれるロールモデルを目指していきたいですね。

宇田　ありがとうございます。最後にコメントをお願いします。

石川　最初は自治医大といっても、「慈恵医大ですか？」というところから始まったと思うのですね。「へき地へ行くんです」と言うと、「大変ですねえ、若いのに」と言って、苦労人のイメージからスタートしたわけです。でも、アンケート調査の結果、「辛い思いをしてもう二度と行きたくない」と書いている人はほとんどいなくて、非常に有意義だった、やりがいも感じていると。われわれのやってきたことが、まず子どもたちに自信をもって「お父さんはこういうことをやってきたんだぞ」と言えることは、本当にありがたいことです。同じことを実践してきた仲間が同級生に百人、そして後輩たちが何千人もいる。その基盤をつくってくれた自治医大に、人生の最期の時にも「自治医大ありがとうございました」と自信をもって言えると思います。

ですから今回のアンケート調査の結果や1期生へのインタビューの内容を自治医大にも理解していただいて、どういったことがこれからの医療には求められるのか。医療が病気撲滅の手段としてだけに留まらず、健康人生構築のために、さらにはWell-being人生に関する業界に向けた時代の大きな変化にふさわしい医師を育成することを教育概念に置いたカリキュラム開発、授業の方法を考えてほしい。これまで自治医大卒業生は多くの成果を上げてきました。その成功をさらに進めていくために、新しいことへのチャレンジを勇気をもってすることが大事ではないかと思います。

吉新 石川先生、とても良い話が聞けました。ぜひ同じ目標を探って、あと15年頑張りましょう。

石川雄一先生 略歴

1978年自治医科大学卒業。広島県内の病院、保健所でへき地医療に従事。1985年ハーバード大学ベス・イスラエル病院に留学し行動科学、医学教育を研究。メンタル・タフネス研究会委員(旧自治省)、生涯生活設計プログラムモデルガイドブック等に関する研究会委員(総務省)、医療関係者審議会専門委員、医師国家試験委員(厚生労働省)などを歴任する。現在、健康学習学会名誉会長。

奥野正孝先生（三重県出身）

◆医師国家試験合格率日本一

宇田英典　2番手に登場していただくのは奥野正孝先生です。奥野先生が自治医科大学地域医療学教室にいらっしゃる時には、当時施設運営を開始した地域医療振興協会もいろいろ支援していただきました。まずは吉新通康理事長からお願いします。

吉新通康　奥野先生、お久しぶりです。先日お話ししたように自治医大の学友会館の中に協会の分室がいよいよ完成しました。そこを拠点に自治医大卒業生、学生との連携を強化したいと思います。奥野先生にもぜひ顔を出していただいて、またみんなで一緒にやりましょう。その足掛かりとして、今回、宇田先生がアンケート調査をしてくださって、卒業生のいろいろな意見を伺うことができました。今日は先生のご意見もいただきたいと思いますので、よろしくお願いいたします。

宇田　まずはテーマに掲げた3つについて奥野先生にお話しいただき、その後吉新先生、北村聖先生を交えてディスカッションしたいと思います。奥野先生、よろしくお願いします。

奥野正孝　まず1点目の制度や医学教育は効用があったかどうかというのは、われわれは1

期生という非常に特殊な位置にあるので全般的なことは言えませんが、振り返って現在の自治医大をみると、効用があったのは確かだと思います。それは医師国家試験合格率が日本一だということですね。つまり大学として医者を日本一の割合で輩出しているわけで、へき地にいる者にとって大きな支えでもあり誇りでもあります。それから、ほかの大学にはない、卒後指導課といった卒業生支援のための部署や仕組みがあることは大きいと思います。

◆ゼロからスタートした大学、その1期生

奥野　2点目の要因に関係しますが、振り返ってみると、自治医大全体がゼロからの出発で、われわれも1期生ということで先輩もなく前例もないところから始まり、しかも医者の子弟はほとんどいなくて、医療の世界を知っている学生が皆無に等しかったのです。それから教員も、医学教育の経験がほとんどないような若い方がとても多い割には、その教育内容が画期的で、1年のはじめから専門、臓器別の教育でした。事務方も栃木県からの派遣で大学運営や病院運営なども知らない人たちが多かった。われわれにとってはほかのところを知らないから比較のしようもないけれど、日本全体からみれば非常に画期的なことをゼロから始めていったと思います。

何から何まで全部自分たちで考えました。自分たちというのは、学生だけではなく教員も、事務方も、みんな含んでの自分たちですが、一緒に考えていきました。そのパワーがとてつもなく大きかった気がします。例えば運動会や学園祭も、プログラムの作成も物を借りてくるのもお金を集めるのも全部ゼロからやったわけですね。われわれにとってはゼロから始めることが当たり前だった。そのことがその後の全てに影響していったのではないかと思います。

例えば地域医療振興協会がその顕著な例です。自治医大1期生は義務年限後に進む道が何もなかったことから、大阪で集まった初めての同窓会の時に「何かしなくては駄目だ」ということになって、吉新先生が中心につくっていくことになるわけですね。研修の仕組みをつくったことも県との調整方法を構築していったのも同様で、何もなかったから必要に応じてそういう発想が生まれたのです。だからその時々はただ一所懸命やったということが、振り返ってみると、ゼロから自分たちで全部つくったという結果となりました。逆

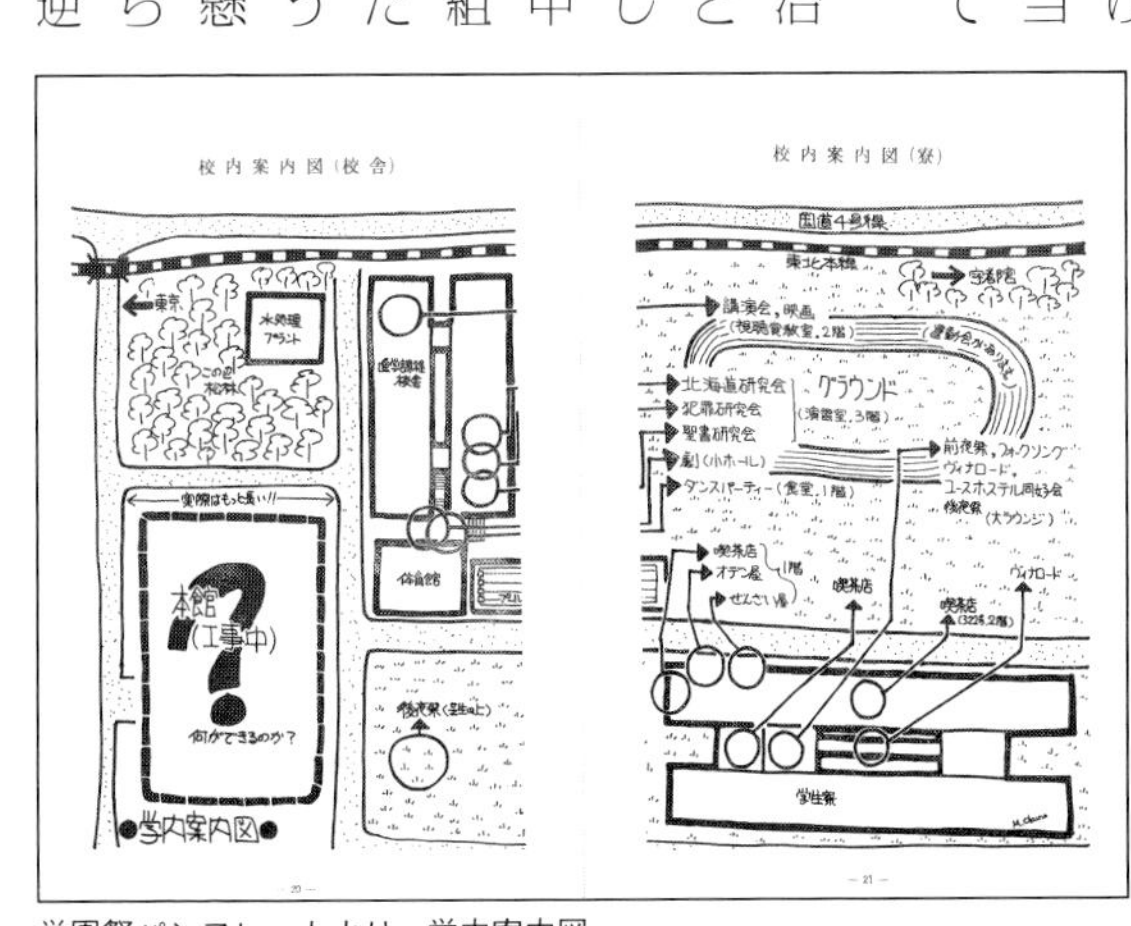

学園祭パンフレットより　学内案内図

に言えばそれが良かったと思うのです。というのは、当時へき地医療ではスーパースターが大勢いました。例えば佐久総合病院の若月俊一先生が先頭に立っていたなら、ものすごい力でみんなを引っ張って、その理想とする大学をつくっていったと思うのです。ところが、われわれには何もなく誰もいなかったから、みんなでゴソゴソ、ゴソゴソとつくり上げていったのが良かったのだと思います。

◆地域枠との違い

奥野　他大学の「地域枠」という仕組みは、同級生の中に異なる「枠」をつくったことによって、さまざまな難しい問題が生じてきています。われわれも義務とか貸与金といった同様のシステムはあるのですが、同級生全員が全く同じ条件だったので不公平が生ずることはなく、一緒に進むことができました。

では自治医大がどうであったかというと、入学した時の誓約書には、「卒業しても大学が面倒みる」というふうな文章がありました。ところが卒業する前に「卒業後は県に帰って県の指導に従って動きなさい」と。今も思い出しますが、もう二度と大学には帰ってこられな

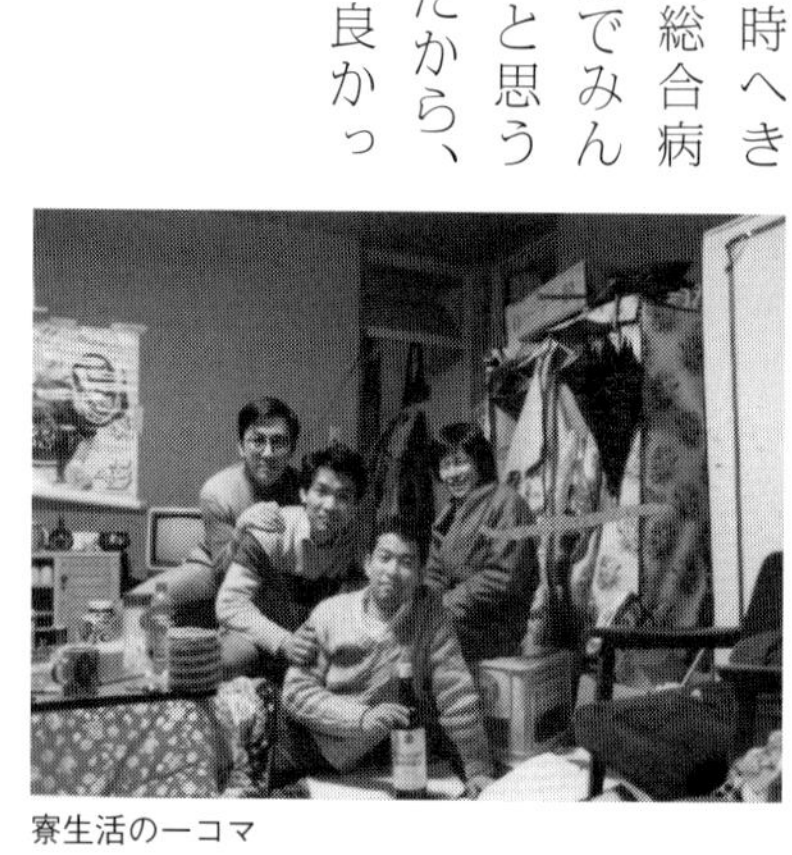
寮生活の一コマ

いのだと思って、大学を去るときに大学の周りを車で2周してから思いっきりアクセルを踏みました。県に帰って地元の大学の傘下に入って働くのだろうと思っていましたし、教員たちも、帰ってこいとは言いませんでした。子どもがポーンと放り出されたみたいなとても悲しい気持ちを大学に対して持ったことを思い出します。もちろんその後そういうことではなかったので、良かったのですが。

「義務年限の貸与金」については、自治医大の場合、表裏一体になっています。ところが、「地域枠の貸与金」は県から、義務については大学が担当していて、裏表一体になっていないために齟齬が生じて、いろいろな問題が起こっています。そういう意味で、義務年限にしても貸与金にしても、その時々にはいろいろなことを考えましたが、自治医大はリーズナブルだったと今は考えます。

◆自治医大に望むこと

奥野　今の自治医大に望むこととして、一つは、やはり大学ですから日本の先端をいってほしい。それはへき地医療でも専門医学の分野でもいいので、日本の先をいってほしいと思います。われわれは早期に専門、そして臓器別の教育を当時の自治医大で受けました。これまでの日本の医学教育にはなかった教育を受けられたということで、県に帰ってから誇らしく思いました。また、自治医大の先生方が専門領域で書籍を出版したりマスコミに取り上げられると、へき地にいる者にとってはとても嬉しかったです。ですから、大学として人の後を追うのではなくて先をいってほしい。今はどんどん追い抜かれているようで少し不満です。

もう一つは、教員に現場に行ってほしいということです。教え子がへき地で踏ん張っているのを見てほしい。それによってへき地医療を理解してほしいということではなく、その人たちなりに何か感じてくれることがあると思う。それを重ねるということがとても大事ではないかと思います。私も3年前までは三重県の地域医療研修センターで研修医を受け入れていましたが、研修に来てくれた研修医たちと年に1回同窓会と称して一緒にお酒を飲んだりしました。それが次に研修医たちを育てるためのパワーになりました。

◆総合診療医がどういう医師か分からない

奥野　総合診療医を増やすにはどうすればいいかということですが、「総合診療」という言葉が駄目だと思います。総合診療というのは何を表しているのか分かりません。そして総合診療医のロールモデルがはっきりしていません。総合診療医の働く場所（病院か、へき地診療所か）で役割が異なり、軸がはっきりしていません。何よりも世間一般に浸透していません。

例えば「へき地医療専門医」と言えば一般の人もイメージできます。私は「へき地」ということばを前面に出していいのでないかと思います。「へき地は医者をステキにする」というのを、私は地域医療研修センターのスローガンとして掲げてきました。単なるキャッチフレーズではなく、私自身心底そう思っているし、へき地を経験した卒業生たちがどのような分野に進もうともステキになっているのです。専門医機構が「総合診療」という言葉を使っているので、その言葉が使われていますが、曖昧な意味のままで、総合診療医を増やすというのは難しいと思います。

最後に、へき地医療は継続が一番です。われわれにはずっと同じ場所を継続して守り続けている後輩たちがいます。それがわれわれの強さの源です。そして、われわれを育ててくれたのは地域です。大学はその素地をつくってくれたけど、実際に育ててくれたのは地域だと思っています。

◆地域が医者を育てる

北村　聖　先生のお父さんは神島の隣の離島で長年医師をされていたと聞いています。先生はお父さんというロールモデルがいたわけなので、神島に赴任しても絶望的な気持ちにならなかったと思いますが、いかがですか。

奥野　へき地で生まれて小学2年生まで育ちましたから、へき地という場所、その生活などに関しては全く問題ありませんでした。ただ、私は三重県に帰って三重大学の内科に入りましたが初期研修はなかったし、その科の傘下病院の中で最もへき地にある病院に赴任することになり、当時、前期研修も後期研修もなかったので、もう少し勉強したいと思ってもそういう場も機会もなく、医者としてどうやったら進んでいけるのかということで絶望した時期はありました。

北村　先生は「へき地は医者をステキにする」というスローガン以外に「医者を育てるのはへき地だ」ともおっしゃっています。私自身は、大学で医療をしてきたので、患者さんに育てられたと思っていますが、地域に育てられたという思いは全くないのですね。ところが、自治医大出身の先生方はみんな全く言葉違わず「地域に育てられた」という言い方をします。地域が育てるのと患者さんに育てられるのとはどう違うのでしょう。

奥野　都会の医療機関では、自分の城の中に入ってくる患者さんに対応すればよいのですが、へき地、特に診療所では全て自分が外へ出ていくのですね。そうすると対応すべきは患者さんだけではあり得なくて、その家族とか、周囲の人たちとか、自治体とか、さらにその環境までをも考えに入れていかなくてはならず、患者さんだけに関わるということができません。そして自分もそこに住んでいるので、自分の子どもも地域の方に育てられるのです。私自身「自分の子どもは神島に育てられている」と感じました。そう思うと「自分もそうだった」と。また患者さんやその家族にわれわれが慰められること、助けられることも山ほどあるわけです。朝、夫婦喧嘩して診療所へ行ったら、おばあちゃんたちにいっぱいしゃべって、おばあちゃんとしゃべっているうちにだんだん気分が楽になるので、夫婦喧嘩が収まることもあったりするのですね。へき地の診療所のように直接生活と自分たちの仕事が密着しているところは、みんなそうだと思います。

北村　神島に最初に行ったときに先生に、「東大の診察室を出た後、その患者さんがどんな生活をしているか、先生は知らないでしょう。私はそのおばあちゃんがどれだけの階段を上がって来たかとか、冷蔵庫に刺身が入っているということまで知っているから、こういう運動をしなさいなど、いろいろなことが言える。だから東大とは全然違うんですよ」と叱られたことを思い出しました。

◆説教臭いジジイにはなりたくない

吉新　昔、那須の山奥の自然の中で診療所をやっていた見川鯛山先生という有名な山医者がいましたが、奥野先生も歳をとったらそんなふうになるのかなと思っていました。見川鯛山先生のように、最後までいろいろなことと対話しながらやっていける。それが奥野先生の理想なのではないかとお話を聞いていて思いました。それをぜひ実現してほしいと思います。

今まで、われわれは分散して、現場を自分たちで開拓して、そこを根城に活動拠点をつくってきたけれど、そろそろみんなが集束して、どんなふうに自分たちが育ってきたか、その経験を若い人に話してあげたい。そういう意味で、大学に高久史麿講座というようなプラットホームをつくりたいと私は考えています。

宇田　無からのスタートで、期せずして107人が集まって6年間過ごし、また分散してゼロからいろいろな地域に根を張って、という時間が42年過ぎて、挫折も含めて、いろいろな経験、知見を今また集めて何かやれないかという、吉新先生のアイデアについてコメントはありますか。

奥野　私は今唯一の仕事として、年に1回歯科衛生士の学校へ行って講義をしています。年齢を重ねると、今自分がそうなのだけど、説教くさくなったりするのですね。そういう人たちの話って、何も面白くない。だから私は歯科衛生士の卵さんたちに「ごめんね、こんなジジイが来て」と言って、「ただ、自分がやってきた中で、あなたたちに役に立つ話をしたい」というふうに言うのです。例えばどういう話をするかというと、「まずは覚えよ、顔・名前」と。そういうことが仕事をしていくときには将来役に立つ、と。説教するのではなく、も

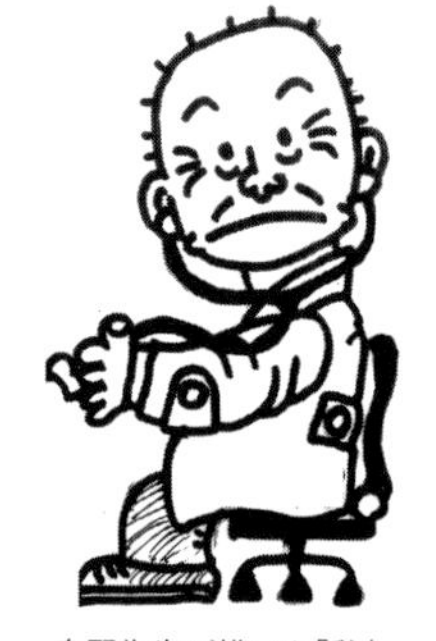
奥野先生が描いた「私」

しかしたら役に立つかもしれないということを話しています。説教ではなく、そういう話ならしたいと思うし、若い人たちが、これから仕組みなどをつくっていくときに、何か後押しができるのであれば、それはしたいと思います。

それから吉新先生が言われたように、私は見川先生のところへ行って話をしたのがとても印象に残っています。鉄砲や釣りの話ばかりでしたが、そんな中から何か出てくるのですね。だから、あまりややこしい話をするのではなく、「夜中、人の気配がするので目を覚ますと、目の前に息を切らしたおばあさんがいて、私の顔を覗き込むようにして『先生、じいさんの調子が悪いので見てくれ』と言った」そんな話をしたいと思います。話をする方も何か教えなくてはならないということではなく、気楽に、構えないでできるようにしたいですね。

宇田　１期生は無からルールをつくったけれど、後輩たちはそのルールを遵守することを求められて、息が詰まりつつあるのではないか、それは好ましいことではないという話が他の１期生からもあります。奥野先生も同じように考えられていると感じました。

吉新　奥野先生、これからどんどん仲間で集まっていろいろお話ししましょう。みんなで元気に、あと10年、15年は頑張りましょう！

奥野正孝先生　略歴

　１９７８年自治医科大学卒業。卒後半年で三重県のへき地中核病院でへき地巡回診療に従事、卒後３年目に三重県鳥羽港の北東約14㎞の神島の診療所に赴任。２年後に一度島を離れるが、１９８４年に希望して島の診療所に戻り、自治医科大学の卒後義務年限は神島で終える。自治医科大学の地域医療学教室に所属し、へき地医療について学生に講義をするが、１９９９年に助教授の地位を離れ、再び神島に戻る。２００９年４月より三重県地域医療研修センター センター長に就任し、地域医療研修の充実と将来の地域医療の担い手の育成に専心した。

尾身 茂先生（東京都出身） 独立行政法人地域医療機能推進機構 理事長

◆自治医大は大成功だった！

宇田英典 3番手に登場していただくのは、今やテレビで顔を見ない日はない、尾身茂先生です。

尾身 茂 こんにちは。お久しぶりです。

吉新通康 尾身先生、こんにちは。今日は先生に自治医科大学について評価していただくということで、本当に良い話になると思います。よろしくお願いします。

宇田 まずテーマに掲げている3点について順番に、先生の体験やエピソードも交えながらお話しいただき、その後、自由にディスカッションしたいと思います。尾身先生、よろしくお願いします。

尾身 私は自治医大は間違いなく大成功だったと思っています。自治医大の卒業生の地域における貢献はしっかり存在感を示していて、それは議論の余地はない。

では2番目のテーマである、その理由は何かというところがやはり大事ですが、3つあると思います。その1つが寮生活。それぞれの県から2〜3人が選ばれ、1つの寮で裸の付き合いをしてきた。あの環境は間違いなく成功の要因だったと思います。２つ目は、各県から集まったメンバーが大変個性豊かだった。もちろん現役で入って非常に勉強ができた人たちもいますが、それだけではありませんでした。吉新先生のように、音楽もできていろいろな才能があって行動力がある人もいたし、何だか文学青年のような人もいた。そういう多彩な顔ぶれで、そしてやる気のある人たちが集まってきていた。そういうことがあると思います。その後の後輩たちもまたそうであったと思います。そして、われわれを信頼してくれた大学の先生たちや事務の方が、この大学を地域医療のメッカにしようという、非常に熱い気持ちが、あの当時あったと思うのです。これが3つ目です。

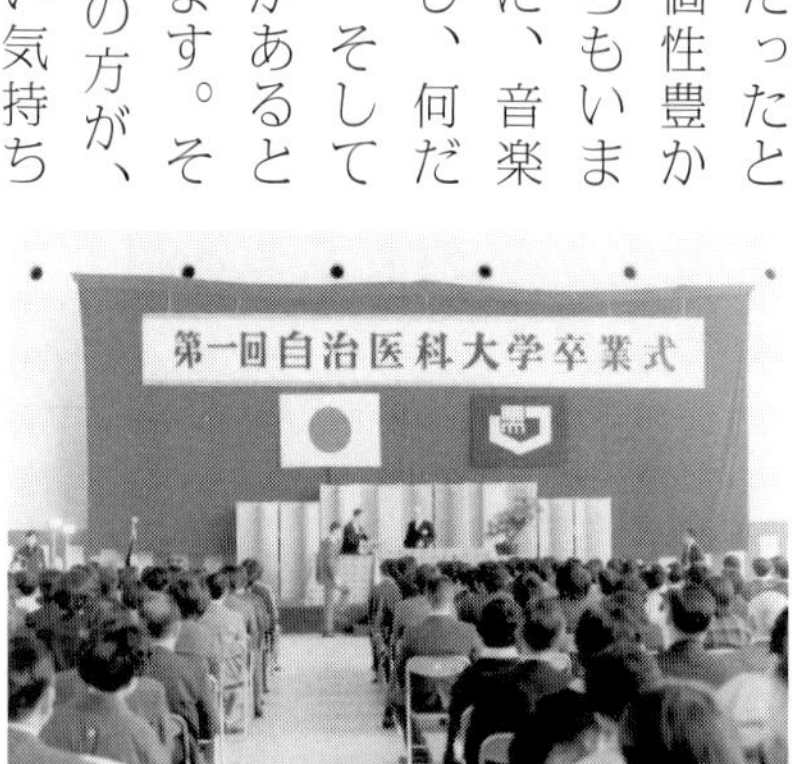

学生の多様性と言いましたが、国立大学の医学部も含めて受かった人が、そちらを蹴って自治医大に来たというのは、やはり強い意志があったと思うのですね。この面白い大学、ちょっと変わった大学で共にやってみようと、自分たちでつくってみようと。そういう意識があった人が多かったと思います。先生たちも文字通り若かったですね。振り返ってみると、今のわれわれよりも若いわけで、この大学で自分たちの夢を叶えようという、そういう思いが先生たちにもあったと思います。

第１回卒業式

そのようなことを、今は文字通りどこの地域へ行っても自治医大のことを知らない人はいないし、自治医大の貢献度はみんなが理解しています。

◆気骨あるリーダーの育成を

尾身　3番目のテーマは反省点ということですが、これはこれからの大学への希望でもあります。これも私は3つあると思っています。1つは自治医大の卒業生はみんな真摯に「男は黙ってサッポロビール」ではないけれど、一生懸命地域医療に挺身してきました。しかしこれからの課題は今の自治医大のミッションにも書かれているように、地域医療に貢献するだけではなく「地域社会のリーダー」を目指していかなければならない。そういう意味では、これまで、初代のわれわれから20年くらいはへき地に行くことこそが重要でしたが、その後は医師の偏在の問題など日本全国の問題が出てきました。十分経験を積み実力をつけた自治医大卒業生は、単にへき地医療に貢献するだけではなくて、むしろ日本のオピニオンリーダーとして発言することが求められるのだと思います。

地域医療振興協会は実際にそういうことをしているわけですが、大学全体として、こういう難しい時代、自治医大卒業生は他大学の卒業生とは違う。他の大学の卒業生は、若い時には大学の医局にいて（今は専門医制度で異なってはきましたが）、専門医取得が主たる目的でキャリアを積んでいくわけですが、自治医大の卒業生は若いころから地域医療の現場に挺身するということで、見方もほかの大学の卒業生とは違う。そういう経験をもとに、しかも今はいろいろなエビデンスも出てきたわけだから、これからは日本の地域医療の重要なリーダーとして、いろいろな問題や政策を提言していくことが求められていると思います。

2番目はそのこととも関係しますが、これから特にポストコロナになると、感染症などにも強い総合診療医的な、名称は何がいいのかは別として、幅広い臨床能力を有する医師がより求められていくと思います。自治医大の卒業生はそういう総合診療のスペシャリストであるはずです。ところが最近自治医大のアイデンティティーが少し曖昧になっているところがあり、他の大学の方がそういう方向を向いたりしている。もちろん一方で臓器別の専門医が必要であることは言うまでもないので、これからは総合診療医と専門医が協力していかなければなりません。

3番目は、地域枠医学生の問題です。各県に地域枠ができてから、入ってくる学生が地域枠と自治医大の両方を志望して、地域枠に受からなかった人が自治医大に入るというようなことも一部あるようです。自治医大に入りたいんだという人を、各県で活躍している卒業生のネットワークで、優秀でやる気のある人材を発掘していく。この大学は特殊なのだから、特殊だということに徹底したら、もっと良いと思うのです。今はわれわれの頃と比べると、人間的に少しヤワな学生が入ってきている気がします。大学というのは、結局はそこにどういう人が入ってくるかで決まるところもあるので、もう少し入学試験の方法を自治医大らしい方法にして、今日は具体的な方法を論ずる場ではないと思うので自治医大らしい方法としか言いませんが、もっと自治医大の精神に合った人が入学してくれるようにしていかなくてはいけないと思います。これからますます地域医療は大事なので、自治医大らしい選考方法を検討してほしいと、そんなふうに思っています。

◆金太郎飴ではない多様性

宇田　ありがとうございます。大成功だったということに関しては論をまたないということですが、具体的な例をあげていただけますか。

尾身　どこの県でも、地方行政、市町村の人が「自治医大の卒業生はなくてはならない存在だ」と異口同音に言っています。自治医大の場合には研究というより地域医療が一丁目一番地です。ほとんどの人が修学貸与金を返金せずに義務年限を全うし、義務期間が終わってからも、同じ場所に残って地域医療に貢献をしているという人が大勢います。地域医療への貢献が定着して認知されています。それから、医療の現場ではないけれど、公衆衛生や保健所など、間違いなく今、医療・保健行政の日本の一大勢力というポジションになっていると思います。さらに、自治医大の教授、他の大学の教授に就任されている方も多くいます。地域医療の義務を果たしながら、その後さらに地域医療に貢献したり、行政職についたり、大学で研究したり、教鞭をとったり、金太郎飴のようではなく、多様性を持って活躍しているということだと思います。

宇田　3点についてそれぞれ3点ずつ根拠を示してお話をいただきました。まさに記者会見のようでしたね（笑）。ありがとうございました。

◆自治医大の独自性を生かした選抜方法を

北村　聖　1期生のアンケートでは、もう1回大学に入るとしたら6割以上が自治医大に入ると答え、一方今の6年生、44期生は3割が医学部を選択しないと答えています。最近の若い人を先生はヤワと表現しましたが、どうやったら1期生のようなユニークで、強靭な精神力を持っている人を集められるのでしょうか。

尾身　自治医大というのは特殊な大学ですよね。そういった特殊な大学に興味を持つ人はいるはずなのです。自治医大の各県の定員である2～3人は必ずいるはずだと思うのです。例えば1つの具体的な例で、リベラル・アーツというか、他大学へ進んでほかの経験をしてから改めて医者になりたいと考える人もいると思います。そういう人に来てもらう。つまりほかに行けなかったから来たという人と、ここに来たかったという人では、全然違うのです。しかし、今後は自治医大の特徴を超えた新しい時代になります。自治医大に入ったらどういう医者になれるのか？これまでと同じ「へき地医療」だけではおそらくもう無理だと思います。地域社会のリーダー、総合医のメッカ、行政職としての活躍、あるいは海外に行って活躍できるなど、何か他の大学とは違うsomething elseをはっきり見せない限り、魅力ある大学にはならないと思います。

北村　今、総合医のメッカという言葉もありましたが、総合医を増やすにはどうしたら良いと思いますか。

尾身　例えば総合診療と内科が、今競合しているように感じます。それぞれどのくらいの数が必要なのかといったきちんとした議論もしないままで、総合診療の人たちもバラバラなのです。小さいところにこだわらず、大同団結のために、もう少し戦略的にやってほしい。そういう意味でも本来自治医大が総合診療のコーディネーターにならなければいけないと思います。

吉新　尾身先生、本当に忙しそうでご苦労さまです。20年以上前に自治医大にいらっしゃった先生を訪ねた時に、先生が今からＷＨＯ西太平洋事務局長選挙に出るということで、フランス語の本を読んでいたのを覚えています。自治医大をあげて応援することになって、高久史麿学長からもいろいろ言われて、みんなで激励する会をつくって、あまりお金もなかったのに、よく当選しましたよね（笑）。

尾身　思い出しますね（笑）。いろいろ思い出がありますね。自治医大はわれわれの心のふるさとだから、さらに大きな木になって、花を咲かせ、発展してほしいと思います。

宇田　どうもありがとうございました。

尾身　茂先生　略歴

１９７８年自治医科大学卒業。東京都立墨東病院、伊豆七島の診療所での勤務後、自治医科大学予防生態学教室にて研鑽を積む．その後厚生省保健局医療課に勤務し、ＷＨＯ西太平洋地域事務局感染症対策部長、第５代ＷＨＯ西太平洋地域事務局長を経て、ＷＨＯ執行理事となる。２００９年自治医科大学地域医療学センター教授。２０１４年独立行政法人地域医療機能推進機構理事長に就任し現在に至る。

北村邦夫先生（群馬県出身） 一般社団法人日本家族計画協会 理事長

◆教員との距離の近さ

宇田英典　４番手は北村邦夫先生です。日本のピル承認のまさに立役者です。学生時代からいろいろなことをやって目立っていましたよね。

まずは、吉新通康理事長からお願いします。

吉新通康　自治医科大学はもうすぐ開学50年で、地域医療振興協会は今年35周年です。われわれ1期生も定年を迎え、次の人生が始まる前に、自治医大を振り返って、良かったこと、悪かったことも含めて、人生が充実していたかどうかを確認したいと、今回アンケート調査を行いました。その中で何人かにさらにお話を伺いたいと考え、今日は時間をいただきました。

先生は自治医大の学生のうちに結婚されましたが、高崎での結婚式にみんなで参列したのが懐かしいですね。

北村邦夫　あの結婚式の会費がいくらだったか覚えていますか？ ５００円だったんですよ（笑）！

吉新　500円でしたっけ（笑）。今日も楽しくお話したいと思います。

宇田　では、北村先生からテーマの3つについてお話しいただき、その後フリーにディスカッションしたいと思います。

北村　1期生という、いわゆる特別な立場というのは、私にとってとても大きな意味があったと思います。「僕の前に道はない。僕の後ろに道はできる」と、こういう高村光太郎の気持ちで生きてきた。これは1期生という立場でなかったらあり得ない人生だったのではないかと思っています。

自治医大の医学教育についてですが、一体自治医大でどんな勉強をしたのだろうかと、今振り返っても思い出せないほどに、私にはあまり勉強の記憶がないのです。ただ思い起こせば、当時病院長だった亡き松本清一先生の部屋に行ってはコーヒーを飲ませていただいていました。松本先生は私の人生の中で大変重要な恩師の1人で、今のポストも松本先生から引き継ぎました。それはやはり自治医大のつながりだったと思います。松本先生が群馬大学教授の後に自治医大の病院長として赴任された、群馬県つながりが大きかったと

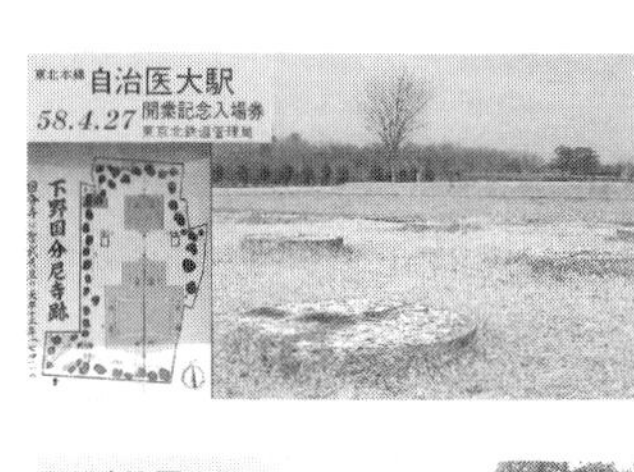

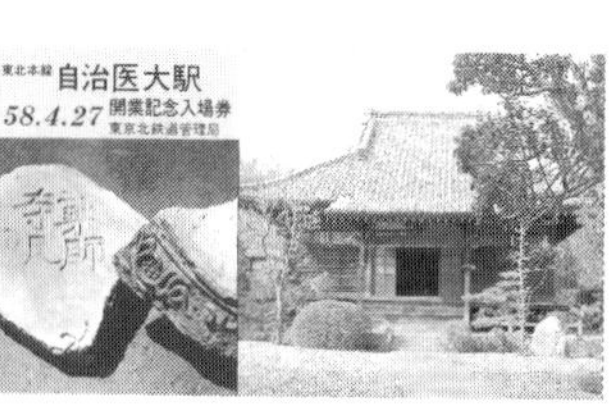

自治医大駅開業記念切符

いうのもあります。松本先生は晩年「自分は1期生を甘やかし過ぎたな」というような言い方をして、「ほかの大学とは違う」ということをしばしばおっしゃっていました。

私は卒業して、群馬大学の産婦人科に2年間お世話になったのですが、群大でも五十嵐正雄教授の部屋に「先生、コーヒー飲ませてください」と行っていました。同僚が10人くらいいて、彼らからは「おかしいのではないか」と言われていました。他大学ではそんなことはあり得なかったわけですね。

振り返れば、五十嵐先生に、今の、いわゆる避妊・家族計画という領域に入るきっかけをつくっていただきました。卒業して2年目に、五十嵐先生が自分の代わりに米国の学会に私を行かせてくれたのです。その学会は世界の避妊領域の錚々たるメンバーが集まるような会でした。

◆最高峰の教育を受けたという誇り

北村　私は結果としてはへき地診療ではなく、知事の要請で県の保健所勤務でへき地地域を担当したのですが、自分の学生時代を振り返り、あるいは自治医大の医学教育を振り返った時に、いわゆる東京大学出身の錚々たる教師陣がわれわれの教育を担当してくれていたということが、その後もずっと誇りになっていました。ある人たちは「自治医大の学生は卒業したら貸与金を返還して9年間の義務年限は果たさないだろう」とメディアなどを通じて公言していましたが、数人を除いて、1期生はその義務を果たしたわけですね。地域医療に携わることが前提で入った大学なのだから、地域医療という領域で活躍している人たちが教育に携わって、学生が卒業後、ごく自然に地域医療に関われるような指導をしていくべきだ、という声も一方でありました。現在では、こんな生き方があるんだ、こんな楽しいことがあるんだ、ということを地域で実践した卒業生たちが、自治医大の学生教育をカバーしているのだと思いますが。でも私は大変能力のある教師陣の中で、自治医大で学ぶことに誇りを感じていて、その自負心が、その後群馬大学に行っても行政に関わっても、あるいは現在の立場も含めて、自信につながっているのではないかと思います。もちろん私の社交性がそうしたというのはありますが（笑）。

学生時代に家族と

◆講義以外で学んだ大きなもの

北村　吉新先生は、在学中、無名の自治医大を、何とかいい意味でもっと盛り立てたいともがいていましたよね。それが教育だったと私は今思っています（笑）。

冒頭で話が出ましたが、私は学生のうちに結婚し、寮を出て小金井のアパートに住み、そこで「自分たちで健康を守る会」をつくったのですね。これが栃木新聞、下野新聞、ＮＨＫなどのメディアに「自治医大生、動く」と取り上げられました。「自分たちで健康を守る会」では薬理学の海老原昭夫先生にもご協力いただき、いろいろなことをしましたが、ノーギャラで髙久先生にも講演してもらいました。

今も私は群馬県人会に顔を出します。学生は私の息子よりもはるかに若いわけですが、そういう人たちと関わりを持つというのは、他の大学にはきっとない、誇らしいところでもあります。

宇田　ありがとうございます。自治医大は成功であったと。それは教員との近接性や教員の方々から受けた教育、あるいは自ら学んだ姿勢、そして学生時代の誇り、あるいは後輩とのつき合い、いわゆる自治医大の継続性、といったことがその要因だというお話だったと

講演と映画の夕べ

とき　4月9日(土)午後6時～8時
ところ　国分寺町武道館
講演　"貧血について"

自治医科大学内科学教授
高久史麿先生

昨年12月に"自分達で健康を守る会"が柴を中心におこなった血液検査の結果、女性の約半数が軽い貧血にかかっていることがわかりました。
貧血を放置しておくと、妊娠の時などに母親にも子供にも悪い影響をおよぼすことがいわれているにもかかわらず、自覚症状がないということで、とかく見過ごされることが多いようです。
そんなことから今回は血液学に関しては日本の最高権威者である高久先生にお願いして、貧血の問題についてわかりやすくお話ししていただくことになりました。特に顔が青白いとか・動悸、めまいがするとか・疲れやすいなどということでお悩みの方は、是非おさそいあわせの上、おいで下さるようにお願いします。
なお、お子様とおいでの方には、和室にて子供用のマンガ映画を上映する予定です。

主催　自分達で健康を守る会
協力　国分寺町
自治医科大学

「自分たちで健康を守る会」講演会チラシ

思います。もし課題や反省点があったとすれば、それについてもお話しいただけますか。

北村　そうですね。私は結婚して一番初めに寮を出たので、あまり長く寮にはいなかったのですが、寮のラウンジに集まって楽しく過ごせた人はもちろんいるのでしょうが、寮生活、全寮制というものが果たして自治医大の発展にプラスだったのかどうか、そのあたりはよく分かりません。寮生活の話というのは一つの課題かなという感じがしています。

吉新　寮生活は、最初にみんなが仲良くなるのに非常に良かったと私は思います。一体感を持つこともできた。それから言い方はあまり良くないかも知れないけれど、ドロップアウトしそうな人たちを救うことにもなった。授業に出なくなったり、成績が悪かったりという人たちをみんなで救ったという場面が結構ありました。やはり共同生活が苦手な人はいるわけで、そういう人がうまくみんなのいる場所に行きだしたという意味では、やはり全寮制はそれなりに良いのではないかと思います。ただ年齢とともに、6年間、同じようにずっといるというのは、少し問題かなとは思いますが。

◆義務で道がつくられた

宇田　修学貸与金や義務年限について、なにかコメントはありますか。

北村　私は、そういう義務があったから学べたものというのがたくさんあるのではないかという気がして、今回のアンケート調査で「もし青春時代に立ち返り、医学部へ入る機会があったら、再び自治医大に入りますか?」という問いかけに、「入る」と答えました。それは他の大学を知らないからというのが一つですが、義務年限が自分にとっては大きな負担にならなかったということもあります。仮に義務年限、あるいは知事が指定するところで働くという義務がなかったら、私の今の人生はなかったかもしれない。自分が道を切り開くことができる人は別として、自分が必ずしも切り開けない状況の中では、ああいういくばくかの拘束は、道をつくってくれるのかなという気がします。

北村　聖　一つコメントですが、髙久先生が「自治医大の教育とはディスカッションである」とよくおっしゃるのですが、押しつけるのではなく学生と話し合う。それが理想のような気がします。学生とディスカッションする大学なんて、ほかにないと思います。

北村邦夫　私の中では授業でディスカッションしたという記憶はほとんどなく、むしろ中尾喜久先生が昼間、数人の学生たちを学長室に迎え入れてはいろいろな悩みを聞いてくれたり、そういう意味でのディスカッションだったかと思います。先ほど松本先生の院長室にコーヒーを飲みに訪ねていたという話をしましたが、そういうことを許してくれた。これはすごいことだなと思います。

吉新　北村先生は１期生の中でも、かなり早い時期に進路を固めている感じが私たちはしていました。大学１年のときに、バイトで、団地の中で百科事典を売っていたというような話も聞いて、人生の達人だなと思ったのを思い出します。今先生がされているお仕事がこれからどういうふうに発展されるのか。そういう意味では、これからも北村先生の活動をしっかり見ていきたいと思っています。自治医大の卒業生としては本当に素晴らしい。あるセクションで世の中を動かしていると思っていますので、これからも大活躍されるように期待しています。

私はこれからプラットホームをつくって、卒業生みんなが立ち寄れる場所にしたい。協会をそういう組織に変えていこうと思っています。先生もぜひ立ち寄ってください。

北村邦夫先生　略歴

１９７８年自治医科大学卒業。卒業後、群馬県庁に在籍するかたわら、群馬大学医学部産科婦人科教室で臨床を学ぶ。１９８８年から日本家族計画協会クリニック所長。現在一般社団法人日本家族計画協会会長／理事長／家族計画研究センター所長、一般社団法人日本思春期学会名誉会員、公益社団法人日本母性衛生学会常務理事、公益財団法人ジョイセフ理事、公益財団法人東京都予防医学協会理事、公益社団法人母子保健推進会議理事等を兼任。

佐々木將人先生（愛媛県出身） 茨城県西部医療機構筑西診療所 所長

◆自治医科大学で学んだ多くの貴重なこと

宇田英典　5番手に登場していただくのは佐々木將人先生です。佐々木先生は愛媛県でへき地医療に熱心に取り組み、義務年限終了後は自治医科大学に帰って地域医療学講座で後進の育成や大学近辺での地域医療のモデルづくりを進めてきました。現在は、茨城県の筑西診療所で在宅医療に力を入れておられます。

まずは吉新通康理事長からお願いします。

吉新通康　地域医療振興協会は35周年を迎え、卒業生も定年を過ぎ、みんなでこれまでを振り返るのにちょうどいい時期がきたと思います。お話の中でまたわれわれ卒業生にとって将来につなげられるような方向が出ればいいかなと考えています。よろしくお願いします。

宇田　では佐々木先生から3つのテーマに沿ってお話しください。

佐々木將人　1期生には先輩がいませんでしたし、私には医者の親戚もいないので、自治医大に入り、医学という世界に初めて飛び込んだ感じでした。全寮制であり、寮に教員もお泊りになっていたので、一緒の風呂に漬かり同じ釜の飯を食いながらの、寮生活がアーリーエクスポージャーになっていました。予備知識も何もなく医学部の教育に真っ新な状態で飛び込んだ、しかもそれが自治医大という特殊な教育カリキュラムであったことが良かったと思います。

学生時代、夏休みに自分の出身県に戻って何かへき地医療を学んでくるという実習がありました。愛媛県の場合は、岡山済生会総合病院が中心となってつくった『済生丸』という検診船に乗って、愛媛県内5つの離島を対象とした瀬戸内4県合同の検診に参加させていただきました。私は医学部の1年生から研修医の2年目まで、8回の合同検診に参加しました。離島の生活時間に合わせて、朝6時から検診が始まるため早起きは大変でした。しかし、多職種からなる検診チームの一員として、地元保健師や役場スタッフ、地域住民の方々と力を合わせて、『年に1回の合同検診』という島をあげての一大イベントに参加できることは素晴らしい経験でした。

検診を通じて、離島検診に対する瀬戸内4県の『済生会』の熱意を感じましたし、検診チームの一員としていろいろなことを経験できました。低学年時代はリヤカーでの荷物運びや会場設営が主な役割でした。学年が進むと血圧測定や受診者の問診と少しずつ医学生らしい役割が増えてきました。問診を通じて、腰痛や変形性膝関節症といった健康問題を、生活環境や日々の労働のコンテクストの中でとらえることの重要性について学ぶことができました。

自治医大のカリキュラムは、基礎医学に入るのも早かったし、臨床系統講義も非常に画期的な取り組みだったと思います。４年生からＢＳＴ（現在のＢＳＬ）が始まり、診療チームの一員として採血や腰椎穿刺などもどんどんやらせてもらいました。夜間急変した受け持ち患者さんの蘇生処置や死後の剖検に立ち会ったこともありました。６年のＢＳＴは全日制で、私は泌尿器科とアレルギー・膠原病科、循環器内科を選びました。仕事を離れた教員の人間性に触れたり、患者さんに向き合う恩師の姿勢を通じて医師としてのプロフェッショナリズムを学ぶこともできました。循環器内科を回ったときに、当時の細田瑳一教授は、「患者さんの前に自分しかいなければ、医師は何でもできなくては、また、しなくてはならない」とおっしゃっていました。私は、現在、茨城県筑西市で訪問診療を中心とした診療所の仕事をしていますが、訪問診療の際、看護師が同行していなければ、診察の途中でご家族のオムツ交換のお手伝いをすることがしばしばあります。当時の細田先生の言葉は、今でも座右の銘となっています。

◆もっと自治医大らしさを

宇田　佐々木先生にとって自治医大はとても良かったということですね。自治医大自体、その設置された目的に沿った成果を上げたかという、そういう観点からはどうですか。

佐々木　都道府県によって、卒業生の受け入れ方もその後の育て方も異なっていると思います。『自治医大はどうか？』という問いの立て方をすると、まず卒前教育の中では、先述の夏期実習には大学からも現地に教員を派遣して、現地で学生を教育するといったことを積極的に行っていました。学長自ら各県の最先端の過疎地に足を運び、学生や卒業生にエールを送ってくださいました。初代学長中尾喜久先生ならではの、ご配慮だったと思います。初期研修を終えへき地勤務に就いている卒業生を対象として、いち早く、義務年限内の短期研修や後期研修の制度が整備されました。私も、卒後5年目に本学の呼吸器内科で、1週間気管支鏡の手ほどきを受けました。そういうことを通じて、私たちは、母校から卒前・卒後を通じて一貫して勇気づけられてきたと思っています。

私は卒業後10年間愛媛県にいて、11年目から母校の地域医療学教室に帰りました。自分がへき地診療所勤務中に感じたやりがいや困難について、学生に伝えていくことが、地域医療学教室の役割だと考えていました。それに加えて奥野正孝先生が『プロジェクトX』として立ち上げた大学としての新しい支援の形態がありました。それは、大学の教員が行う『代診』です。1人勤務のへき地診療所では、病気や事故で診療所を休診にすることは容易ではありません。新婚旅行や学会出張も思うにまかせないという状況でした。奥野先生はそれを解消するために、地域医療学教室から全国の卒業生が勤務する診療所や中小病院に代診医を派遣する制度を立ち上げました。実際、制度は軌道に乗り始め、私たちは年間延べ

５００日という代診に出かけるようになりました。それによって、一人勤務のへき地診療所勤務中であっても、安心して母校の短期研修を利用し、学会に出張し、新婚旅行に出かけるということが可能になりました。今で言うワークライフバランスを取りながらへき地勤務できるようになり、卒業生からも大変感謝されました。現在では、各都道府県レベルで代診のシステムがきちんと整備されるようになりました。

以上のように自治医大は、大学での後期研修、義務年限を終えた卒業生の受け入れなど、卒業生に対する支援という意味では、創設の目的に十分貢献していると思います。ただ、1期生が義務年限を終了した当時の関わり方に比べると、残念ながら『卒業生に対する支援』という視点が少し希薄になってきている面はあると感じます。しかし、いったん制度が確立されてしまうと、その制度は経年劣化しマンネリズムに陥っていくことは世の常です。

われわれ古い人間が、大学に対して発言していかなくてはいけないということもあると思います。私の大学在籍当時、卒前教育の中で実践してきたさまざまな方略や評価法は、全国的にみても最先端だったという自負がありました。しかし、今はどうでしょう。設立主体を問わず、全国どこの大学医学部や医科大学でもほぼ同様の教育が行われています。自治医大らしさが一体どこにあるかと問われたら、9年間の義務年限以外、何が残るでしょうか？

自治医大の卒業生の約半分は、総合診療専門医、ジェネラリストを志してほしいと私は思っています。現在、全国で毎年8、300人の後期研修医が輩出されていますが、総合診療専門医を志す人は200人前後しかいません。このことは日本の医療制度の大きな課題でもあるし、自治医大の課題でもあると思います。都市部でも医療過疎地でも、やはり総合診療専門医は一番必要とされるカテゴリーの医者だと思っています。自治医大においては、これまで以上に総合診療専門医を志す医者を育てる、ということにこだわってほしいと思っています。

宇田　ありがとうございます。いろいろまとめてくださって、参考になりました。

◆総合診療医が学ぶべき多くのこと

佐々木　自治医大卒業生のへき地勤務が、総合診療専門医としての研修の一貫としてキャリア形成に役立つ仕組みを各都道府県がきちんとつくっていく必要があると思います。そのためには、本学が卒後7年目以降の卒業生に臨床研修指導医講習を実施し、卒業生が後輩の教育を通じて自分たちも成長していける仕組みを構築していただきたいと思います。そうしないと自治医大の9年間の義務年限が、総合診療専門医の後期研修のハンディキャップになってしまうという危惧を抱いています。

総合診療専門医、家庭医、総合医、プライマリ・ケア医、GPなどいろいろな表現がありますが、へき地診療所での業務そのものが、これらの言葉で表現される医師の仕事であることを痛感してきました。地域医療学教室では、それを学生に伝えていくことが自分の役割であると自覚してきました。それは今でも変わっていませんが、ただ、時代とともに日本の総合医、家庭医が担わなくてはいけない仕事の量、質は変わってきています。私は６年前に緩和ケアの研修を受け、５年前に認知症サポート医の研修を受けました。今はへき地の勤務に従事していれば、それ自体が家庭医だ、総合医だという時代ではなくなりました。産業医の業務はもちろん、禁煙治療、在宅医療、緩和ケア研修、認知症サポート医研修、サルコペニアやフレイル問題、栄養サポートチーム研修、摂食嚥下評価や褥瘡への対応など、超高齢社会で働く家庭医、総合医として修得しなければならないことはわれわれが卒業した当時に比べ、格段に増えてきていると思います。介護保険の仕事もその一つです。私が医者になった時にはまだ介護保険は始まっていませんでしたが、今は介護保険をよく理解していないと『かかりつけ医』としての役割を果たすことは困難です。そういう意味では、義務年限のためだけではなく、将来の総合医としての仕事をこなすための研修を、自治医大として用意してほしいと思います。このような研修プログラムは地域医療振興協会にもお願いしたいことです。

宇田　ありがとうございます。自治医大は成功であったと。成功の要因としては、例えばアーリーエクスポージャー、講師陣との距離、とりわけ中尾先生のバックアップ体制、そしてカリキュラムも非常に有用だったと。ただ課題としては、昨今の高齢社会の中でさまざまなニーズが地域の中で出てきている。それに対応できる教育研修システムを、自治体と大学、あるいは地域医療振興協会も含めて構築してほしい、ということですね。

佐々木　はい、そうです。

◆総合診療医の魅力をどうやって伝えるか

宇田　追加で質問はありますか。

北村　聖　自治医大と地域枠の違いをどのように感じていますか。

佐々木　都道府県によって違うのでしょうが、愛媛県の公立高校の進路指導の先生たちは、まず優秀な子は地域枠を受験するようにと、指導していると聞いています。そのひとつ下のランクに自治医大が位置付けられていて、自治医大に来る学生の質が落ちてきているということも言われています。そうは言いながらも、愛媛は優秀で真面目な学生が多く、義務年限もきちんと消化してその後も引き続き愛媛に残って頑張っている人も多くいます。本来地域枠で受験された人は、都道府県に残って仕事をしてほしいと思っていますし、そういう人たちを自治医大の卒業生と同じ仕組みの中で動かすための県の仕組みづくりも必要かと思います。

北村　もうひとつ、総合診療医をどうしたらもっと増やすことができると思いますか。

佐々木　総合診療専門医を持った人たちがもっと育ってきて、彼らの仕事ぶりを見て感化を受ける医学生なり研修医が増えてほしいと願っています。各大学の総合診療部や家庭医療学の講座が独自の卒前教育を展開しているし、後期研修プログラムも用意しています。それが実を結ぶには、まだまだ時間がかかると思います。私たちは、微力ながら、そのお手伝いをしなくてはいけないと思います。

私は、現在茨城県筑西市において、2018年9月に閉院した筑西市民病院の跡地に設置された筑西診療所で仕事をしています。2020年8月から地域包括診療料を算定する診療所となりました。地域包括診療料というのは施設基準のハードルが比較的高く、茨城県内でも3、4カ所ぐらいしか算定していません。まさに総合診療専門医が担うべき業務が、施設基準として求められています。私が今できることは、自治医大や筑波大学の医学生と初期研修医に、外来診療と在宅医療の教育を通じてジェネラリストの面白さを伝えていく。背中を見てもらって、やりがいのある仕事だと感じてもらうことが重要だと思います。

北村　アンケート調査を行った中で、「再度医学部に入学する権利を与えられた場合、自治医大を選択するか」という質問に、1期生の6割が自

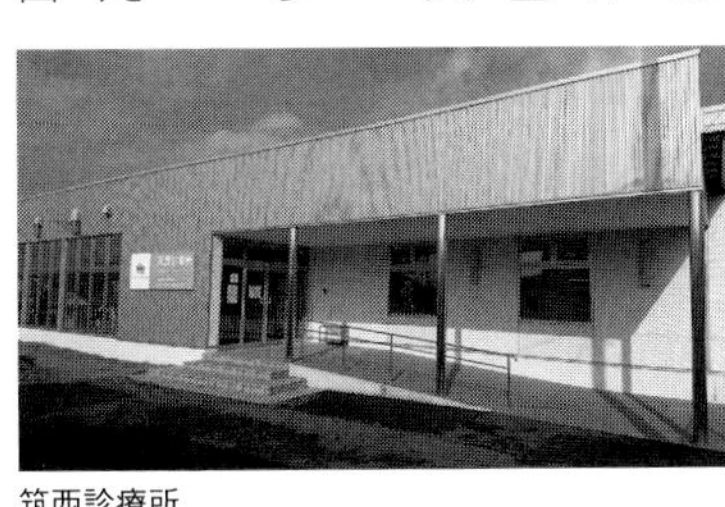
筑西診療所

治医大を選択すると答えたのに対して、現在の6年生は少なかったのですね。1期生の熱い思いをどうやったら若い子たちに伝えられるでしょうか。

佐々木　私の診療所には自治医大の4年生が実習に来ます。2日間午前中、外来の初診患者さんのインタビューをしてもらって、診断のプロセスを勉強してもらいます。一緒に昼食を取りながら、「どこの県の出身?」「そこならこういう診療所がある、こういう病院があり、昔代診で行ったことがある」とか、「今は、過疎地に限らず、人口10万規模の地方都市でも、かかりつけ医が求められている」というようなことを話します。4年生ですが、総合診療に深い関心を持っている学生もいるし、「私は不妊治療に興味があってその研究をしたい」という学生もいます。それはそれで「いいですね、頑張ってください」と言います。私たちが卒業生の立場で、仕事の現場でこそ学生たちに伝えられることが、山ほどあると思っています。

　私は地域医療学教室にいた時から、自治医大の臨床実習の半分くらいは外の卒業生のところに出した方がいいと考えていました。すでに診断が確定した紹介患者さんの診療に当たる特定機能病院においては、行うべき診療内容はほぼ決まってしまいます。例えば「だるい」とか「微熱がある」といった未分化な主訴で来院する患者さんが、経過中にどのように症

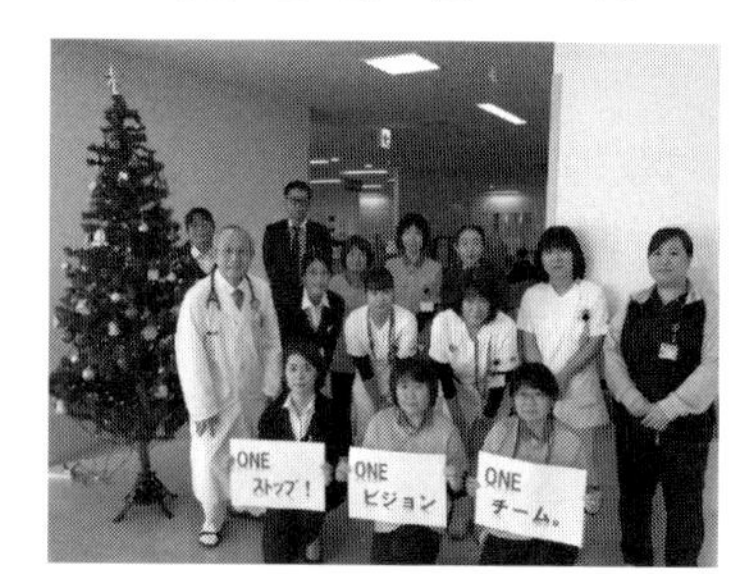

診療所職員

状が変化し、診断に結びついていくか、臨床推論の醍醐味を教えることはできません。そういった主訴の患者さんを最初に診る診療所や中小病院の外来診療こそ、臨床推論を教える最適の場であるはずです。大変ですが、とてもやりがいのある作業です。

診療所や中小病院で学生や研修医を教えるためには、卒業生もそれなりの準備をしておく必要があります。卒後7年目になったら臨床研修指導医の研修を受け、カリキュラム作成や教育方略や評価法をきちんと学ぶ必要があります。卒業生は後輩の医学生や研修医の教育を通じて、自分たちのレベルを高めていくという流れを定着させていくことが、総合診療専門医を増やしていくことにつながると思います。自治医大は、産業医の講習のみでなく、卒後7年目以降、研修医の指導医講習を修了している卒業生を大量に再生産する仕組みをぜひつくっていただきたい。そして、卒前の医学生や研修医の教育を卒業生にどんどんアウトソーシングすることを期待します。

◆グループプラクティスの必要性

宇田　ありがとうございます。吉新先生からはいかがでしょうか。

吉新　総合診療医が増えないというお話がありましたが、出来高払いで、自由開業制で、国民皆保険というのは最大の阻害因子だと私は思います。プライマリ・ケアの現場では日本の場合、多くはソロプラクティスですが、グループ診療で連携ができれば3カ月くらいの時間も取れて勉強もできると思うのですね。イギリスのいわゆるヘルスセンターのように、5人くらいで1つのユニットをつくって集団でプラクティスするような仕組みが将来できてくるのではないかと思います。そうすれば休暇も取れるし、海外に遊びにも行けるし、勉強にも行ける。総合医がソロプラクティスではなくグループで動くような仕組みができるといいと思っています。

佐々木　そうですね。筑西診療所では一昨年の12月まではソロプラクティスで、午前中は外来、午後から訪問診療で、24時間365日体制という感じでした。この年齢になってそれは大変だなと身をもって感じていました。今は2人体制になりましたが。在宅医療を展開している診療所は、訪問看護や訪問リハビリ、ケアマネージャー、MSWなど、多職種からなる複合施設を運営して、成功しているところが多いと思います。地域包括診療料を算定する診療所は、外来の患者さんを診ながら訪問診療も行い、介護保険にも関わり、かかりつけの患者さんには24時間365日、連絡を取れる体制にしなくてはなりません。ですから、今のソロないし2人の少ない定員でそれをこなすのは大変です。吉新先生が言われる通り、グループプラクティス体制を今後構築していきたいと考えています。

地域医療振興協会では、各地で診療所を核とした複合施設を展開しています。そうした施設同士連携しながら、マンパワーのサポートもしていると聞いています。そういうモデルケースをどんどん増やしてほしいし、いずれ私たちも協会にサポートをお願いするかもしれません。

吉新　よろしくお願いします。今度うどんを食べに行きますよ！

佐々木　ありがとうございます。楽しかったです！

宇田　佐々木先生、ありがとうございました。新型コロナウイルスにお気を付けて！

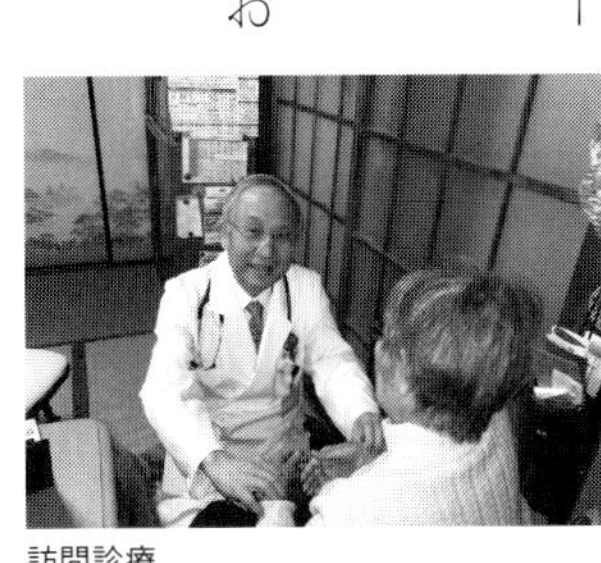
訪問診療

佐々木將人先生　略歴

１９７８年自治医科大学卒業。愛媛県立中央病院で初期研修後、愛媛県東宇和郡明浜町国保高山・田之浜診療所、宇和町立宇和病院、広見町国保愛治・小倉診療所に勤務。１９８８年より自治医科大学地域医療学教室に着任し後進の指導に当たる。１９９７年より愛媛県東宇和郡明浜町国保狩江診療所、茨城県古河市総和中央病院総合内科、栃木県下野市石橋総合病院総合内科を経て、２０１８年茨城県筑西市民病院総合診療科に着任し、閉院後、西部医療機構筑西診療所 所長に就任し現在に至る。

志賀清悟先生　（和歌山県出身）　日本赤十字社伊豆赤十字病院　院長

◆都道府県の人事で勤務地が決まるシステム

宇田英典　インタビューに登場していただくのは12人ですが、今回が折り返し点です。では、6人目の志賀清悟先生に登場していただきましょう。志賀先生は小児科医で今は伊豆赤十字病院の院長です。

まず吉新通康先生から、よろしくお願いします。

吉新通康　地域医療振興協会が35周年を迎えるにあたって1期生にアンケート調査を行いました。100名中89名からの回答がありましたが、89名全員は難しいので、その中で一癖も二癖もありそうな人間をリストアップして（笑）、インタビューをしようということになりました。志賀先生もその中のお一人です。よろしくお願いします。

宇田　テーマの1つ目、自治医科大学は成功したかということについて、志賀先生からお話しください。

志賀清悟　卒業生としてはどうしても、自治医大は成功であったと考えたいところだと思いますが、成功したところを挙げると、やはりわれわれ1期生や2期生は地域医療に対するモチベーションが高いと思えるところだと思います。現在、卒後の義務で当院に勤務していただいている人たちももちろん優秀ですが、地域医療、へき地医療、過疎地域に対する医療についてのモチベーションは、やはりだんだん低くなっているのかなと感じます。われわれが卒業した時代と今とでは医療の体制が異なりますし、専門医の問題などもあるので致し方ないとは思うのですが、自治医大の特徴というか、最初の設立の意義を続けていただきたいという気持ちです。

成功した1つの要因としては、次のように考えています。今、各県では他大学の地域枠の卒業生を採用しており、静岡県もかなりの人数を採っています。われわれのいる伊豆半島や伊豆地域、東部地域といわれるところは、静岡の中でも医者の数が足りないので、地域枠で採った人たちを回しています。そのため県からは「医者は充足しています」ともう10年も言われているのですが、こちらには全然回ってこないのですね。どういうことかというと、地域枠の卒業生はもちろん県内のへき地へ行くことが義務付けられていますが、自治医大と違って県に人事権がないのです。なので自分の希望するところへ行ってしまい、県としては「ここへ行きなさい」とは言えないというのです。自治医大卒業生については各県によって状況は違うと思いますが、ある程度県が人事権を握っています。県が人事権を握っているという点は、自治医大の設立の意義を卒業後も維持するという意味では、大きいと思います。

ですから、地域枠の卒業生の人事権についても県がある程度握らないと、都会に集まってしまう。静岡でいうと静岡市、浜松市といったところに集まって、結局医者の少ない東部へは来ないというのが現状です。自治医大は、学生時代の教育も含めて、県の指示に従って医療に恵まれない地域へ行くのだという使命がもともとあって、その結果、県の人事でいろいろなへき地へ卒業生が派遣されている。それが自治医大が成功している理由だと私は思います。

吉新　地域枠があまり役に立っていないので、自治医大卒業生の生きる道があると私は思っていて、地域枠の人事を県が握ったらわれわれは要らない存在になってしまうのではないかなというのと、やはり自治医大の卒業生がもう少し体制を固めれば、地域枠の人たちを逆にうまく使うような仕組みができるのではないかと思います。先生のいらっしゃる伊豆赤十字病院や協会の伊東市民病院があるので、そういうところでしっかり足場を固めてやっていく必要がありますね。

志賀　先生のおっしゃる通りですね。特に静岡県は卒後に県内に残っている自治医大の卒業生が少ない感じがするのですね。例えば、私のいる伊豆赤十字病院を卒業生にやってもらおうと思って人材を探しても、ほとんど県内にいないのです。なので、静岡県も卒業生が集まる拠点病院をつくっていくのが大事かなと思っています。それで後輩に引き継いでいく仕組みができればいいのではないかと考えています。

吉新　そうですね、拠点病院ができると良いですね。静岡は広くてへき地も多いからニーズは高いと思います。良いシステムが誕生するといいと思います。

◆自治医大の一体感

宇田　志賀先生が言われた、自治医大が成功した理由で、都道府県が人事権を有していることだというのは非常にシンプルで分かりやすかったのですが、それ以外には何かありませんか。

志賀　学生時代を思い出すと、特にわれわれの時代は、中尾喜久学長はじめ教員の方々と友だち付き合いのように非常に親密な関係にあったと思います。それは新設大学だったからというのがあったと思うのですが、栃木県のあんな畜産試験場跡地で、みんなが集まって、物理的に大学病院までつくったというのは非常に大きな要素だと思うし、教員と学生との一体感がありました。もちろん一体感のない先生もいらっしゃいましたけど、でもみんな優秀な先生方でした。

宇田　例えば全寮制とか、義務年限についてはいかがでしょう。

志賀　全寮制はねえ……。

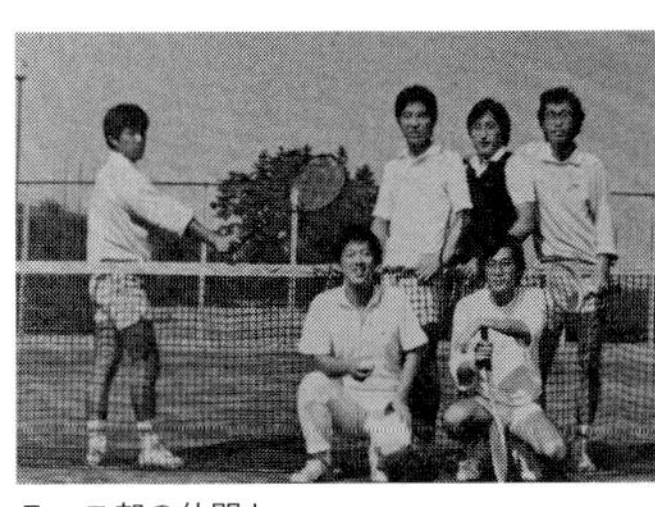

テニス部の仲間と

宇田　あまり良くなかった？

志賀　良いところと悪いところがあるのだと思います。でも、あの時あの地域で自分で住むところを探して大学に通いなさいと言われたら、逆に困ったと思います。

吉新　周りは農家しかなかったから、下宿なんかなかったですよ。

志賀　そうですよね。だからそれは良かったと思うし、先述の一体感が生まれるという意味では効果があったと思っています。

吉新　各都道府県から、同じように2～3人が集まってきたということが面白かったと私は思うのですね。各都道府県が揃っていて毎日修学旅行で枕投げしているみたいで。

志賀　それは言えますね（笑）。寮のラウンジも面白かったですね。

宇田　ラウンジって、8人で1つの集会所という感じでしたよね。

◆大学に残った卒業生が少ない

宇田　自治医大の課題や反省点はどうですか。

志賀　われわれは1期生だったからというのはあると思いますが、必ず地元に帰らなければいけなかった。でも中には大学に残りたいという人もいましたよね。「全員が地域に帰らないとマスコミに向けて格好がつかない」というので、大学から全員地域へ帰れと言われた記憶があります。残りたい人は残してあげたらよかったのにという気はします。大学に残って出世するような優秀な人もいましたよね。

吉新　現在卒業生は５、０００人近くいるけれど、大学に残っているのは１７０人です。10年ほど前には２２０人くらいいて、それからどんどん減っています。

志賀　そうなのですか？　自分の大学に残ることが一番いいわけではないと思うけど、やはりもう少し残っていてもいいのかなと、１期生でももう少し教授として残っている人がいても良かったのかなという気はします。最初に「大学とは縁を切って地元に帰りなさい」と言われたのが大きいかと思っています。

宇田　志賀先生がおっしゃりたいのは、臨床や研究への貢献という視点ということではなく、１期生が自治医大に残って自治医大のＤＮＡを育てていくといった面で、もう少し役割を果たしたほうが良かったのではないかということですね。

◆今、まさに動き出すとき

宇田　その他に課題や要望はありませんか。

志賀　大学に対してはあまり思い浮かぶことはないのですが、地域医療振興協会にお願いしたいのは、自治医大の同窓会としての医者の取りまとめというのでしょうか。今ももちろん十分やっていただいていると思っていますが、先ほどの話にあったように、自治医大卒業生だけでなく協会には卒業生以外も大勢入っておられるので、これからもいろいろな人がたくさん集まってきて、地域医療の中心になっていただきたいと思いますので、吉新先生、ぜひ頑張ってください。宇田先生もお願いします。

宇田 ありがとうございます。北村聖先生、何かありますか。

北村聖 義務年限についてどう思われますか。

志賀 私は、義務終了後に出身の和歌山県を出てしまったので偉そうなことも言えませんが、やはり義務年限というのは一定の意義はあると思っています。義務年限中に地域医療に貢献するという意味はもちろんあります。ただ終わったあとの扱いをどうするかというのは都道府県によって温度差があって、「どうぞ出ていってください」というところもあれば「できるだけ残って中核としてやってください」という県もあるので、義務年限後のことを考えたときに、その9年がどうであったかということは別として、義務年限というのは必要だと思っています。

宇田 吉新先生、いかがですか。

吉新 かつて全国自治体病院協議会のトップで国保旭中央病院の院長だった故諸橋芳夫先生から、「存在をずっと隠しておけ」と、「全国の教授より自分が年を取ったと思ったら、その時に動き出せ」と言っていただいたことがありました。それが今なのではないかと思います。

当時、自治医大というのは存在が非常に薄い、まだ１００人か２００人しか卒業生がいなかったわけですが、今は卒業生も5、０００人になって、卒業生がいろいろな責任あるポジションに就くようになったので、われわれが70歳を過ぎてからが勝負だと思うのですね。尾身茂先生も有名になりましたし、志賀先生は他大学の教授もされました。そういう意味では総合力が付いてきている、みんな一人一人の粒が大きくなってきていると思います。そろそろ、卒業生の組織として、日本の地域医療を頑張る仕組みをつくっていかなくてはと思っています。頑張りましょう！

志賀　よろしくお願いします。

志賀清悟先生　略歴

１９７８年自治医科大学卒業。和歌山県立医科大学附属病院、田辺市立秋津川診療所、社会保険紀南綜合病院での勤務を経て、１９８７年順天堂大学医学部附属伊豆長岡病院　小児科学講座　講師に赴任し、１９９９年同病院新生児センター長となる。２００６年昭和女子大学生活科学部管理栄養学科　教授に着任し、２００７年より同大学大学院教授を兼任する。２０１５年日本赤十字社伊豆赤十字病院　院長に就任し現在に至る。

渋間　久先生（山形県出身）　おきたまフラワークリニック　所長

◆へき地医療のシステム化、地域医療のリーダー

宇田英典　7番目に登場していただくのは渋間久先生です。先生は、義務年限内にへき地医療に従事した後、食道外科のエキスパートとして活躍し、卒業生も多く集まる公立置賜総合病院の院長も務められるなど、後進の指導や相談役を担ってきました。昨年（2020年）の4月に、地域医療振興協会の78番目の施設として新たに設置された「おきたまフラワークリニック」の初代管理者として、当協会の運営も支えてくださっています。

吉新通康　自治医科大学1期生が定年を迎える頃となったこともあり、地域医療振興協会35周年に向けて、1期生に対してアンケート調査を行おうということになりました。そうしたところ、だんだん大きな調査になって、地域医療のために自治医大がどれだけ役に立ったか、また自治医大の教育は良かったかというような内容にまで言及していただくことになりました。

渋間先生は昨年4月からおきたまフラワークリニックの管理者を務めていらっしゃいますが、おきたまフラワークリニックは先生が中心になって自治医大の後輩の拠点にしたい

と開設に取り組み、協会が運営を開始したところです。今日は先生にいろいろお話しいただきたいと思いますので、よろしくお願いします。

宇田　ではテーマの3点について、渋間先生のほうからお話しください。

渋間久　自治医大の制度・医学教育は創設の目的に効用があったかということですが、まず、へき地医療のシステム化に向けた貢献が挙げられます。最初に頭に浮かぶのは代診制度です。各県それぞれの方法で代診のシステム化を図ってきたと思いますが、山形県では県の健康福祉部が「地域医療支援センター」を創設し、代診制度のシステム化を目指しました。私が最初にそのセンター長を務めましたが、当初は代診が必要な際にはまず自分が対応する、自分が都合の悪い時には後輩に声を掛けるという初歩的なシステムでした。

次に、地域医療への貢献が挙げられます。われわれが診療所や中小病院にいた頃は、医療の質に少し問題があったと思いますが、それを上げることができたと思いますし、医療だけではなく、地方行政との関わりや、地域住民の集まりに加わり社会啓発にも貢献してきました。また医療・福祉、地域環境などにおける産業医学などの場でもリーダーシップを発揮できたのではないでしょうか。そして人間形成ですね。地域の幅広い人間関係を体験し、義務年限で赴任した地域の住民と、今でも交流があるということは自分にとって財産になっています。

◆時代の要請に応えてきた卒業生

渋間　次に創設の目的に効用があったとするとその要因は何か？ということですが、まず先生方ですね。入学当初、臨床が始まるまでは基礎の先生方とのお付き合いが続きました。医学的なことだけでなく生活面など多士済々で、普通の大学の医学部と異なりいろいろなお付き合いができたのが良かったと私は思います。良い意味だけでなく反面教師というような先生ももちろんいらっしゃいましたが。大学の施設も今はあんなに大きくなりましたが、われわれの入学当時は、基礎校舎と学生寮しかなく、本館の建設現場でアルバイトをした学生もいた時代でしたね。東北新幹線をつくっているところで、そんな古い時代だったのかなと思います。

高度経済成長が進み、経済的にも社会的にも地域格差が明白になってきて、それに対してわれわれは、「何かおかしいのではないか」という考えを持つ世代だったのかなと思います。そういう意味では基本的な常識を持っていた学生が多かったように思います。私も含めて、何とかお金がかからないで、だけど医者になりたいと思っていて、そこに自治医大ができたので入学したという人も多いと思います。それが純粋ということにつながるかどうかは分かりませんが、医者になりたい、それで人々を助けたいという使命感、そういう気持ちは純粋だったと思います。

そして、自治医大の組織としての継続性は必要だと思います。プレッシャーとプレジャーをうまく兼ね備え、楽しむ必要があると思います。自分で言うのも何ですが、自治医大の卒業生は社会的にも活躍が認められているので、今の学生はそれを知った上でそれなりの覚悟を持って入学してこられると思います。ぜひその気持ちをしっかりと持ち続けていただきたい。さらに自治医大というのは、医者団体の中でも行政との連携・協働を上手くやってこられたと思うので、今後も続けていっていただきたいと思います。

自治医大の課題・反省点ですが、他大学の地域枠ができたことによって、自治医大への受験生も減って質も落ちていると聞いています。なので、今後自治医大の枠をどう考えるかが課題かと思います。

それから医学生に語り継ぎたいこととして、自治医大は基本的には地域医療を理解した上で、専門医学の研究でも何でもできる環境ではありますが、やはり学生時代、そして卒後何年かは地域医療を経験することが大きな財産になると思いますので、それだけはやめないでほしいと思っています。

先述しましたが、義務年限内で経験した地域の町・村の人たちとの交流は私にとって今でも財産になっています。義務年限後、私は外科医として20年程勤務し、そのかたわら地域医療支援センターの代

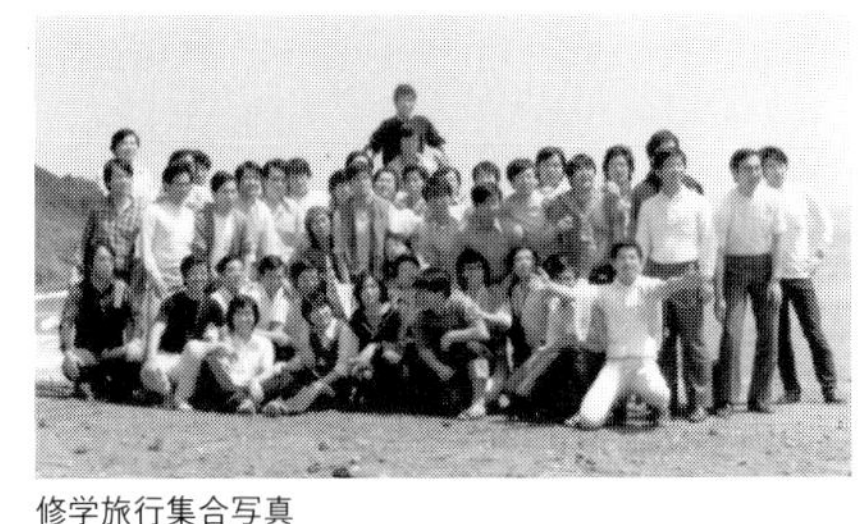

修学旅行集合写真

診業務などを積極的に行ってきました。そして55歳で外科のメスを置き、総合診療医を目指しました。そうして地域の病院や診療所との関わりは続き、今は冒頭に紹介のあったおきたまフラワークリニックで総合医の仕事をしています。

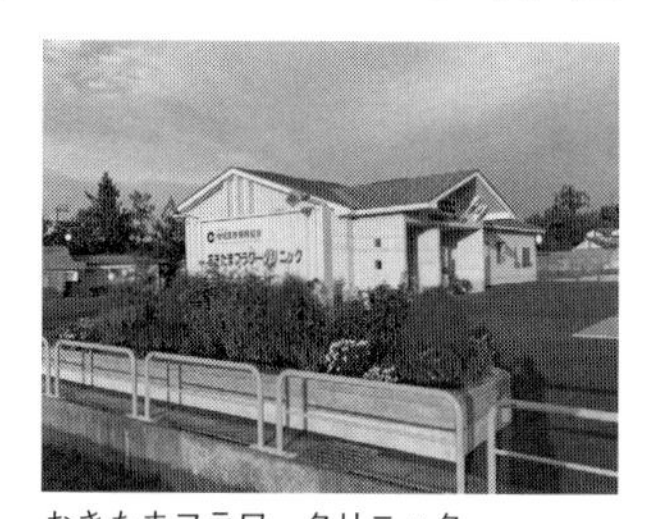
おきたまフラワークリニック

◆全寮制、学生、講師陣がタイムリーに成果を挙げた

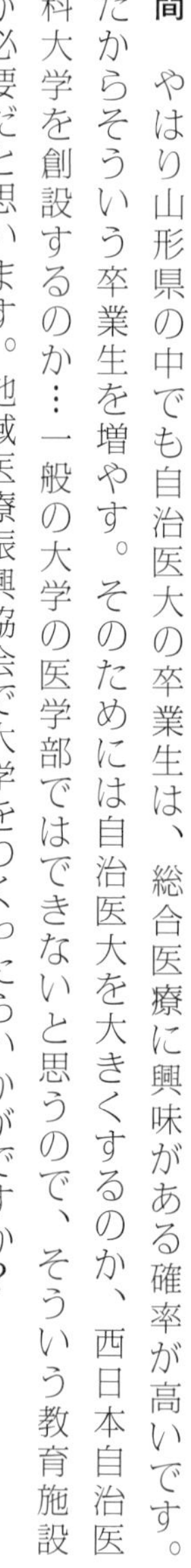

北村聖　先生は途中から総合診療医になられたわけですが、総合診療医をもっと増やすにはどうしたらよいと思われますか。

渋間　やはり山形県の中でも自治医大の卒業生は、総合医療に興味がある確率が高いです。だからそういう卒業生を増やす。そのためには自治医大を大きくするのか、西日本自治医科大学を創設するのか…一般の大学の医学部ではできないと思うので、そういう教育施設が必要だと思います。地域医療振興協会で大学をつくったらいかがですか？

吉新　渋間先生は1期生で、卒業後山形に帰ったのと同じ頃に山形大学医学部ができましたよね。その医局との関係などで苦労しませんでしたか。

渋間　当時、山形大学の卒業生が地域医療に従事できるかというと、私自身はできないだろうと思っていました。それは今も同じです。今、置賜総合病院の総合診療科で研修医を受け入れていますが、山形県で総合診療科があるのは置賜総合病院だけです。

吉新　そうなのですね。まだまだ自治医大卒業生の活躍の場がありますね。

宇田　最初のテーマですが、総論的には自治医大は効果があったということですね。

渋間　もちろんそう思います。個人的には自分の力を発揮させていただけたし、時期的にもちょうど良かったと、非常に感謝しています。

宇田　私も渋間先生のような友達ができて感謝しています（笑）。

　自治医大が効果があったと考えるその一番の要因は講師陣ということだったと思いますが、全寮制や同窓生などについてはいかがですか。

渋間　全寮制、集まった学生、それから反面教師も含めた多士済々な教員の三者が、タイムリーにいい方向に影響したと思っています。今その三者が揃ったからといってもうまくいくかどうか、難しいかなと思います。当時も一生懸命地域医療を語る先生もおられれば、自治医大にどうしてこの先生が来たのかという先生もいたし、でもそれはそれで学生も考えさせられた。社会問題を問題視する学生が多かった。真面目に考えた。私も当時、若月俊一先生に傾倒していました。それはその時代、世代、タイミングではないかと思います。

宇田　ありがとうございます。その他、渋間先生の方から何かありますか。

渋間　山形は、まだ新型コロナウイルスの感染者は少ないのですが、直近の課題はコロナ禍を乗り越えることだと思っています。そして今後は職員をきちんと確保して、楽しい職場づくりを目指したいと思います。

吉新　渋間先生、いろいろお話しいただきありがとうございました。学生寮でマージャンをするなど楽しいことがいっぱいありましたよね。最低75歳までは医者を続けてくださいね。元気に頑張ってください。

渋間　ありがとうございます。なるべく病気をしないように頑張ります。

渋間　久先生　略歴

1978年自治医科大学卒業。山形県立中央病院外科で臨床研修後、西川町立病院、八幡町立病院勤務。1986年山形県立中央病院外科医長、2003年同地域医療部長。2007年山形県立新庄病院副院長として着任、総合診療に携わるようになる。公立置賜総合病院院長、公立置賜川西診療所所長を経て、2020年おきたまフラワークリニック所長に就任、地域医療の充実と後進の育成に力を注ぐ。2011年住友生命福祉文化財団地域医療貢献奨励賞受賞。

関口忠司先生（栃木県出身）那須南病院 統括管理監

◆へき地医療のシステム化

宇田英典 ８番目には関口忠司先生の登場です。関口先生は吉新通康理事長と同じ栃木県出身で、県のへき地医療支援機構の専任担当官や、自治医科大学３代目の同窓会長を務めたりと、県内はもとより自治医大ＯＢの取りまとめ役の一人でもあります。

まずは吉新先生からお願いします。

吉新通康 関口先生、こんにちは。私は栃木県人会や同窓会長の仕事など好きなことをしてきましたが、関口先生にはそれを引き継いでいただきました。今や学生も増えて医師も大勢輩出しているので、今後はへき地医療だけではなくいろいろな分野に仲間が増え、その相談役、マネジメントの役割もこれから先生はされていくと思います。まだ5年、10年、15年と、お互いに元気で頑張っていきたいと思っていますので、よろしくお願いします。

宇田 テーマに掲げた3つの項目について、関口先生にお話しいただいて、追加で吉新先生、北村聖先生に質問いただきたいと思います。

関口忠司 自治医大の創設の目的に効用があったかということですが、１番の効用はやはり無医地区の数がそれなりに減ったのではないかと思っています。大学に入ったばかりで「へき地医療って何だろう?」とよく分からないときに、神田の古本屋などでそんなテーマの本を探し、佐久総合病院や沢内村を知りました。それまでの時代というのは、個の努力、自身がそこに飛び込んでいく決意をもって頑張っていた時代だったと思うのですね。最初は自分もそういうスタイルなのかなというイメージを持っていたのですが、私たちが赴任する際にはシステムができており、人生のある一定の期間をそこに関与し、また次にバトンタッチするという仕組みは非常に効果があったのではないかと思います。

かつそこに行政が関与してサポートをしてくれました。また、自治医大も各県に卒業生を送り出しただけではなくサポートしているという姿勢を見せてくれました。特に初期の数期生に対してかもしれませんが、例えば私が田舎の診療所にいる時には、学長の中尾喜久先生ご夫妻が泊まりがけで来て「どうだ?」と声を掛けてくださったり、いろいろなサポートがあって、あまり苦労もせずにできたと感じています。そしてわれわれには全寮制で6年間一緒にいた仲間が全国にいました。仲間も同じように、あるいは自分よりも厳しい状況でやっていると聞くと、「自分もやらなければいけない」と非常に力強く背中を押される思いでした。へき地

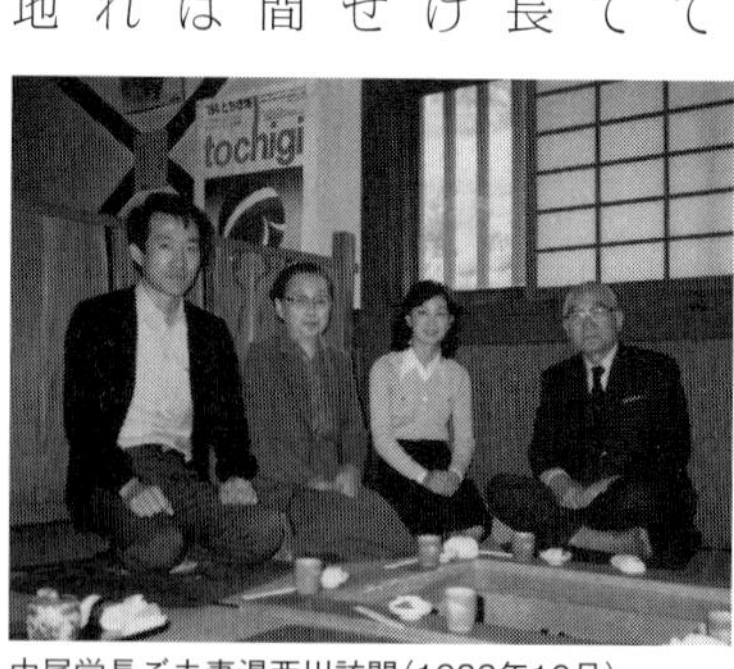

中尾学長ご夫妻湯西川訪問(1983年10月)

医療はかつて個々の努力でポンポンと打ち上げ花火的だったものが、自治医大という組織によって全国的な展開という流れとなり、当事者であるわれわれにとっては、やらされた仕事というよりも現場の中で自分なりのやりがい、展開を考えて活動ができ、それが面白さを見出すことにもなったと思っています。

湯西川診療所を訪問される中尾学長（1983年10月）

◆地域医療を志す医学生を育てるには

吉新　最初に自治医大の学生寮に入る時に、関口先生のお父さんにトラックで荷物を運んでいただいたのを思い出します。あれももう50年近く前だと思うと、あっという間に時が過ぎていると感じます。

関口先生は、栃木県の自治医大卒業生と地域枠との関係、県の対応などご苦労が多いと思います。

関口　今、私は栃木県のへき地医療支援機構の専任担当ということで、毎年県の担当者と一緒に後輩が赴任しているへき地診療所を訪問します。その際には開設者である自治体の担当者にも来てもらって、そこで住宅環境などを含め改善点などをみんなで話し合います。

自分たちが赴任していた時とは違うサポートができているのではないかと思っています。ただ、だんだんとへき地診療所がファーストプライオリティではなく、そこを支える中核病院の医者も足りないという時代になってきて中核病院に留まっている後輩もいます。そうするとへき地診療所に赴任するのが、貧乏くじを引いたように感じる人たちもいます。以前はへき地診療所へ行くのは当たり前で、誰もが経験することだったものが、少し違いも出てきています。

一方、地域枠ですが、毎年10人の地域枠医学生が入学します。1学年100人の中の10人というのはやはり異分子になってしまって、他の9割の人たちのように義務内に留学したい、博士号を取りたいと考えるようにもなります。あるいは教室側も入局者が少ないと一般の学生と同じように自分の教室に引っ張ろうと考えます。こういう状況では地域枠をいくら増やしても現場に出ていく人は増えないのではないかと思います。地域枠制度よりもむしろ第二自治医大、100人そっくりがへき地で活躍するような大学ができたほうが効果はあるのではないかと思います。

北村聖　地域枠をうまく使う方法、あるいは地域枠の教育が悪いとしたら、どうしたら有用な地域枠になりますか。

関口　私の知る大学の地域枠では、学生の時に「あなたたちは10人ではなく自治医大にも仲間がいる」という意識を持てるように、自治医大と地域枠の学生合同でサマーセミナーなどを行っています。学生同士を混ぜてグループディスカッションなどをしながら、顔の見える関係をつくっていこうとしていて、学生の属する地域枠担当の教員も参加してくれています。その教員たちは地域医療にとても意欲があるのですが、やはり全学としてはマイナーな存在なのかなと思います。

また、現在の地域枠制度は確か10年の時限があったと思いますが、その期間が終わったら新たに養成しないで済むのかというと、そうではないと思うのです。消耗品ではありませんが、養成しても養成しても足りないという、そんな感じがしています。自治医大の制度でも、義務が終わったら地域医療を離れて新たな自分の道を開くといったグループもあるわけです。国は、地域枠の卒業生については、総合医を目指す方向にと舵を切っていますが、栃木県としては、できる限り専門医を義務年限中に取れるようにして、義務が終わった後にはその分野で地域に貢献できるようにということを目指しています。つまり消耗品として10年間使い切ったからもうこの組織から離れたいと思わせるのではなく、この組織で育ててもらったからこの地域に還元しようというマインドを醸成したいということで、義務をきちんと果たしてくれれば、専門性は何を求めてもある程度サポートするという方向なのです。ただ、みんなが義務終了後地域医療から離れて専門医となり、田舎の総合的な内科医になる人が少なかっ

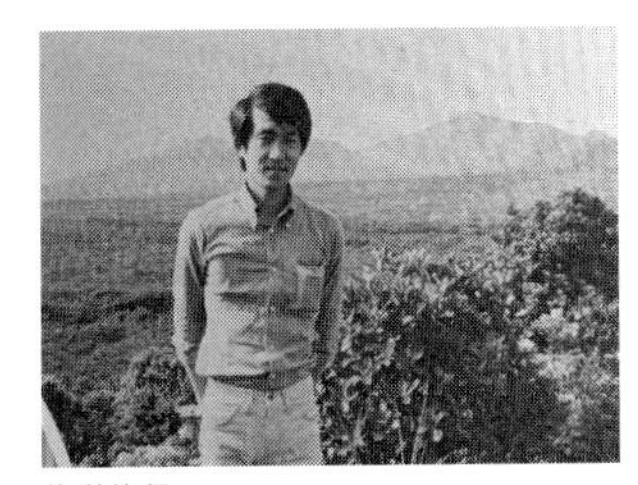
修学旅行

たら、それも問題ですね。県内で不足している病院の専門医の育成に寄与するという意味が魅力となって若い人の入試のレベルを下げない効果があるかもしれませんので、何が正解なのかはよく分かりません。

総合医というのも、田舎の病院では総合診療専門医でなくても幅広く診ているのです。自治医大のレジデントが地域実習で1カ月ぐらい来ると、「初めてこんな経験をした。面白い」と言って帰っていきます。なので、いわゆる総合医が、はじめからテレビのドクターGのようなスーパー総合診療医を目指していくか、あるいは現場の面白さを体験して曝露されながらそういう方向へ向いていくのかあると思いますが、頭の中で考えているより実際の現場を見たら、もっとそこに行きたいという人が増えるような気はします。

◆最先端を学んでへき地へ行く

宇田　自治医大は効果があった。それは個の力ではなくて、へき地医療・地域医療がシステム化されるようになったことがその成果の例であり、その要因としては、全寮制で一緒に6年間生活した仲間が、同じように離島・へき地などで頑張っているという事実が、くじけそうになる心を奮い立たせてくれたというお話がありましたが、それ以外に成果を挙げた要因と思われるものは何かありますか？　それから自治医大、あるいはわれわれの課題、反省点についてはいかがでしょうか。

関口　初期のわれわれの頃の医学教育では、へき地の現場を知っている先生はいらっしゃらなかったわけです。でも中尾先生がおっしゃっていたのは、田舎に行くからこのレベルでいいというのではなく、最先端の医学を学んで、その後は現場に行って自分たちで考えなさいということです。ですから大学そのものが他の医学部と違う教育に向かってしまうと、少し特殊な医科大学になってしまう。今はOne of 医科大学群というところに留まっていると思いますが、それで良いのではないかと思います。一方で教育スタッフに卒業生の割合が少ないということはマイナスかもしれません。その一色では駄目ですがロールモデルが近場にいることは有効だと思います。

もう一つは、１期生が手さぐりでやってきたことは全て認めてもらったというか、見逃してもらったように思います。しかし後から続く後輩たちは「前の人はこうやっていた」というレールの上を歩かされてしまう。モチベーションにおいてはマイナスのやらされ感があるような気がします。われわれは壁に当たったというより、前がふさがっていたら横に行けたし、そういう意味では楽観的に考える技を持っているのか、苦労という感じはしていなかったのですが、後輩たちは「その足跡を踏んでいけ」という感じで、自由度が少ないのがかわいそうかなという気はします。

吉新　これからいろいろな若い人が出てきて、彼らが求めるさまざまな方向性に対して、関口先生がどういうふうにモデルとしてリードしていくかというのは、本当に難しいことだと思います。そういう意味では、まだまだ議論していく必要がある。自治医大自体もさらに考えていかなくてはいけないと思います。

関口　地域医療振興協会には、多くの大学から、地域枠に関わらず志のある人が集まってきますよね。いかに卒前教育をやるかというよりも、卒後、魅力ある発信をしていく組織があって、そこに人を集めるのも有効と思います。一方でその形が進んでいくと、自治医大は要るのか？という話にもなるのかもしれませんが。

吉新　協会はまだまだ規模がちっぽけなので、これから大きくすることは可能だと思うのですが、関口先生のところも含め、卒業生が行っている現場などもお借りしながら、そういう仕組みができるといいと思っています。

◆これからも地域に貢献していきたい

北村　私も先生方と同じ年ですが、60代後半になって、残る10年、15年、先生は何をやりますか。

関口　今までの経験を生かして地域に貢献できればいいと思っています。実は2年前に65歳で公立病院の定年を迎え辞めるつもりで次のことを考えていましたが、今いる病院が外科医の専門研修のサテライトとして成り立つには、外科学会指導医が常勤でいる必要がありました。当時大学の教室から外科学会指導医を出せる状況にはなく、地元の条例で「人材を確保できない場合は1年を限りに延長できる。但し3年までとする」というルールがあって少し延長したのですね。これをしようという道もまだ私には見えてないので、もう少しの間この地域に何らかの貢献ができればいいかなと思っています。

吉新　今の話に近いですが、医師の需給に関する検討会の資料を見ると、医師は75歳でも50％が働いています。そういう意味では、公のポジションではないかもしれませんが、医師が病気をしたり休んだりした際に支援、3～4日の代診依頼などが全国からきますので、そういうところをサポートするような仕組みを協会でつくっていきたいと思っています。また一緒に働きましょう。

関口　はい、ありがとうございます。

宇田　関口先生、最後に何かありますか。

関口　「自分たちは楽しかった」というメッセージが後輩にどういうインパクトを与えるのか。「過去は良かった」で終わってしまうのか。なんとか背中を押してあげるメッセージをうまく伝えられればいいと思います。自分は後輩たちに、辛かったことを嘆くというより、田舎の診療所でこんなに面白いことがあったという話をしているので、そんなことをやっていけばいいかなと思っています。

吉新　学生時代に関口先生とフランスに行った時に、私はそこからロンドンに行って、帰りにドーバー海峡で船員のストライキがあってなかなか戻れず、関口先生をパリの北駅で何時間も待たせたのを覚えています。先生が待っていてくれなければ私は路頭に迷ったわけですが、ああいう大冒険もまたやってみたいなと思います。

今日は本当にありがとうございました。

関口忠司先生　略歴

1978年自治医科大学卒業。自治医科大学附属病院での初期研修後、大田原赤十字病院でへき地巡回診療に従事。卒後5年目に栗山村立湯西川診療所の新規立ち上げプロジェクトを任される。自治医科大学附属病院、栃木県立がん検診センターで研鑽を積み、栃木県立がんセンター開院準備にも携わる。その後、自治医科大学附属病院、西方病院での勤務を経て1990年那須南病院開設時に外科科長として赴任。1992年那須南病院院長、2015年同統括管理監に就任、現在に至る。

山本ひろみ先生（石川県出身）やまもと眼科クリニック 院長

◆一定の役割は果たしてきた

宇田英典 いよいよ1期生唯一の女性医師、山本ひろみ先生の登場です。新設大学で1学年しかいない中の紅一点はどんな気持ちだったのかも、お話の中で伺ってみたいと思います。

最初に吉新通康先生からお願いします。

吉新通康 来年は自治医科大学が開学して50年です。山本先生と初めて会ってから50年になるのですね。自治医大の6年間と義務年限の9年間で15年ですが、地域医療振興協会は義務年限後の対策のために設立したので、35周年になります。これを機に1期生にアンケートをお願いしたところ、89人が回答してくれて驚いているところですが、その中で11人にインタビューをすることにしました。この単行本に掲載するだけでなく身内にはCDとしても残したいと話しています。とにかく楽しい学生時代だったなと私は思っていますが、それぞれ意味合いも違うと思うので、ぜひいろいろなお話をしていただければと思います。よろしくお願いします。

宇田 まず3つのテーマについて山本先生からお話しいただいて、その後確認したいところをこちらで質問したいと思います。ぜひ具体的なエピソードなども入れてお話しください。では山本先生、よろしくお願いします。

山本ひろみ　大きなテーマでなかなか難しいですが、成功したかしないかというと、自治医大は一定の役割を果たしたとは思います。地方では現在も自治医大の卒業生が大勢仕事をしていますし、石川県全体で見ても、いろいろな方が地域に根付いて、公立病院の院長、病院の部長、開業医など、一定の役割を果たしているのは確かだと思います。それを成功というかどうかは私の判断では難しいですが。

宇田　それが成功だったと考えると、その要因というのは何が考えられますか。

山本　卒業後、石川県独特の医療体制など何の予備知識もなくポンと放り込まれたような感じで、自分のやりたいことを遮二無二自己主張して頑張ったという数年だったのですが、そういうところが良かったといえば良かった。ただ、打たれたといえば打たれたという感じです。自分のやりたいことを進んでやれるようになったのは、自治医大の自由な雰囲気や教授陣との距離の近さといった大学自体の校風があったと思います。そしてそういう雰囲気がどこにでもあるわけではないということは、石川県に入って理解しました。それがあまりに厳しくて夜中に中尾喜久学長に電話をおかけしたことがあります。先生はお困りになったと思うのですが、きちんと話を聞いてくださって、私は学長はじめ良い先生に恵まれていたことを感じました。

これからの課題ですが、私が卒業した40年前は、この地では眼科医不足で、卒業後すぐのあまり知識もない時から外来を一人で担当し住民集団検診にも対応しました。それでも多くの患者さんが来てくださって需要は大きかったと思います。今40年経って、そういう需要はどうなのでしょうか? 例えば能登地区は高齢化、少子化で人口も減少していて、過疎地においては日本の中でも特に、そういう状況が先行していると思うのですね。そういうところを見ながら、地域医療全体をもう1回再構築する。その先頭になる役割も自治医大にはあるのではないかと思います。

◆女性医師と地域医療

宇田　相変わらず素晴らしい! 良いご意見ですね。では吉新先生、北村聖先生、何かありますか。

北村聖　3点お聞きします。まず、自治医大の1期生の中で女性が一人で、大学6年間はいかがでしたか? いじめられませんでしたか?ということをお聞きしたいです。2つ目に、卒業後、女性が一人でへき地医療に従事されるというのはいかがでしたか。もう1つは、先ほど言われたように、能登の北部などは人口が減少して、地域医療以前に地域そのものが崩壊しているという状況ですが、そういうところに自治医大の卒業生がもっと意見を言ったらよいのではないかと思うのですが、ご意見ください。

山本　大学時代はみんなに大切にしてもらったというか、いじめられたというか（笑）。

宇田　みんなで大事にしたじゃないですか！

山本　そういう面もあるのでしょうが、そうではない面もありました。でもその時の経験が、地方に出ても右から左へとかわすことができるようになったと思っています。そういう意味で私の人生の中では貴重な教育の場であったことは確かです。一人しかいなかったので、私もびっくりしたのですが、2年目もいなかったのでさらにびっくりしました。だからあまり大学には行かず、高校の同級生のところに遊びに行って授業をサボったりしていました。もう少し女性の同級生がいたら真面目に勉強したかもしれないとは思います。でも打たれ強くなったのは確かで、それが卒後にとても役立ちました（笑）。

それから地域医療に出てからは、私の時代は、女医が少なかったので大事にしてもらいました。妊娠中には当直を代わってもらったり、助けてもらったと思います。今は女医が多くなっているので、逆に男性医師とあまり差異がなくなっているのかもしれませんが、

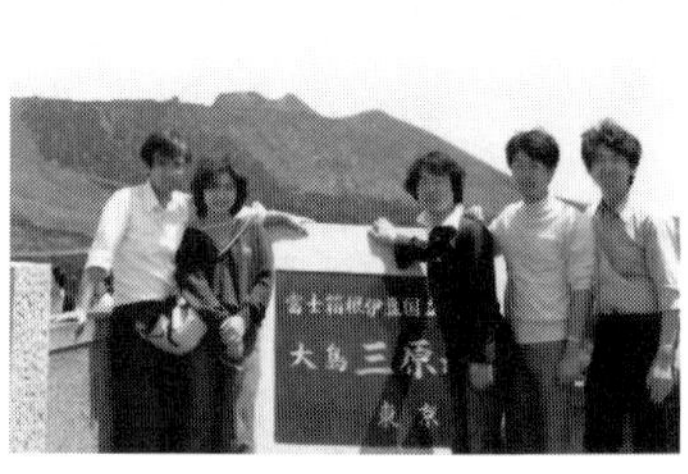

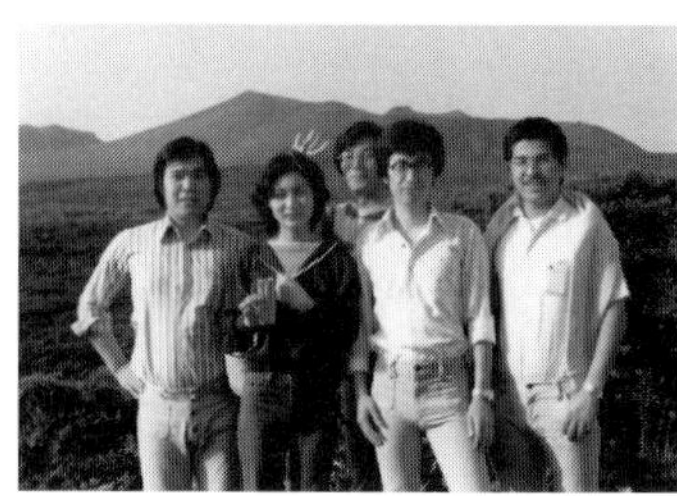

修学旅行

へき地に出ればそういう雰囲気は残っています。労働条件としては、大学にいる時期よりも、地域に出てからの方が自分の時間が持てたと思います。

北村　ぜひそれを発信してください。

山本　最後の質問ですが、地域の人口が減って、病院での医療提供体制に要求される内容が変わってきているというのは特に実感します。能登地区でも総合病院などの大きな病院はたくさんあるのですね。今後、そこに人員を割り当てていくのは難しいのではないかと思います。拠点病院が1つあって、あとはサテライトで、総合医がニーズを埋めていくという発想に、再構築する時期にきているのだろうと思います。

吉新　石川県は以前から、金沢大学がとても強くて人事が末端まで渡っているので、卒業後地域に帰って山本先生は大変だったと思いますが、そういう意味では今後も自治医大の卒業生は厳しいでしょうか。

山本　後輩たち、若い年代は横のつながりを持って集まっているし、同窓の先輩を頼ること

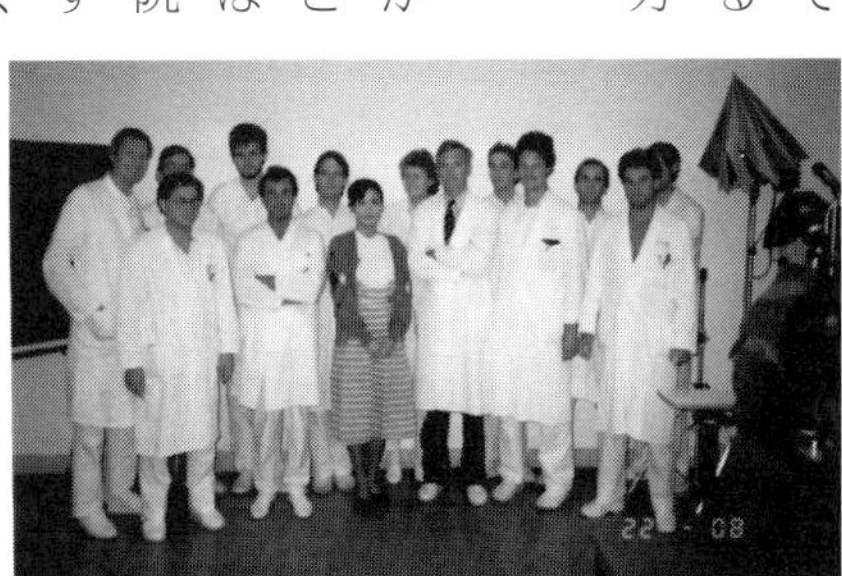

ドイツグーテンベルグ大学眼科スタッフと共に

同大学手術室で

もできる。金沢大学も私が研修した40年前とは雰囲気が違うのではないかと思います。

◆今だから言える、「自治医大は良かった」

宇田　自治医大は成功したと、冒頭で言っていただいたと思いますが…。

山本　言いましたっけ？　一定の役割は果たしたということですね。

宇田　そうですね。自治医大は他の医科大学と異なるキーワードが、離島・へき地だと思うのですね。ですから義務年限後も地域医療に関わっている卒業生が多いと思います。先生も開業をなさっていますが、ある意味地域医療に従事していますよね。そういう観点からすると、自治医大の制度や医学教育は、他の医科大学と比較して特徴があると思うのですが、どういうところが成功したと思われますか。

山本　刷り込んでいますか（笑）？

宇田　刷り込んでませんよ。

山本　自治医大に限らず、大学の医学部を卒業した方は、みんなそれぞれ役割を果たして頑張っていらっしゃると私は思います。ただ女性の立場から言えば、私の年代で早めに家庭に入ったとか、あるいはフルタイムの仕事を辞めたとか、そういう方を算計するとすれば、自治医大出身者はそういう率は少ないかもしれない。でも40年も経ってみれば他大学とそれほど違わないと思っています。

北村　アンケート調査で、「もし医学部に再度入学する機会を与えられたら自治医大を選択しますか？」という問いかけに、１期生は７割が「再度自治医大に入る」と回答していますが、現在６年生の44期に同じ質問をしたところ、自治医大に入ると答えた人は少なかったのですね。これは１期生の根性が据わっていたということだと思いますか？

　また、自治医大と対比されるのが地域枠ですが、石川県でいえば金沢大学の地域枠は５人いますよね。でも地域枠の卒業生はへき地へは行かず県立中央病院へ行く人が多いのです。地域枠と自治医大についてはどう思いますか。

山本　１期生は卒業して40年以上も経っているので、結果的に根性が据わったのではないでしょうか。まだ卒業もしていなくて現場にも出ていない医学生、これから一人前の医者になろうとしている医学生が、さあこの大学はどうか？と聞かれても、不安しかないはずです。私だって６年生の時だったら、そんなふうに答えたかも知れません。40年も経ってある程度自分の足で動けるようになって、「あの大学は良かったね」と今思います。

　地域枠の医学生についてですが、一般入学の学生と地域枠の学生が、同じ大学の中で同じ講義を受けてどこで区別がついているのか、私たちには見えないですね。知り合いの息子さんが地域枠で入学しましたが、一般入学の方と区別がついていない。自治医大に比べて義務の

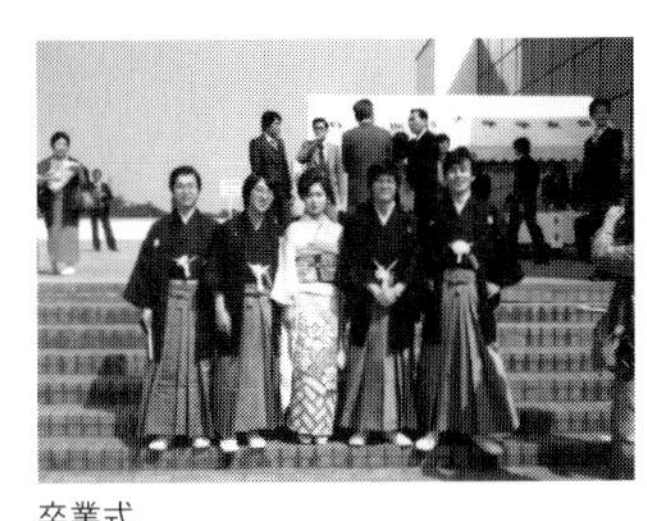

卒業式

意識が少ないから、県立病院を選択するといった結果になっているのではないでしょうか。でも石川県の医者が県外に流出するのを防ぐ意味では、一定の意味があるのでしょうね。

◆全員で地域医療を考えていた

宇田 医学部に100人の学生がいると地域枠は10人ぐらいですよね。地域に行くことを義務付けられているのは100分の10です。自治医大は100分の100で、それが地域枠と自治医大との違いではないかと、多くの1期生の意見があったのですが…。

山本 そういうことで言うと、私たちは1年間ずっと100人で考えていて、2年目には200人で考え、6年では600人みんなで考えていましたよね。その辺の熱はやはり違うでしょうね。

宇田 ありがとうございます。分かりやすい例えですね。

入学してから、ほぼ50年が経過し協会ができてから35年が経ったので、自治医大やさいたま医療センター、卒業生、あるいは地域医療振興協会といった関係している組織、人がプラットホームをつくって、みんなで集まって、これまでの経験、知見、反省点などを持ち寄って、新たに何かできないかと考えているのですが、先生はご意見ありますか。

山本 卒業生は大勢いるのですから、寄附講座でもいいですし、やはり積極的に発信できる拠点があるといいですね。そこから研究会などもできていけば大学へも行きやすくなります。卒業して40年以上経って、習った先生は誰もいなくなってしまったので、大学からだんだん足が遠くなりました。

宇田　では最後に吉新先生、ひと言お願いします。

吉新　石川県は大きい病院がたくさんあって、難しい地域だと思いますが、山本先生、よく頑張ってこられたと思います。人口が減少して、これから後輩たちには難しいことも多いと思います。ぜひまたみんなで集まりましょう！お会いできる機会を楽しみにしています。

山本　ありがとうございました。

山本ひろみ先生　略歴

１９７８年自治医科大学卒業。同年４月石川県立中央病院にて初期研修開始。その後県内各地の集団眼科検診に携わる。１９７９年４月金沢医科大学眼科専修生、研修を受けながら公立穴水総合病院、宇出津総合病院眼科外来を担当。金沢医大での後期研修を挟んで１９８１年10月から１９８７年12月まで公立穴水総合病院勤務。１９８８年１月夫のドイツ留学に合流、ヨハネス・グーテンベルグ大学客員医師。帰国後自治医大解剖学教室にて脳および網膜の間藤細胞の電顕的基礎研究。１９９０年４月金沢大学研究生となり、河北中央病院、根上総合病院勤務を経て、１９９４年４月から２００７年４月まで金沢西病院勤務。同年６月故郷の七尾市に眼科クリニック開設、現在に至る。

宇田英典先生

（鹿児島県出身）公益社団法人地域医療振興協会シニアアドバイザー

◆公衆衛生と地域医療への貢献

北村　聖　さて、1期生9名のインタビューをお届けしましたが、次は聞き手の一人でもある、宇田英典先生に登場していただきます。宇田先生は長年鹿児島県の衛生行政に関わる中で、8学会6団体で構成する社会医学系専門医協会を立ち上げ、2017年4月から全国各地の研修プログラムのもとで専門医の養成にも尽力されています。

では、吉新通康理事長からお願いします。

吉新通康　宇田先生が鹿児島県を退職し、地域医療振興協会に着任されてからもうすぐ2年が経ちます。あっという間だったなと思っています。宇田先生は今、全く別の世界に入ったというよりも、現役時代のお仕事を足場に協会で活動されていて、自治医科大学の卒業生を訪ねたり、年末にはコロナ禍に見舞われた旭川の保健所の支援に行かれたり、いろいろ国からも声が掛かり、いかに全国保健所長会の会長の仕事が重要だったかを、われわれも実感しています。今後も協会と共に歩んでいただき、ますますの大活躍を期待しています。今日はそういう意味で決意表明と、今後の展開を話していただくと同時に、楽しい学生時代を振り返っていただきたいと思います。

宇田英典　吉新先生、ありがとうございます。

自治医大の制度・医学教育は創設の目的に効用があったか？　効用があったとするとその要因は何か？　自治医大の医学教育への課題や反省点はなかったか？　という、3つのテーマについて順番に話します。

自治医大は成功したかということに関しては、もちろん大成功したと思っています。成功したと思える点は、2点あります。

鹿児島県では義務年限が10年間あり、私はその間、大学病院、県立病院を経てから、甑島と瀬戸内町のへき地診療所で4年半ほど離島勤務をした後、臨床医として自治医大の趣旨に沿って頑張っていくのか、あるいは離島・へき地医療に従事する臨床医の先生方のサポート体制づくりや医療政策といった方向でいくのか、悩んでいました。当時、厚生省の技官だった東京大学の郡司篤晃先生が鹿児島県に衛生部長として赴任されていて、彼との出会いが私にとって大きな出来事で、郡司先生と飲んで議論する中で、方向性を自分なりに考え、結果として後者を選択しました。臨床医になる人は、当時35年ほど前の時点でも結構多くいましたが、公衆衛生に進む医師が少なかったのですね。国でも少なかったし、

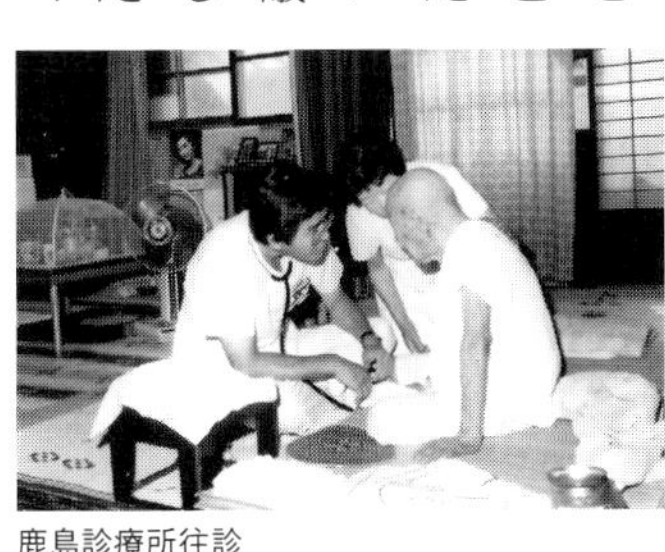
鹿島診療所往診

都道府県ではさらに少なく、そういう少ないところへいくというのは、自治医大のＤＮＡでもある。それが理由の一つです。また郡司先生から聞いた話を私なりに考えたのは、個へのアプローチも非常に重要ですが、やはり集団へのアプローチが重要ではないかということ。集団へのアプローチを、誰かが力を入れてやらなければいけないという思いもあり、行政に入ることを決意したのです。行政職には32年ほどいましたが、保健所に３分の２、鹿児島県庁に３分の１勤務し、その間、全国の保健所長会会長を４年間務め、さらに社会医学系専門医協会を２０１７年に設立してその理事長を４年ほど務め、いろいろな経験もさせていただきました。

自治医大が成功したと思うのは２つの点とはじめに話しましたが、自らの経験から、自治医大の公衆衛生分野における貢献度が1点目です。そして2点目はやはり地域医療における貢献です。これは自治医大にとって本質的なところですが、極めて大きいと思っています。この2つの視点から成功したと私は評価しています。

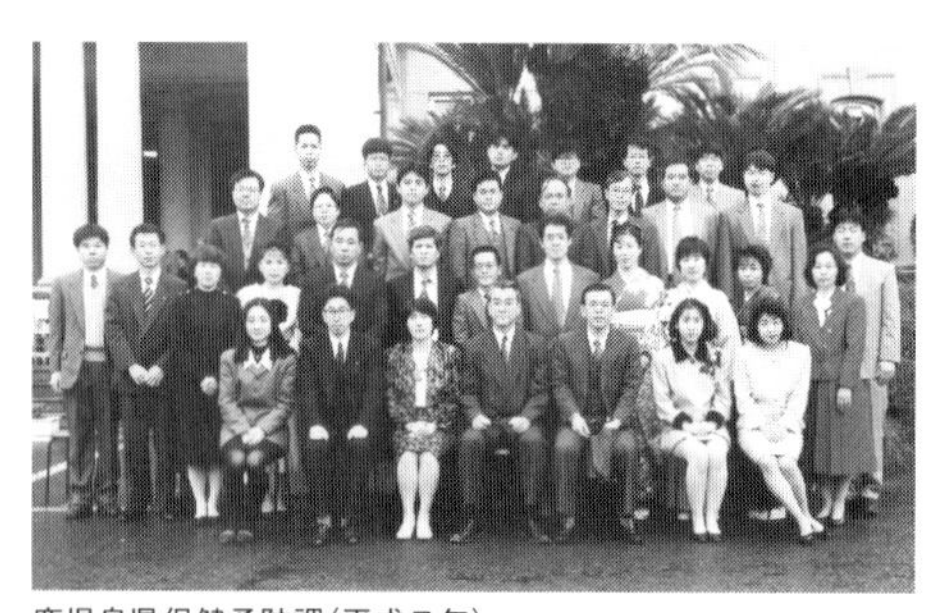
鹿児島県保健予防課（平成７年）

◆行政でも民間でも卒業生が活躍

宇田　私が前述のように2つの視点で成功したと考える、その根拠をお話しします。

まず、公衆衛生分野における貢献度が大きかったと考える根拠ですが、自治医大というのは、自治省が開設したわけで、46都道府県が協同でつくった大学なのですね（自治医大開設時は沖縄返還前だったため、翌年から沖縄県も加わりました）。そういうこともあり、今、都道府県庁の中核的な役割を担う卒業生が増えてきました。これは人材供給の観点で大きな貢献を果たしていると言えます。また実際の現場でも、例えば今コロナ禍で注目を集めている保健所長の多くは自治医大出身で、保健所長会の中でも中心的な働きをしています。このわが国の国難のときに自治医大出身の保健所長が、大きな役割を果たしている。今そのリーダーになっている尾身茂先生もわれわれの仲間です。

都道府県庁にも、実際の現場にも卒業生がいて、それをサポートする自治医大公衆衛生学教室の教授、准教授、あるいは特任教授にも卒業生が就いています。他の医科大学や国際的な分野で活躍する人間も増えてきています。実は公衆衛生の分野においては、自治医大という大学はブランドになっているのですね。これは大成功と考える根拠の1つです。

次に、地域医療への貢献が非常に大きいと言える根拠は2つ挙げられます。1つは、へき地医療支援機構、あるいはへき地医療支援機構の中で定められているへき地医療拠点病院、あるいはその先にあるへき地診療所といった、医療システムの中で働いている医師の中核を自治医大の出身者が多く占めていることです。へき地医療のシステム化の成功は、自治医大の貢献が大きい。行政のシステムづくりには不可欠の存在になっていると思います。民間ベースでもシステムづくりに貢献したということが根拠の2つ目に挙げられます。その代表的なものは地域医療振興協会だと言えるでしょう。協会は今80の施設を運営しており、基幹型病院とへき地・離島の診療所がネットワークで協力しあえるシステムをつくっています。

そしてそういったへき地・離島などの医療に従事する個々の人材。大勢の自治医大出身者が地域に残り、また色濃くこの自治医大色を出して、地域医療に従事しています。

◆恩義、責任感、矜持、そして自治医大のシステムそのもの

宇田　では、自治医大の制度・医学教育は創設の目的に効用があったとするとその要因は何かというと、個人要因と制度的な要因の2つが考えられます。

まず個人要因ですが、手前味噌になりますが、われわれの年代というのは、結構義理人情の哲学が強くあってビジネスライクにサクサクいくという感じではないのですね。なので、1つは恩義を感じているということ。もう1つは責任感、3つ目がやはり矜持です。

恩義というのは、学費が全額免除であること。お金も出していただいて医者にさせてい

ただいたというので渡りに船で、自治医大に対する恩義、そしてその資金を提供してくれた都道府県庁に対する恩義は大きいです。

2点目。1期生として、中尾喜久先生やいろいろな先生方に関わり、お話を聞き、責任を果たさなければいけないという思いを強く持ったと思います。

そして3つ目、矜持、プライドです。県に戻って県内の大学とうまくお付き合いしつつ、心の中では、われわれは東大出身の講師陣の教育を受け、医学界の重鎮である中尾学長や高久史麿先生と親しく、「その辺の大学とは違うんだ！」というプライドで、めげずに頑張れた。この3つが個人の要因だと私は思っています。

一方、制度的な要因もあったと思います。1つは、修学資金貸与制度。それによって医者になって、自分の理想とする地域医療やへき地医療、あるいは県民に貢献することができました。これは義務年限とセットなわけですが、貸与金と義務年限という制度はよかったと私は思います。

2点目は、中尾学長と高久先生という存在です。自治医大の創成期にこのお二人の先生を招聘してくださったのは自治医大が成功した大きな要因だと思っています。

3点目はやはり同窓生ですね。全寮制、クラブ活動などのつな

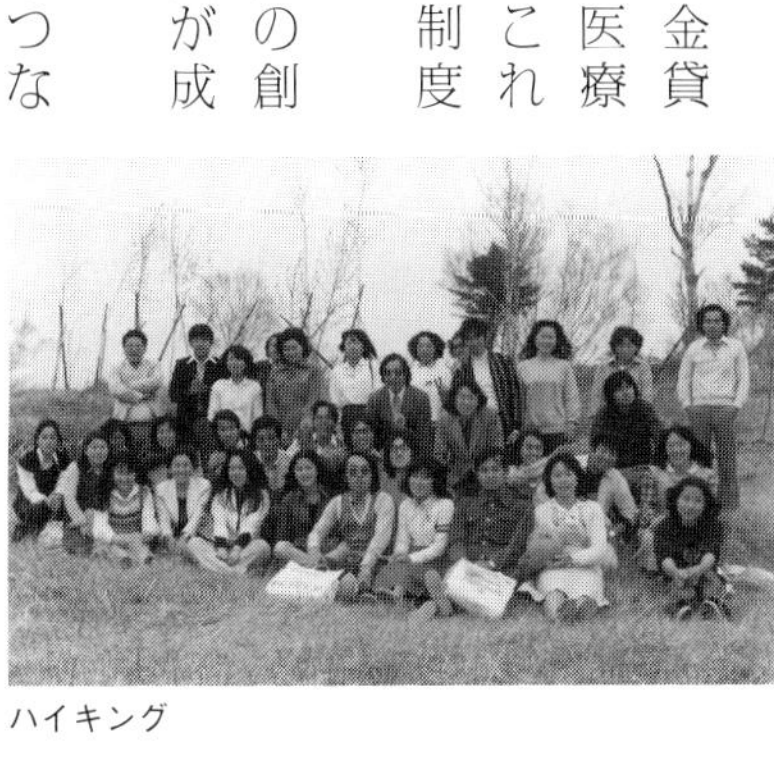
ハイキング

がりがあり、けんかもしましたし、妙な人もいたりしましたが（笑）、同じベクトルを持ちながら、多様な価値観を持った人たちの集まりがとても良かった。これらが、自治医大が成功であった、その要因だと考えます。

では反省点、課題はというと、これは鹿児島県の私の視点ではありますが、卒業後県に戻った自分にとっては、遠隔だったのが課題でした。鹿児島から大学は遠いので遠い親戚よりも近い他人で、鹿児島大学と仲良くしなくてはならなかったし、鹿児島県の中で孤軍奮闘で対応せざるを得ず、遠隔地にあったというのは私たちには辛いところがありました。

また当時、現場で感じていたのは、卒業生に対する都道府県のサポートが足りないのではないかということでした。総務省の管轄する大学なのですから、行政のさらなる支援があれば卒業生の負担が軽減されたのではないかというのが私なりの評価です。

現在の課題としては、大学が卒業生と少し遠くなってきている気がします。もう少し卒業生や地域医療振興協会を活用していただきたいという要望があります。

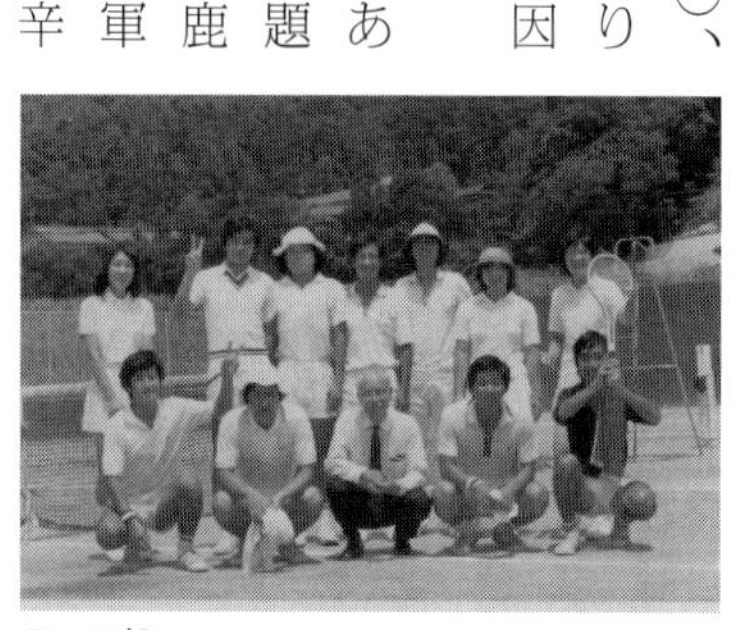
テニス部

◆へき地へ行って知った集団的アプローチの重要性

北村　では、追加で質問をさせていただきます。まず1点目は、公衆衛生分野において自治医大の卒業生の貢献が大きいということですが、その理由は大学の教育ですか。2点目は、もともとそういう方向へ進もうと考えている人たちがそれなりにいたということでしょうか。3点目は、自治医大として、そういう人材を育てるというミッションもあったと思いますか。いかがでしょうか。

宇田　1点目、教育については、われわれの時代にはあまりそういう要素はなかったと思います。その後、柳川洋先生といった厚生労働省とのパイプのある先生が着任されて、疫学など新しい学問も教えてくださるようになり、それを受けた後輩が多く行政に入るようになったということはあります。

2点目の、当初から社会学、都道府県の衛生行政に入るという意図をわれわれが持っていたかということに関しては、そういう人も何人かいましたが、ほとんどはそうは考えていなかったと思います。しかし、例えば大阪のようにへき地のないところの卒業生は行政に入りました。

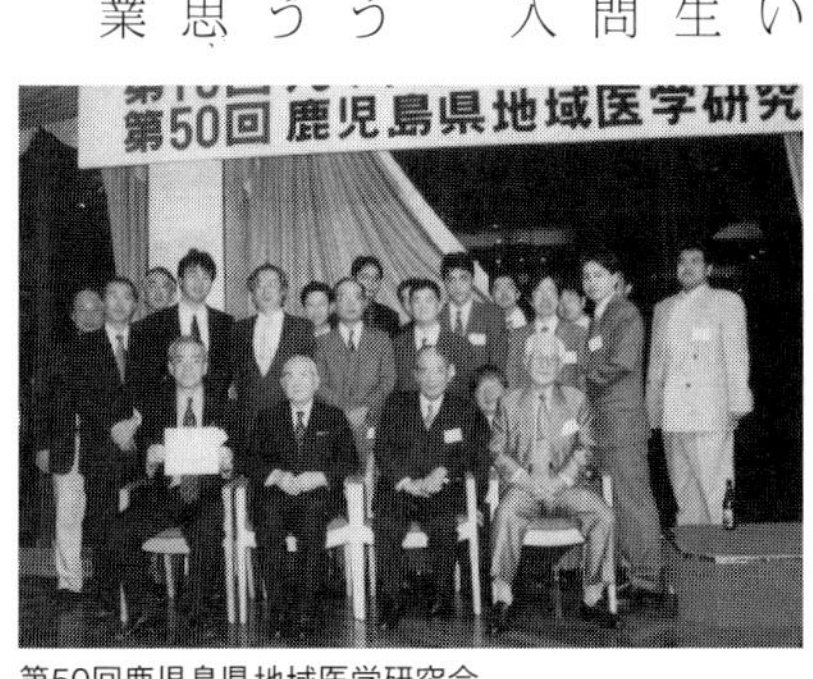

第50回鹿児島県地域医学研究会

そして私のように義務年限の終了前後から考えて行政に入ったのは、やはり離島医療の経験があったからで、現場を見ると、個々を治療することも重要だけど、サポート体制も重要で、特に市町村の行政の脆弱性や都道府県庁と市町村の衛生行政のリンクの悪さ、あるいは厚労省が現場をよく知らないといった、いろいろなことに気付くので、離島医療や地域医療を経験したことで、行政を選ぶようになった人も多いと思います。

北村　確かにへき地医療は社会医学を知らないとできないと思います。

宇田　総合医というのは公衆衛生の素養がある医者だと思うので、そういう意味ではこの地域医療振興協会と私は以前から親和性があると感じていました。

3点目の、大学として公衆衛生分野の人材を育てるミッションがあったかというと、自治医大は離島・へき地、地域で貢献する臨床医を育てることがミッションなので、それはなかったと思います。

北村　では、吉新理事長からお願いします。

吉新　宇田先生がきちんと整理して、非常に多彩なお話をしてくださったと思います。

宇田　昨日寝ないで考えました（笑）。

北村　宇田先生、ありがとうございました。

宇田英典先生　略歴

１９７８年自治医科大学卒業。鹿児島大学、国立・県立病院などで臨床研修後、甑島・奄美大島や県立病院で勤務。１９８８年国立公衆衛生院で研修後、保健所、県庁等での勤務を経て、２０１２年より鹿児島県伊集院保健所長。２０１４年より全国保健所長会会長。２０１６年より一般社団法人社会医学系専門医協会理事長。２０１９年公益社団法人地域医療振興協会　地域医療研究所ヘルスプロモーション研究センター　シニアアドバイザー。

吉新通康先生（栃木県出身）公益社団法人地域医療振興協会 理事長

◆へき地医療、マスコミからも注目！

宇田英典 さて、いよいよ1期生インタビューのトリ、吉新通康先生の登場です。吉新先生は1期生として、自治医科大学にルート4というジャズビッグバンドのクラブをつくってダンスパーティーのパーティー券を売ったり、学生時代に仲間とクラブをつくったり、エピソードは尽きません。そんな先生にとって自治医大はどんな評価なのか？ 早速お話を伺いたいと思います。

吉新通康 まず、自治医大が社会にいろいろ役割を果たし、成功したかどうかということについては、大成功だと私は思っています。

私は1年浪人して自治医大に入ったのですが、浪人している時に父親から「石橋というところに医大ができるらしい。しかも学費が掛からないらしいから一応願書を取り寄せておいた」と言われ、腕試しに受けてみようと思いました。発表当日、合格の知らせを持って自宅に帰ったら、こたつの部屋に記者とカメラマンが4人くらいいるのですね。「合格おめでとうございます。君はへき地医療を一生懸命やるのですね」ということを言われ、1期生として頑張らなくてはいけないと思いました。

合格の翌日、石橋のその大学を訪ねてみたところ、すごく大きい建築現場で白い囲いの中で本館をつくっているところでした。看護学校の建物だけが出来上がっていましたね。敷地内のびしょびしょの泥水の道を自転車で走っていたところ、自治医大の寮を見付けました。ちょっと覗き込んだら小窓から原色の強烈な色の屋根が見えました。今思えばそれがラウンジですね。ここがもしかすると入るかもしれない自治医大の寮なのだととても印象深かったのを覚えています。そうしたら寮の舎監の方が来て、中を案内してくれました。あまりにもきれいなのでびっくりしました。

◆母校は有名になった？

吉新　自治医大に入学したということでマスコミがうるさいのでびっくりして、一生懸命やらなくてはいけないと思ったのですが、友人を含め周囲に自治医大に入ったと伝えると、「そんな大学は聞いたことがない。慈恵医大の間違いではないか」と言われ、これは母校の自治医大を何とか有名な大学にしなくてはいけない！と、私は何の力もないのに頑張ろうと思ったのを覚えています。

それから、有名な大学にするという方向で頑張りまして、仲間に石川雄一先生、奥野正孝先生、遠藤秀彦先生がいましたが、1年の夏には宇都宮ニューコンパというラジオの15分の生番組で、毎週同じ曲をコピーバンドで演奏しました。それが最初のアルバイトで、その他にはダンスパーティーや個別訪問の販売など、仲間と一緒にいい意味でも悪い意味でも自治医大のPRに努めようと頑張りました。

5年か6年のある時のダンスパーティーで、宇都宮大学ニューマトリーオーケストラを呼んだのですね。その時にちょっと苦い思いをしたことで「自分たちでバンドをつくろう」ということになり、1期生15人くらいで、250万円くらい借金をして中古の楽器を買い集め、バンドを結成しました。その後1年ぐらいで250万円は返すことができましたが。

それから、東京の医大に仲の良い友人がいたのですが、彼から「東京では各大学に医師国家試験対策委員会というのがあって、国家試験委員の先生の出題を持ち寄って情報交換をする。自治医大には高久史麿先生がいるではないか」と言われたのですね。そこで国家試験対策委員会に入る人を募りましたが、最初は5~6人しか入りませんでした。でも私が、東京に往復する旅費やコピー代が掛かるので、会費を3万円後半くらいに設定しました。それが受験直前には1期生のほぼ全員が対策委員会に入ったので会費が300万円ぐらい

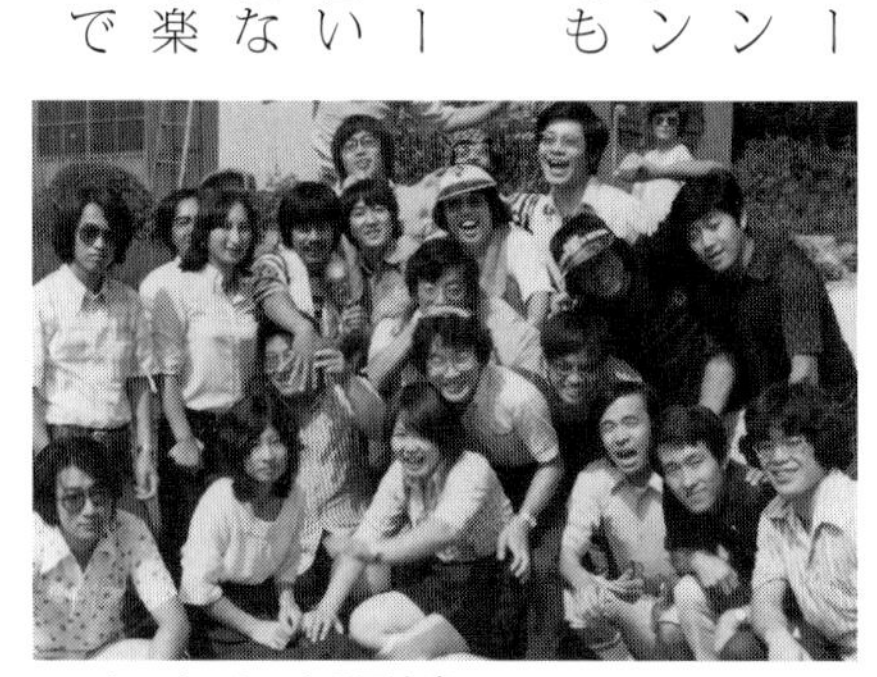

ルート4オーケストラ夏合宿

集まって、全額同窓会に寄付をする羽目になりました。それで今日の同窓会の基礎ができたわけです。

同窓会となると、全国の都道府県から人が集まって協議をしてまた散らばるので、会費はある程度なくては厳しいということになり、3万円という高い会費で運営することになりました。同窓会というと普通は片手間で、みんなボランティアでやるのですが、自治医大同窓会は初年度から非常勤で事務局を置き、2年目には常設の事務局を設置し会報も出すようになりました。国家試験対策委員会の功名によって同窓会の活動が始まるわけです。

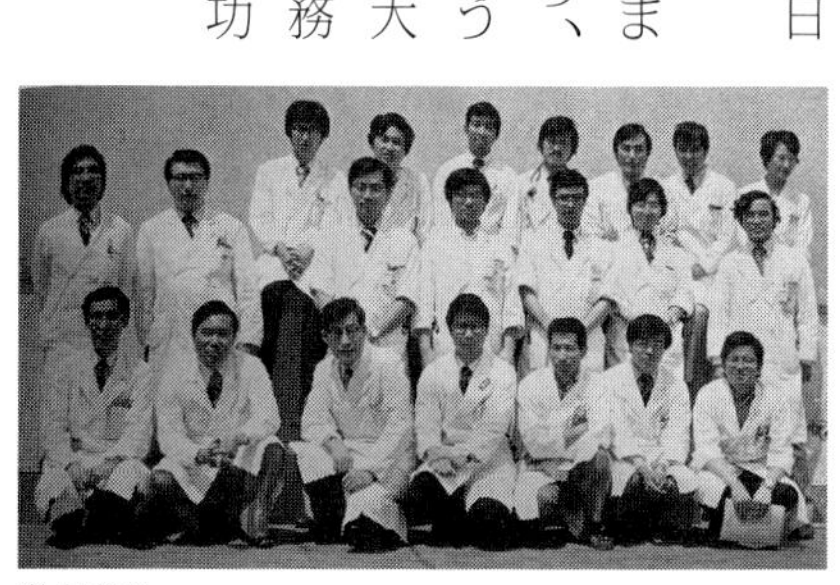
学生実習

◆へき地赴任から地域医療学講座へ

吉新 卒業して1、2年目、栃木県出身のわれわれは自治医大附属病院を多科ローテーションしました。私の場合は10の診療科を2カ月ぐらいずつ回ったのですが、どの科でもcommon diseaseの対応、治療の方針を教えていただき、地域に出て非常に役に立ったので、医者として即戦力を期待するのにこんなに良い方法はないと思いました。

2年間の多科ローテーションを終え、3年目には那須赤十字病院に赴任し巡回診療などをしました。その時に初めて知ったのは、巡回診療をする際の自分や婦長、事務員、車などに掛かるいろいろな費用は交付税で措置されていて、病院の負担にはなっていないのですね。自治医大の卒業生が各県に戻ってうまく病院に受け入れられたのは、自治省から病院のある自治体に交付税が出て、自治体から病院に費用が出されるという、マジックだったのです。自治省というのはすごいなぁと思いました。

那須赤十字病院に赴任していたある日の午後、内科外来をしている時に高久先生から電話があって、自治医大に地域医療学講座をつくるから帰ってきてほしいということでした。それで1年後、卒業して4年目に自治医大に帰りました。自治医大に戻ってからの仕事は、「修学資金を返金して県の義務をやめたい」という卒業生が増えてきたので説得して回ることと、都道府県から「新設医大が地元にできたので自治医大は不要になるが、よろしいか」という問い合わせが大学に多くきているので、「そんなことはない」ということを私が卒業生や後輩に話して回りました。

同窓会で集まってはこの問題についてみんなで話し合い、都道府県の動向について調べたりしました。当時、義務明け後も公務員として残る卒業生が多いと各都道府県は医者だらけの公務員が増えてしまうということで、「自治医大不要論」という話がいくつかの県から出ていました。中尾喜久学長の前で、「自治医大はもうこれで終わりだ」と言う県の衛生部長もいて、大学にいる身としてはよく分かりませんでしたが、外にいる卒業生は相当辛い目にあったのだろうと思います。特に地元の市町村だけではなく、地元医科大学からの締め付けは相当なものがあったと思います。

◆地域医療振興協会設立へ

吉新　義務明け前後には、義務明け後のポジションを確保するために卒業生の組織をつくろうという話が持ち上がりました。47都道府県の中で義務明けのポジションがない県はその組織で吸収して、足りない県に出そうということです。当時自治医大では総合医構想がありました。そこで、再研修システム、代診のためのドクタープール、総合医の養成、そしてみんなでディスカッションできる社団法人の開設について、われわれからも大学からも知恵を出し合って、10周年宣言をつくりました。それが大宮医療センター、現在の地域医療学講座、そして地域医療振興協会につながっていきます。

ちょうど義務が明ける頃に、山梨県の都留市で市立病院を開設するので、地域医療振興協会に運営を任せてもよいという話がありました。市長が自治医大の学生の父親だったのですね。ところが、自治医大の橋頭堡はこの山梨の都留市からはつくらせないということで、一部の地域住民からの反発が強くて、車のガラスが割られていたり、夜中に起こされて殴られたりというようなこともあり、残念ながら、都留市に病院はできたもののわれわれの手で運営することはできませんでした。

その時に、市立病院や県立病院の運営を民間が行う公設民営方式が行われるようになっていましたが、その当時の民間の団体は医療法人では駄目で、社団法人なら良いというルールがあり、自治省に社団法人をつくる相談をして、地域医療振興協会をつくったというような経緯もあります。

ところが厚生省から、きちんと実績を挙げて法人としてしっかりするまでは病院運営は駄目だということを言われ、実はそれから5、6年進展がなく、これで法人も終わってしまうかなと思いましたが、何とか生き残り、平成4年石岡第一病院で花が咲くわけです。

◆地域の拠点と総合医

吉新　その頃からいろいろな施設から「医者が足りない」「この病院を運営してはどうか」という話が来るようになりました。そして昭和60年に、厚生省医療審議会会長と国立病院・療養所再編成問題懇談会の委員長を中尾先生が務められており、髙久先生から、「静岡県の伊豆半島の最先端に国立湊病院があり廃止が決まったので、そこの後医療を地域医療振興協会でやってみてはどうか」というお話があり、石岡第一病院での実績も認められ、協会が運営できることになりました。これは国立病院が地元の市町村に委譲されて公設民営となった初めての例です。その後多くの施設をこのような公設民営で運営しています。

共立湊病院を運営して思ったのは、周辺のへき地支援が非常に効率よくできること。また研修もできるので若い医師が集まってきて、地域の仲間のプラットホームとなったことです。これからはこれだ！と思いました。自分たちで考え、計画を実現しながら、拠点となる病院を手に入れて周辺の施設の支援をしながら、ネットワークを組む。しかもそこで働くのは総合医だと思ったのです。というのは、いろいろ小さな病院に私も勤務しましたが、そういうところでは、例えば8つの診療科があれば8人の医者がいるわけで、みなさん自分の専門以外は診ないのですね。しかし現場で期待されているのは、専門性ももちろんですが、むしろ患者さんが安心して診療を受けられるような、日常病はどの医師でも対応できる体制を組み、夜もちゃんと診られるように救急にも対応することです。そういう病院が各市町村にあったら一次・二次医療が安定すると思いました。そしてそこでは総合的に診られるドクターが必要だと思いました。その時に私が思っていたのは、専門医が残した医療を担う医者という意味の「総合医」でした。

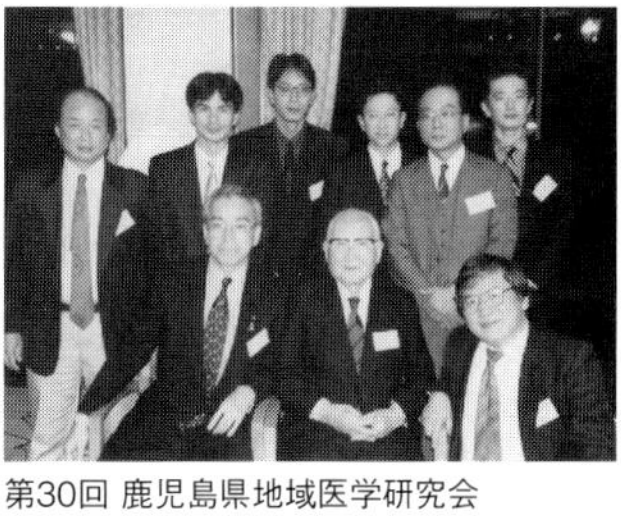

第30回 鹿児島県地域医学研究会

ところが「総合医はどういう医者か?」という議論をすると、当時、細田瑳一先生は「総合医というのは、全ての診療科のcommon diseaseを全て完璧にできて、しかもリサーチもする」と話されます。少しレベルが違うのですね。総合医というのを私なりに定義として使ってきたのは、幅広く各科専門医の一歩手前のところをやる医者が総合医です。だから、整形外科の手術はできないが、整形の手術の前立ちは一応手に覚えがあってできる。泌尿器科の手術の執刀医はできないが、鈎引きと麻酔はできる。そういうマルチユーティリティが総合医だと私は思っていました。しかし、もう少し調整が必要だと今は思っているところです。

◆再度、プラットホームを

吉新　今後、協会としては、総合医、拠点病院、へき地医療のシステム化に集中的に取り組んで、組織を拡大し、日本の地域医療をしっかり組み立ててやっていけるようにしたいと思っています。そのためには義務内も義務後も含めた卒業生のプラットホームが必要だと考えています。ある地域の医療をどうしようかというときに議論ができるような場だったり、卒業生がこれまでの職場を定年になった後に余剰の力があればその力を借りられる仕組みをつくったり、そういう相談をしたりする窓口としてどこかプラットホームがあったり、ある時は、例えば少し最新の手術の訓練ができるような仕組みを、協会内に、もしくは自治医大と一緒にできたら良いのではないかと思っているところです。

今、拡大・分散は終わって、これからはルーティンのしっかりしたコアをつくっていかなくてはいけない時期だと思っています。

宇田　そろそろ時間が来てしまいました。吉新先生が話し足りない部分は、また場面を変えてお聞きすることにしましょう。今日はありがとうございました。

吉新通康先生　略歴

１９７８年自治医科大学卒業。同年同窓会「地域医療研究会」を発足、会長に就任。１９８６年社団法人地域医療振興協会(現 公益社団法人地域医療振興協会)を設立し、理事長に就任。以後、伊豆 安良里診療所長、東京北医療センター管理者なども歴任。

髙久史麿先生　自治医科大学 前学長　公益社団法人地域医療振興協会 会長

◆義務年限が、今求められる医師をつくった

宇田英典　今回のインタビューの大トリとして、髙久史麿先生に登場していただきます。髙久先生は中尾喜久学長のもと自治医科大学開学に奔走されました。中尾学長の後に2代目の学長に就任され、その間も地域医療振興協会会長として、卒業生を応援してくださいました。

では、吉新通康先生の方からよろしくお願いします。

吉新通康　髙久先生、今日はお忙しいところありがとうございます。

髙久先生には、学生時代からいつもご自宅に出入りさせていただき、食事やお酒をご馳走になり、奥さまにもお世話になりながらここまで育てていただきました。特に私がご迷惑をお掛けしたのは、髙久先生の講義と同じ内容が医師国家試験に出たということで、先生のお名前が週刊誌に書かれたことがあったのですね。その時実は私が国家試験対策委員長だったのです。中尾先生に学長室に呼ばれ怒られたのですが、学長室を出ようとしたときにもう一度呼び戻されて「どんどんやれ」と励まされたのが印象に残っています。

自治医大が地域医療学講座を開設した際には高久先生から直接声を掛けていただき、地域医療学講座のスタート時に関わることができました。先生のお声掛けで地域社会振興財団からも援助していただき、協会もここまで大きくなることができました。本当にありがとうございます。

高久先生は自治医大教授、東京大学医学部長、国立国際医療センター総長、そして自治医大学長を歴任され、日本医学会会長も務められました。まさに日本医学界のトップですが、われわれはこうして膝を交えていろいろお話もできて、本当に幸せです。

自治医大創設から来年で50年、協会は今年で35周年を迎えます。今日はこれまでを高久先生にも一緒に振り返っていただきたいと思いますので、よろしくお願いします。

宇田　テーマは3点あります。1つ目は、自治医大の制度・医学教育は創設の目的に効用があったか？です。先生のお考えをお話しいただければと思います。

髙久史麿　自治医大は基本的に成功したと思っています。自治医大開学の際には週刊誌に「みんなが貸与金を返金して義務年限を果たさないだろう」と書かれました。しかし実際には、ほとんどの卒業生が9年間の義務年限を果たし、その後も各県に残ってへき地医療に従事している人たちが大勢います。これは初期の目的を十分に果たしたと言えると思います。

また、わが国は高齢化社会を迎え、さまざまな病気を併せ持つ高齢の患者さんが増えています。他の大学の教育は主に領域別の専門医を育成していますが、自治医大の卒業生は義務年限の9年間、へき地医療に従事します。自治医大の卒業生はそれに責任をもって対応してきました。へき地、地域は高齢者が多く、いろいろな病気を持っている人がいます。今望まれている幅広い診療能力をもっていろいろな病気を持った患者さんに対応できるという、現在の医師のあるべき姿を当初から再編してきた。そういう意味でも非常に成功したと思っています。

◆独立心の強い学生と優秀な講師陣

宇田　ありがとうございます。次に、効用があったとするとその要因はどんなことか、ということについて、解説していただけますでしょうか。

高久　1つは、自治医大は入学時に各県が貸与金を出し、学生は卒業後出身県に戻って県の指定する地域で医療に従事するという、今までに全くなかった構想です。その1期生になった学生というのは、やはり勇気のある学生だと思うのですね。普通の大学に行って医局に入ってという普通のコースの方が楽なはずで、私自身もそうでした。そういう意味では1期生は冒険心があったと思います。

また、私が卒後指導委員長のときに、自治医大の卒業生はへき地に行って幅広い診療に対応しなければならないから各大学の医局での研修はやめてほしい、と各県の研修担当者にお願いしました。その結果、卒業生は国立病院など地域の臨床病院で研修することになり、大学に依存しない、独立性の強い卒業生が育ったと思います。ですから、全く新しいシステムの大学に行くという勇気と、卒業後も地元の大学に依存しないという、非常に独立性の強い精神が学生時代と卒業後に培われた。それが自治医大の、特に1期生の最大の特徴ではないかと思っています。

宇田　先生にそう言っていただけると面はゆく、嬉しく感じますが、先生はお触れになりませんでしたが、自治医大が成功した要因の一つに、非常に優秀な講師陣の存在があったのではないかという、1期生からの指摘があります。先生はどう思われますか。

高久　教員人事は、中尾先生からお任せいただいて私が担当しましたが、新設大学ですから教授会も選考委員会もなかったので、若い優秀な人を教員として集めようと考えました。当時私は東大の第三内科の医局長をしていて、医局長は個室もあって秘書もいて国際電話も自由に掛けられましたので、そこからいろいろな人に直接電話をし、訪ねていきました。また当時大学の講座はナンバー制で内科も外科も教授は2、3人というのが一般的でしたが、講座を縦割り制にして、内科の教授を7人、外科の教授を4人にし、若い意欲的な人を教授というポジションで迎えました。それから一番印象に残っているのは、臨床病理と放射線診断学を講座にしたことです。臨床病理は、中央検査室はありましたが講座がなかったのですね。放射線も治療はありましたが、診断は胸の写真は胸部の専門医が見て、骨の写真は整形外科が見ていましたが、日本で初めて放射線診断学の講座を設置しました。これは自治医大の大きな特徴だと思っています。

北村 聖 若くて優秀な先生方が自治医大に着任されて、自分の専門だけではなく地域医療にも力を入れた。なにかコツがあったのですか。

髙久 専門の先生は自分の専門を教えたわけですが、自治医大という特殊な目的を持った大学の教員になった以上は、学生の将来のことを考え、自分の専門以外のことも勉強して教えたのではないかと思います。私個人のことを言うと、アレルギー・膠原病と消化器内科の先生がまだとても若く助教授だったので、自分が血液と消化器、アレルギー・膠原病の教授を務めました。消化器科は回診だけにしましたが、アレルギー・膠原病は外来で患者さんを診ましたので、私自身も診療の幅が広がりました。

宇田 髙久先生の姿勢が、他の若い先生方にも浸透していったということでは、やはり先生がバックボーンだということですね。

髙久 個人的なことですが、私自身は高等学校のときは医学に進むつもりは全くなく物理をやるつもりだったのです。ところが物理の講義があまりに面白くなかったので医学にしたということで、あまり医学というものに固執はしていなかったのですね。

宇田 ありがとうございます。先生から、自治医大は大成功だった。その要因について、学生の要因と講師陣の要因の両方に触れていただきました。さはさりながら、ここはうまくいかなかったというような、反省点や課題はありますか。

髙久　そうですね。他の大学と比べるのは難しいですよね、性質が違いますから。私はうまくいかなかったという点はなかったと思います。自治医大からいろいろな大学の専門の教授になった人もいるので、その人たちにとってもマイナスにならなかったと思いますし。ある代議士の方が、「新しい大学をつくるなら第二の自治医大をつくるべきだ」という講演をされましたが、やはり多くの世間の人が成功だったと考えていると思います。

宇田　髙久先生のそういうお考えが、時折めげそうになる私たちの気持ちを鼓舞していただいて、いいところを見ていこうという自治医大のＤＮＡに育っていったのではないかと思います。

◆地域医療振興協会をつくるきっかけ

髙久　私の方からよろしいでしょうか。１期生の中でも吉新先生はこの地域医療振興協会を創設し、卒業生をまとめたという点が大きな功績だと思います。どのようにこの協会を思い付いたのか、そして、どういう苦労があったのかを、聞かせていただけますか。

吉新　先ほども触れましたが、われわれが卒業して3年目に髙久先生が地域医療学講座をつくり、私に戻ってきて手伝うようにと言われたのですね。義務年限の途中でしたが、大学に戻りました。当時自治医大不要論が出たり、貸与金を返金して義務年限をやめる人が何人か出ていたときで、それを何とかしなさいと髙久先生に言われ、私もいろいろ動きました。それが今の地域医療振興協会につながったわけです。以前に髙久先生もおっしゃっていましたが、自分たちのやりたいルールで自分たちがやれるような仕組みをつくらないと、うまくいかないと私は思います。そういう意味では、自分たちのルールでできる組織、そういう土俵ができたということが、今日の基礎になったのだと思っています。

ただ、髙久先生はどんどんやれとおっしゃるだけで、今までストップを受けたことは一度もないのですね。そういう意味では、髙久先生は人をうまく使う方法をよく心得ておられて天才的だなと思います。

髙久　地域医療振興協会は、はじめは社団法人だったのですね。

吉新　そうです。それからすぐに公益法人になり、さらに公益性の高い仕事ができるようになりました。

それから髙久先生には地域医療振興協会の会長として、オレゴン健康科学大学でレクチャーを持たれたり、トーマス・ジェ

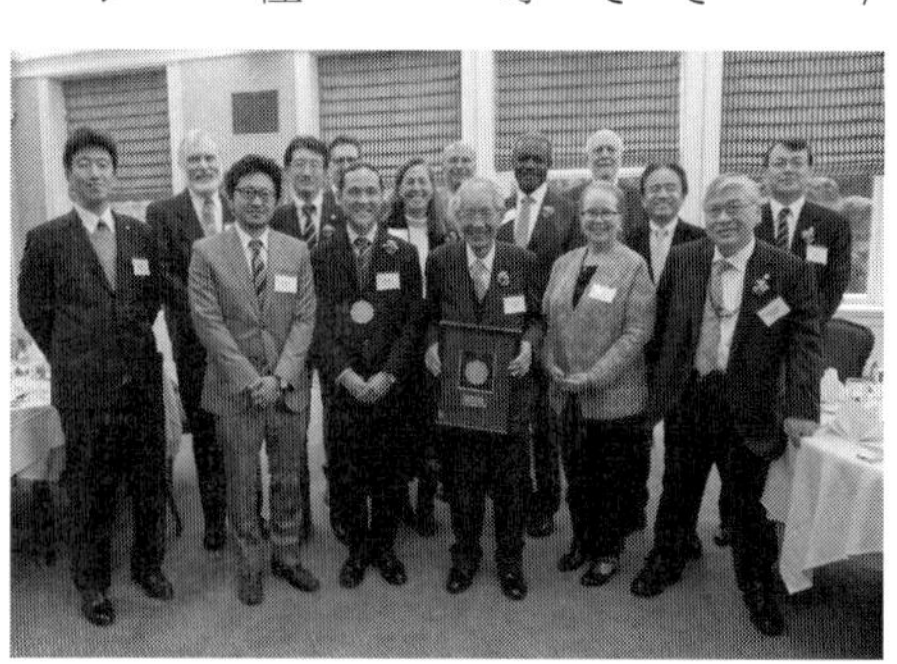
オレゴン健康科学大学にて

ファーソン大学の名誉学位を取得されたり、世界的にいろいろな仕事をしていただいています。今後もお元気でご活躍いただきたいと思っています。

宇田　そうですね。ぜひお元気で頑張っていただきたいと思います。

北村　これからの自治医大に求めることはありますか。

髙久　難しいですね。今までうまくいっているから、そのままでいいとは必ずしも言えません し…。ただ以前、私はいろいろな財団の研究費の審査をしていたのですが、その頃自治医大の先生たちがかなり研究費を取得していました。ところが最近、審査結果を見る限り、自治医大の先生の研究費取得が少なくなっていると感じ、心配しています。

宇田　髙久先生、ありがとうございました。先生にテーマに沿ってお話しいただきましたが、それ以外で何かお話しいただけることがあればお願いします。

髙久　今後も吉新理事長を中心に、地域医療振興協会がますます全国的に展開を広げ、国の施策としても、地域医療振興協会を無視できないような、そういう力、実力を備えてもらいたいと考えています。

吉新　ありがとうございます。会長もよろしくお願いします。今日は良いお話が聞けました。

宇田　今日は髙久先生のお話を伺い、元気になりました。ありがとうございました。

高久史麿先生　略歴

１９５４年東京大学医学部卒業後、シカゴ大学留学などを経て、自治医科大学内科教授に就任、同大学の設立に尽力する。１９８２年には東京大学医学部第三内科教授。１９８８年から１９９０年まで医学部長。同年に最後の国立病院医療センター病院長。１９９３年国立国際医療センター初代総長。１９９６年自治医科大学学長。１９７１年には論文「血色素合成の調節、その病態生理学的意義」でベルツ賞第１位を受賞、１９９４年に紫綬褒章、２０１２年には瑞宝大綬章を受賞する。日本医学会前会長。現在、公益社団法人地域医療振興協会会長。

地域医療のかがやく未来へ

2021年５月15日　第１版第１刷発行

編　者　公益社団法人地域医療振興協会

発行人　白石 和浩

発行所　株式会社メディカルサイエンス社

〒151-0063　東京都渋谷区富ヶ谷２丁目21-15　松濤第一ビル３階

Tel.03-5790-9831／Fax.03-5790-9645

http://medcs.jp/

印刷・製本　日経印刷株式会社

Medical Science Publishing Co., Ltd. Printed in Japan

ISBN 978-4-909117-53-3 C3047